新・医用放射線科学講座

医療安全管理学

第2版

編集
石田隆行

執筆者一覧

■編集

石田《いしだ》　隆行《たかゆき》　大阪大学大学院教授　医学研究科

■執筆者

江原《えはら》　一雅《かずまさ》　滋慶医療科学大学院大学特任教授
医療安全管理学専攻

太田《おおた》　誠一《せいいち》　京都府立医科大学附属病院医療技術部
放射線技術課主査

土井《どい》　司《つかさ》　高清会高井病院技師長

永吉《ながよし》　誠《まこと》　大阪大学医学部附属病院医療技術部
放射線部門主任診療放射線技師

長谷川《はせがわ》多恵《たえ》　都島放射線科クリニック看護師長

長谷川《はせがわ》浩典《ひろのり》　大阪大学医学部附属病院医療技術部
放射線部門主任診療放射線技師

福地《ふくち》　一樹《かずき》　大阪大学大学院教授　医学系研究科

藤埜《ふじの》　浩一《こういち》　大阪大学医学部附属病院
医療技術部長

前田《まえだ》　大助《だいすけ》　元　大阪大学医学部附属病院医療技術部
放射線部門

山口《やまぐち》　功《いさお》　森ノ宮医療大学教授
医療技術学部診療放射線学科

山口《やまぐち》　和也《かずや》　元　大阪大学医学部附属病院医療技術部
放射線部門

山本《やまもと》　浩一《こういち》　森ノ宮医療大学教授
医療技術学部診療放射線学科

山本《やまもと》由香理《ゆかり》　大阪大学医学部附属病院医療技術部
放射線部門主任診療放射線技師

This book is originally published in Japanese
under the title of :
SHIN-IYOUHOUSHASENKAGAKUKOUZA IRYOUANZENKANRIGAKU
(Patient Safety Management)

ISHIYAKU PUBLISHERS, INC.
7-10, Honkomagome 1 chome, Bunkyo-ku,Tokyo 113-8612, Japan

序

医療に携わるスタッフは，患者に安全な医療を提供するために，医療の質と安全を保つ努力を重ねている．WHO により 2011 年に「The Multi-professional Patient Safety Curriculum Guide」が発行された．医療安全管理学は，そうした医療スタッフの経験や知識を体系的に整理し，医学，心理学・人間工学・理工学などの多様な学問をも取り込んで研究をすることによって発展した安全な医療を実現するための学問である．当然ながら，各施設で医療を安全に行うためにさまざまな取組みをしているが，それらを学問体系にまで発展させまとめることは，経験の積み重ねや的確な分析，新しい医療における安全のための対応方法の検討などもあり簡単ではなかった．本書は，放射線診療における医療安全について記述された教科書であるが，その著者は，滋慶医療科学大学院大学，大阪大学医学部附属病院，大阪大学大学院，森ノ宮医療大学，京都府立医科大学附属病院，高清会高井病院放射線科，および都島放射線科クリニック看護部の各分野の専門家で構成されており，非常に優れた内容になっている．なお，患者被ばくについては放射線安全管理学という専門の科目が存在するため本書にはその内容は含まない．

医療安全管理学は，診療放射線技師を育成するうえで欠かせない学問であるのに，これまで，診療放射線技師養成指定校の必須単位ではなかった．しかしながら，平成 27 年 4 月 1 日施行の診療放射線技師法改正を受けて，厚生労働省は，診療放射線技師の責任および業務の範囲を理解し，感染管理および医療安全に配慮して，造影剤の投与など適切に検査に伴う行為ができる能力を身につけることを求めるとともに，造影剤の投与に伴う危険因子を認識し，特にアナフィラキシーなど重篤な合併症の発生時に適切に対処するため，速やかに医師等に連絡し，自らが一次救命処置を適切に実施できる能力を修得することを義務づけ，医療安全管理学を必要単位とするよう養成校に指示した．そこで，私たちは，医療安全管理学を体系的に整然と学べる教科書をまとめることにした．

このような背景のもと，本書「医療安全管理学」を発行することになったが，医療安全を統括する立場や日頃医療安全を守っている立場の先生方の多くの経験をふまえ，各モダリティ別の医療事故事例に対して，原因，対処，そして管理の方法などが論理的かつ具体的に述べられており，医療安全管理学の教育での使用はもとより，臨床現場のスタッフの方々にもぜひ読んでいただきたい本に仕上がっている．現在就学している学生諸君やすでに医療現場で働いている医療スタッフの皆様が真剣に医療安全管理学に向き合い学んでいくことは，医療安全を保つための最も効果的な方法の一つであり，医療安全管理学の発展にもつながっていくことと信じている．

2022 年 4 月から診療放射線技師養成所指定規則が改正されるのに伴い，診療放射線技師教育における医療安全管理学が，現行の 1 単位から 2 単位に増える．さらに，実践臨床画像学という科目が加わり，安全管理に関する能力の実践的な学習が必修化される．これらから，診療放射線技師教育の中で，医療安全管理学の重みが増しているといえる．医療安全管理学は，医療の進歩に伴いアップデートが必要な科目といえる．初版から 5 年目となった本書は，日進月歩の医療現場で活躍する著者らにより，今の医療においても安心して使える本に改訂された．是非，多くの診療放射線技師と学生の皆様に活用して学んで頂き，安心安全な医療を提供して頂きたいと願っている．

2021 年 1 月

大阪大学大学院教授

石田隆行

第 1 版(2016 年)の編集者・執筆者一覧

（所属・肩書きは発行当時）

監　修

石田《いしだ》　隆行《たかゆき》　（大阪大学大学院教授　医学研究科）

編　集

松本《まつもと》　光弘《みつひろ》　（大阪大学大学院准教授　医学研究科）

執筆者

江原《えはら》　一雅《かずまさ》　（滋慶医療科学大学院大学教授　医療安全管理学専攻）
太田《おおた》　誠一《せいいち》　（大阪大学医学部附属病院医療技術部放射線部門主任診療放射線技師）
川本《かわもと》　清澄《きよすみ》　（大阪大学医学部附属病院医療技術部放射線部門副診療放射線技師長）
土井《どい》　　司《つかさ》　（大阪大学医学部附属病院医療技術部長）
永吉《ながよし》　　誠《まこと》　（大阪大学医学部附属病院医療技術部放射線部門）
長谷川《はせがわ》多恵《たえ》　（都島放射線科クリニック看護師長）
長谷川《はせがわ》浩典《ひろのり》　（大阪大学医学部附属病院医療技術部放射線部門主任診療放射線技師）
藤埜《ふじの》　浩一《こういち》　（大阪大学医学部附属病院医療技術部放射線部門主任診療放射線技師）
前田《まえだ》　大助《だいすけ》　（大阪大学医学部附属病院医療技術部放射線部門主任診療放射線技師）
松本《まつもと》　光弘《みつひろ》　（大阪大学大学院准教授　医学研究科）
山口《やまぐち》　　功《いさお》　（大阪物療大学教授　保健医療学部）
山口《やまぐち》　和也《かずや》　（大阪大学医学部附属病院医療技術部放射線部門副診療放射線技師長）
山本《やまもと》　浩一《こういち》　（大阪大学大学院助教　医学研究科）

目　次

第7章 核医学検査

第8章 放射線治療

第1編 医療安全総論

第1章 医療安全概論

第2章 医療事故とヒヤリ・ハット

第3章 患者の権利とインフォームド・コンセント

第4章 公衆衛生と衛生管理

第5章 造影剤の薬理作用と副作用

第1章 医療安全概論

1 医療安全の基本

1 はじめに

医療安全の基本的な考え方は，以下に示すように5つの要素からなると考えられる(図 1-1-1)[1]．

A 安全を最優先にする組織文化の醸成

B ヒューマンエラーを防止するための報告・学習文化の醸成

C チーム医療とノンテクニカルスキルの向上

D 安全の視点による医療の質の評価と向上

E 患者と医療者の良好な関係構築と患者参加

本章では，このうちA～Dの要素について述べる(Eについては第1編3章「患者の権利とインフォームド・コンセント」を参照)．

2 医療における安全の歴史

1)ハインリッヒの法則

産業界では，産業革命以後，いかに安全に作業を行い，事故を減らしていくかが大きな課題となっていた．米国の損害保険会社に勤務していたハインリッヒは，労働災害を統計学的に調べ，死亡や手足の切断などの「重傷」以上の災害1件につき，その背後には29件の「軽傷」を伴う災害が起こり，300件もの(危うく大惨事になる)傷害のない労働災害が起きていたことになる(**ハインリッヒの法則**)と報告した(図 1-1-2)[2]．さらに，幾千件もの「不安全行動」と「不安全状態」が存在しており，そのうち予防可能なものは「労働災害全体の98%を占める」こと，「不安全行動は不安全状態の約9倍の頻度で出現している」ことを産業災害事例の分析で明らかにしている．

このように，事故が起きる前に不安全行動を防止することの重要性を報告し，その防止のためには，事例の原因を分析することにより，①技術，②教

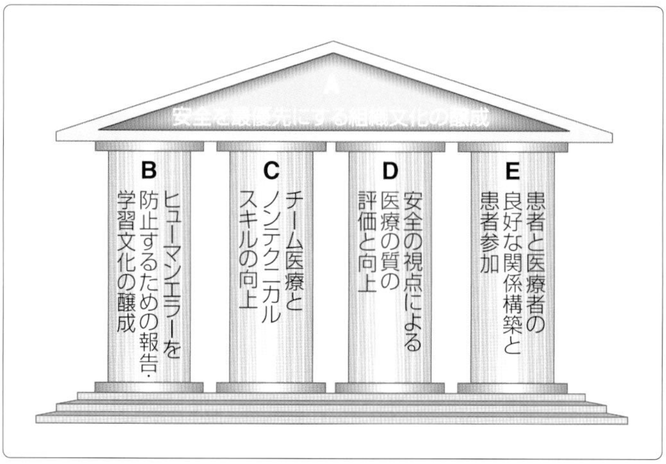

図 1-1-1 **安全文化の基本概念**(江原一雅，2013[1])

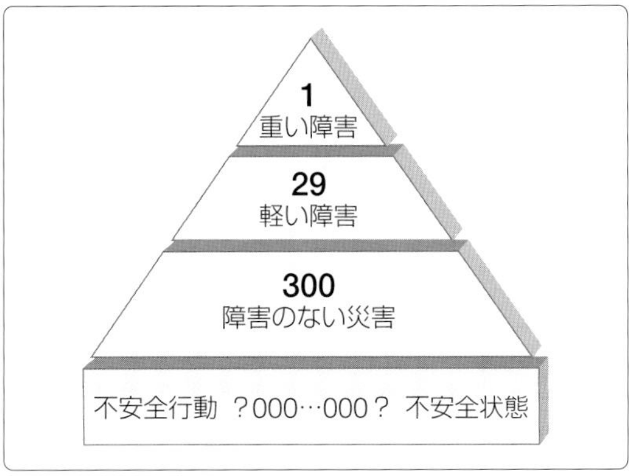

図1-1-2 **ハインリッヒの法則**(ハインリッヒ HW ほか，1982[2])

育，③ルールづくりなどの対策立案の必要性を強調した[2] (☞ p.20「インシデントを起こさないために」参照).

2)スイスチーズモデル

1960年ごろまでは，安全対策として主として技術の問題が大きく取り上げられてきたが，1970年代から航空機事故などの原因分析から，心理学的なアプローチが行われるようになり，人はエラーを犯すものであるというヒューマンファクターズの概念が重要視され，さまざまな要因の分析とそれによる対策立案が提言された[3].

さらに1986年には，チェルノブイリ原子力発電所事故が起こり，その教訓から潜在的要因として組織の問題が大きくかかわっていることが判明した[3]．英国の心理学者リーゾン(J. Reason)は，事故にいたるまでにはいくつもの防御システムを突破していくと説明し，**スイスチーズモデル**を提唱した．それによると，不安全行動すなわち目に見える失敗の前に潜在的要因およびエラーを生み出す要因があり，不安全行動の後に防御策それぞれの防御システムに穴があき，それが貫通することにより事故が発生すると説明した(後述).

3)米国医療の質委員会報告書 ―「人は誰でも間違える」

医療においては，過去にはエラーを起こした個人を非難する文化があった．その特徴として，エラーを注意不足の産物とみなす，個人に対する(非難する)アプローチであった．ときには懲罰による対応がとられた．しかし過去の教訓から，このようなアプローチでは再発防止につながらないことが明らかであった[5].

米国では，1994年に最先端のがん専門病院において，乳がん患者への処方箋の記載ミスにより抗がん剤が過量投与され，患者が死亡するという事故が起きた．それが抗がん剤の過量投与による死亡事故として大きく報道され，それ以後，多くの医療事故が報道されることになり社会問題化した[6]．そこで大統領令により「医療の質委員会」が設立され，医療事故を防止するための報告書が1999年に作成され，**"To Err is Human"(人は誰でも間違える)**として公表された[7].

わが国においても，この報告書が医療安全の基本的考え方に大きな影響を与えた．その報告書では，つぎの4項目の提言を行っている.

①患者の安全に向けたリーダーシップと知識基盤の形成
②エラー報告システムの構築
③患者の安全に関する業務標準と期待目標の設定
④医療機関における安全システムの創造

英国やオーストラリアなど世界各国で，医療安全に対する考え方が大きく変わった．WHOは2011年に「患者安全カリキュラムガイド多職種版」を公表した．これは，医療職のすべての職種の卒前教育の資料として，医療安全の基本的概念の世界標準のために作成されたものである．WHOでは，従来の個人を非難するアプローチからシステム指向へ転換することが大事であると述べている[5].

4)わが国における医療安全への取組み

わが国においても，医療事故問題については，しばしば懲罰的な対応がとられてきた．このため，医療者の隠蔽《いんぺい》体質が生じ，真相が明らかになることは少なかった.

しかし，1999年1月11日に生じた横浜市立大学病院の手術患者取り違え事故と，同年2月11日に生じた都立広尾病院の消毒液誤注射事故を契機として，医療事故が大きく社会問題化し，医療事故や医療ミスに関する報道件数が大幅に増加した．ま

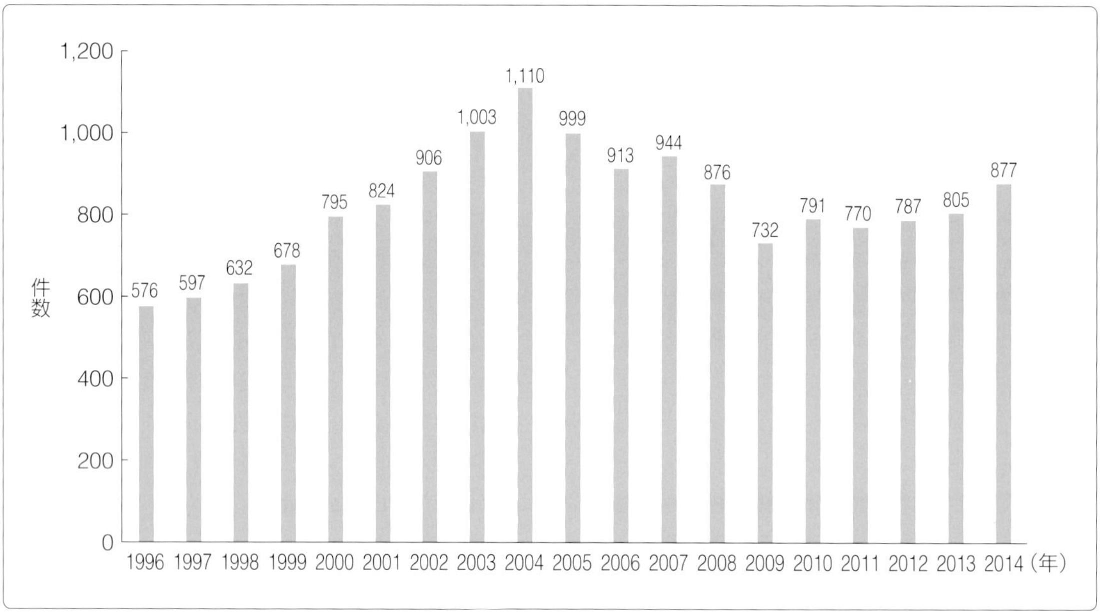

図 1-1-3　**医事関係訴訟件数の年次推移**（厚生労働省[8]，最高裁判所）

表 1-1-1　**「安全な医療を提供するための 10 の要点」**

(1)	根づかせよう安全文化　みんなの努力と活かすシステム
(2)	安全高める患者の参加　対話が深める互いの理解
(3)	共有しよう　私の経験　活用しよう　あなたの教訓
(4)	規則と手順　決めて　守って　見直して
(5)	部門の壁を乗り越えて　意見かわせる　職場をつくろう
(6)	先の危険を考えて　要点おさえて　しっかり確認
(7)	自分自身の健康管理　医療人の第一歩
(8)	事故予防　技術と工夫も取り入れて
(9)	患者と薬を再確認　用法・用量　気をつけて
(10)	整えよう療養環境　つくりあげよう作業環境

（厚生労働省，2001[10]）

た，医療訴訟の件数も 2004 年まで年々増加し，年間の新規提訴訴訟数は 1,000 件を超えた（図 1-1-3）[8]．これらのことが契機となり，行政機関も，医療事故防止の取組みを始めた[9]．

2000 年 9 月，厚生省（当時）は，大臣緊急アピールを出すとともに，医療事故防止のための委員会の設置と医療安全マニュアルの整備を求め，同年 11 月にリスクマネジメントマニュアル作成指針を公表した．2001 年 3 月には，医療安全推進総合対策の一環として「安全な医療を提供するための 10 の要点」を公表し（2002.4.17），各医療機関が医療安全に取り組む基本的な考え方が示された（表 1-1-1）[10]．

医療事故の社会問題化を重くみた厚生労働省は，いくつかの政策を発表し，医療機関に医療事故防止対策の強化を求めた（医療安全推進総合対策）．2002 年には医療法施行規則改正として医療機関に，①医療安全管理指針，②医療安全管理委員会，③医療安全職員研修，④医療事故等の報告体制の 4 項目の対策を求めた．さらに，2004 年には医療法施行規則を改正し，特定機能病院と国立病院に対し医療事故等報告義務を課し，医療事故情報収集等事業において，事故情報とヒヤリ・ハット事例の収集と分析を始めた．2007 年には医薬品，医療機器安全管理に関する医療法施行規則改正により，医薬品，医療機器安全管理者を置き，教育，情報収集，保守管理などを充実させるように求めた[9]．

5)医療機関の医療安全の取組み

行政機関によって行われる，いわゆるトップダウン式による改革とともに，1999年ころからは，他の産業界のノウハウを取り入れながら医療安全活動を開始する医療機関もみられるようになった．

まず，中島和江らにより米国の患者安全のシステムが医療機関に導入された．また，川村治子らにより，ヒヤリ・ハット事例について，それをどのように分析し，対策を立てるかについて検討されるようになった．さらに武蔵野赤十字病院の矢野真らにより，工業部門において広く行われていた品質管理(TQM)の運動が進められるようになった．さらに河野龍太郎により医療事故再発防止の観点からヒューマンファクター工学を導入したP-mSHELL(後述)やMedical Saferなどのエラー分析法が報告された．

このようなトップダウンの活動のみならず，品質改善運動，5S活動，ヒヤリ・ハット報告の増加など，さまざまな組織のボトムアップの医療安全活動も広まってきた．

6)医療職者の法的責任

放射線技師を含めすべての医療職者は，刑法，民法のみならず，診療放射線技師法，医療法，健康保険法などさまざまな法的責任を求められる．すなわち，医療過誤を起こせば，交通事故同様，刑事責任として，業務上過失致死傷害罪，民事上の損害賠償責任，行政責任としては，専門職の業務停止や医療機関の診療報酬上のペナルティが課せられることがある．

わが国の医事関連の民事訴訟件数をみると，2004年まで訴訟は増加の一途をたどってきたが，2005年以降，若干減少傾向にある(図1-1-3)．民事での紛争解決法としては，裁判以外に，示談や話し合いの解決が増えてきたのがその一因と考えられる．

事例1　刑事事件の例

公訴事実：放射線技師が老齢(80歳)の腎臓，尿管の検査を行う際，下半身の動作が不自由で直立不能な状態にあったのに，透視台を約70度以上傾けて透視台から転落させ，頭がい骨骨折，急性硬膜下血腫，および脳挫傷により死亡させたものである．

主文：被告人を罰金30万円に処する(大阪簡裁平十三(い)8284号　業務上過失致死被告事件)

7)医療安全に関する用語の定義

医療事故：医療事故の定義は「過失の有無を問わず，医療機関の業務上の行為に伴い，患者に傷害が発生したすべての人身事故」と定義されている．しかし，この定義は予想された合併症も含み実務上範囲が広すぎるという意見もあり，また医療者と患者家族で，その理解が異なる．したがって，広義の医療事故に相当する用語としては有害事象ともよばれる[11)]．

有害事象：有害事象とは，予防可能性や過失の有無にかかわらず，医療の結果として，あるいは医療が関与して生じる，意図しない身体的損傷．

医療過誤：医療事故のうち過失によって発生した医療事故を医療過誤とよぶ．

ヒヤリ・ハット：患者に誤った行為が実施されたが患者に有害事象が発生しなかった場合と，誤った行為が実施されそうになったが実際には実施されなかった事例をいう．表1-1-2の基準では，影響レベル0～3aまでの事例をいう．

インシデント：ヒヤリ・ハットと有害事象を総称する．

事例2　民事訴訟の例

事案の概要：患者は左耳前部がはれて，口を開けられないという症状で某病院耳鼻咽喉科を受診し，蜂窩織炎の疑いがあるとして，CT検査を受けることになった．担当医師は単純CT検査に引き続き，造影検査として，非イオン性造影剤を用いた検査を実施しようと患者に造影剤を注入したところ，患者は間もなく造影剤の副作用であるアナフィラキシー様ショック症状を起こし，その後担当医師の処置を受けたが翌日死亡した．

裁判所の判断：患者に対して造影剤を用いたCT検査を実施する際，診療記録上問診をした事実をうかがわせる記載が一切ないなどの事情を鑑みれば，問診を行わなかったものと考えられ，担当医師は患者の父が造影剤の検査で死亡した可能性のある場合には，本件造影剤検査を実施しなかったと供述していることから，担当医師の問診義務違反と死亡との因果関係が認められる．

判決：損害賠償請求一部認容(5252万円)(東京地裁平成13年(ワ)23558号)

表 1-1-2　インシデントの影響レベル（国立大学病院医療安全連絡協議会）

レベル	傷害の継続性	傷害の程度	内容
0	なし	なし	エラーや不具合はみられたが，患者には実施されなかった
1	なし	なし	患者への実害はなかった
2	一過性	軽度	処置や治療は行われなかった．観察の強化や検査は行った
3a	一過性	中等度	簡単な処置や治療（消毒，皮膚の縫合，鎮痛剤の投与など）
3b	一過性	高度	濃厚な治療を要した（バイタルサインの高度変化，人工呼吸，手術，入院，骨折など）
4a	永続的	軽度～中等度	永続的な障害や後遺症が残ったが，有意な機能障害，美容上の問題なし
4b	永続的	中等度～高度	永続的な傷害や後遺症が残り，有意な機能障害や美容上の問題が残る
5	死亡	死亡	死亡（原疾患の自然経過によるものは除く）

（前田正一，2008[11]）

2　ヒューマンエラーを防ぐ

1　報告・学習文化の醸成

医療安全活動の基本は，ニアミス事例を含めた，事故関連情報の正確な把握にある．このため，わが国の医療者は，自発的にエラーを報告・学習することの重要性を認識し，その実践に努めるべきであろう．

自発的エラーの報告が医療現場で根づくためには，管理者は，エラーを非難する態度を改め，懲罰的対応を回避するように努めなければならない．さらに，器具や機器の改良などにより，ヒューマンエラーが生じないようなシステムや，ヒューマンエラーが生じても事故が発生しないシステムを構築することに努めなければならない．さらに，事故が生じた際にも，目に見えるエラーよりも，システムの欠陥に原因を求めることのほうが合理的である場合があることを認識しておくべきであろう[5]．

2　スイスチーズモデル

WHOの患者安全カリキュラムガイドによると，過去における個人に対する非難の文化から脱却するためには，システム指向でエラーを考えることが重要であるとされている．そのためには，図 1-1-4のようなリーゾンの**スイスチーズモデル**を示して説明が行われている．さまざまなバリアを潜在的要因，エラーを生み出す要因，目に見える失敗，防護策の4つに分けて考えている．すなわち，事故を防御するさまざまなバリア（スイスチーズ）を通り抜けたものが事故にいたると説明している[5]．

3　認知心理学的アプローチによる失敗のタイプ分類

エラーとは「正しいことをしようとして，間違ってしまうこと」と定義されている．「その意図された計画が偶然の作用には起因しない場合」とされている．

図 1-1-4の下から2枚目が不安全行動とよばれ

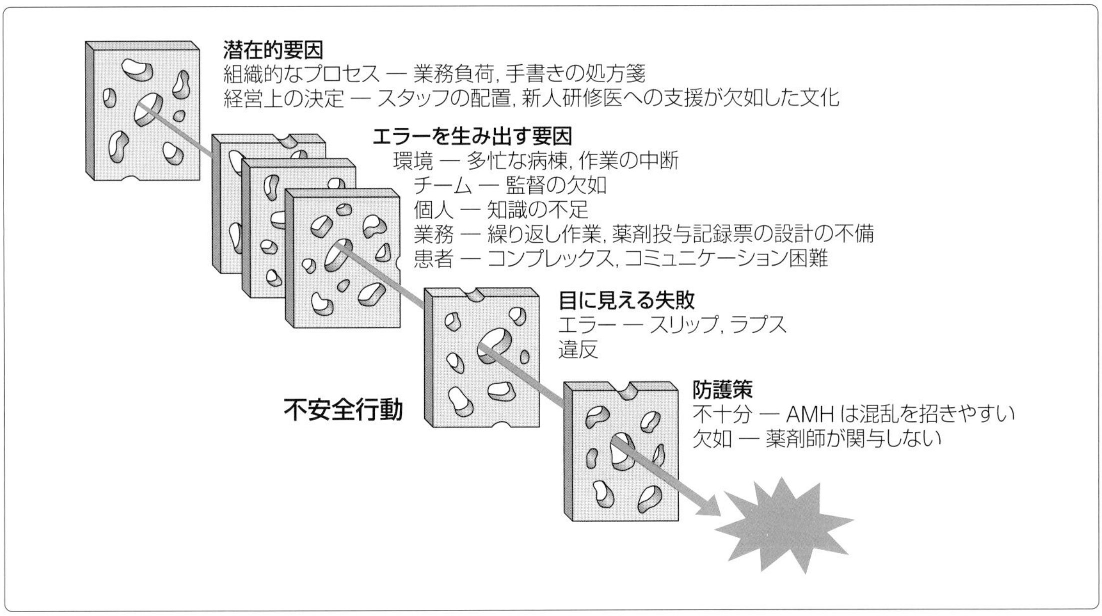

図 1-1-4 スイスチーズモデル(WHO 患者安全カリキュラムガイド多職種版 2011[5])

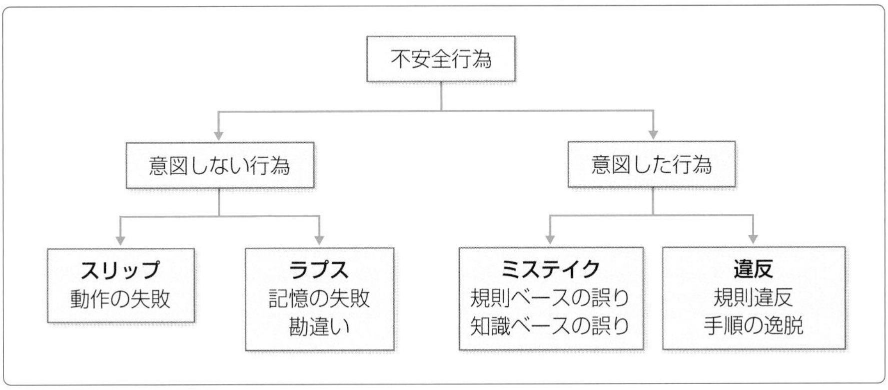

図 1-1-5 認知心理学による失敗の分類(リーゾン J, 2015[4])

ている「目に見える失敗」である. 英国の心理学者であるリーゾンによると, 図 1-1-5 に示すように, 不安全行動は意図しない行為と意図した行為に分けられる[4].

意図しない行為は, スリップとラプスに分けられる. スリップとは動作の失敗であり, たとえば引き出しの中の注射アンプルを隣のアンプルを間違って手に取り注射してしまったことや, 自動車運転中にタイヤが滑ったため直進するべきところが曲がってガードレールにぶつかった運転の失敗の場合などである. ラプスとは記憶の間違いであり, たとえば医師が投薬の処方をするとき勘違いのために別の薬にすり替わって, 別の薬を処方してしまう場合などがあげられる[4].

一方, 意図した行為はミステイクと違反に分けられる. ミステイクは規則や知識の誤りのため結果的に失敗する場合である. たとえば医師の誤った指示で薬が処方され, 看護師は指示のとおり誤った薬を配薬した場合, 看護師の立場からみれば意図したとおりの行為であるにもかかわらず, 結果的に失敗したことになる. また, 違反は, 意図して規則違反や手順の逸脱が行われた場合であり, たとえば入院患

表 1-1-3　エラー発生要因と増強因子

エラー発生要因	エラー増強因子
●短期に記憶できる量の限界	●疲労
●タスクになれていない	●ストレス
●経験がない	●空腹
●チェックが不十分	●病気
●訓練不足	●言語・文化的要因
●機材のインターフェースが貧弱	●危険な気質，怒り
●指導者の不在	

(WHO 患者安全カリキュラムガイド多職種版 2011[5])

者の採血の際，患者確認をすべきことが手順として決まっているにもかかわらず，採血すべき患者の隣の患者から話しかけられたなどのことにより，確認せず，話しかけた患者の採血をしたなどの場合である．

事例３　ラプス（動作の失敗）のヒヤリ・ハット事例

術後，尿量が少なく，主治医からラシックス®（利尿薬）1/2 A と生食 100 mL をミキシングして投与するよう指示があった．事前に処方されていなかったので救急カートから取り出して使用した．

翌日，薬剤部から「処方箋はラシックス®になっているが，救急カートからはプリンペラン®（制吐薬）が使用されている」との連絡があった．ラシックス®とプリンペラン®を間違えて使用したことに気づいた．

問題点

①プリンペラン®もラシックス®もともに褐色のアンプルであり，形状がよく似ている．
②隣り合った配置であった．
③救急カートから取り出して使用すると，薬剤師や看護師などのダブルチェックがかからない．

再発防止策

①救急カートの薬剤の配置はすべての病棟で標準化する．
②その際，形状の類似した薬剤は離して配置する．
③できるだけ不急の薬剤は配置しない．

4　ヒューマンファクターズ―エラー発生，増強要因

一般的にエラーを生み出す要因のなかには人的要因のほうがより多く，人のエラーを誘発しやすい特性があり，**ヒューマンファクターズ**とよばれる．

ヒューマンファクターズに関するエラー発生要因として，7つの項目がある．心理学的研究によると，人が一度に記憶できる数（ワーキングメモリー）には限界がある．その数は7つ程度とされている．教育訓練の不足などもエラー発生要因となる．また，エラー増強因子として，疲労，ストレスなど6つの項目があげられる（表 1-1-3）[5]．

5　エラーに対する防御機構と再発防止策

目に見える失敗，不安全行動に着目するのみならず，問題点の抽出と対策立案には，スイスチーズモデルの下流の防護策，なぜエラーを検出，修正できなかったか，について考える必要がある．

リーゾンによると，防護策には①エラーの検出，②エラーの修正，③影響緩和の3つの段階がある．エラーの検出法としては，基本的には①自分でエラーを検出する（自己監査），②他者による確認，③システムによるチェックの3つの方法がある[5]．自分でエラー検出力を強化する方法としては，指差し呼称とチェックシートがある．他者による確認は，ダブルチェックがあり，ダブルチェックを行ったことを明確にするためにもチェックシートが重要である．さらに，システムによるチェックとしては，バーコードによる確認や，アラーム監視などの方法がある．防御策として，もっとも有効なものはダブルチェックであり，チェックシートなどでチェック項目を見えるようにする“見える化”も重要である．

医療事故やインシデントの対策立案にも，ヒューマンファクターズの考え方を導入することが有用である．ビンセントによれば，ヒューマンファクターズの考え方として下記の6つの方法がある[5]．

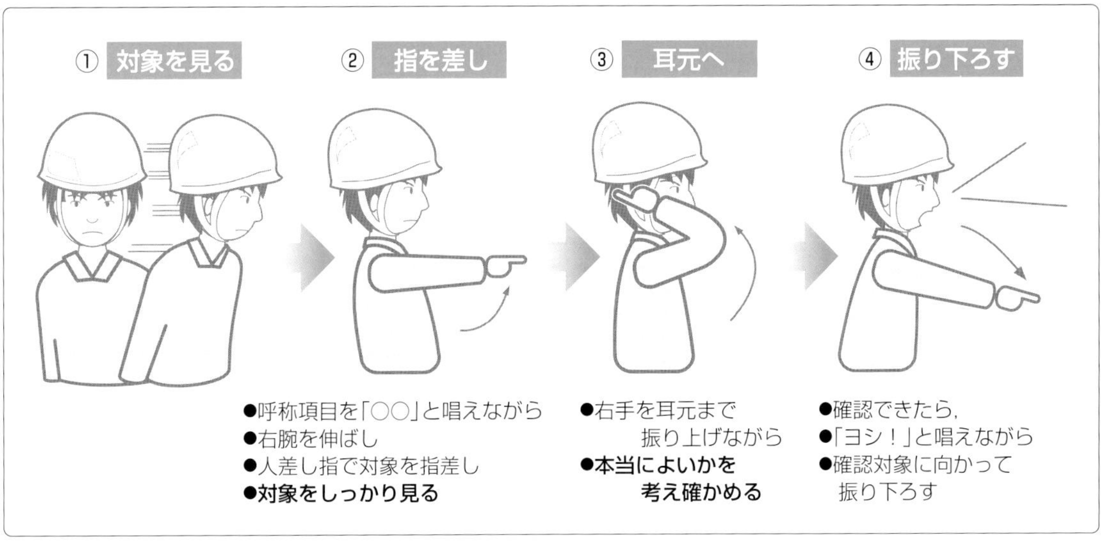

図 1-1-6 **指さし呼称**（中央労働災害防止協会，2002[12)]）

表 1-1-4 **潜在的条件と組織的要因**

潜在的条件	組織的要因
●不十分な技術	●不十分な人員配属
●不十分なトレーニング	●欠陥のある設備
●実用的でない手順	●情報不足，不確実性
●低い品質水準	●ストレスのある環境
●非現実的時間圧力	●低いモチベーション
●人手不足	●低級なトレーニング

（Sandars J, Cook G, eds, 2007[13)]）

①記憶に頼らない．
②見えるようにする．
③プロセスをレビューし単純化する．
④共通のプロセスや手順を標準化する．
⑤チェックリストを日常的に使う．
⑥人間の注意に頼りすぎない．

また，重要なエラー防止策として **“ダブルチェック”** がある．複数のスタッフによるダブルチェックを行うことでエラーを防ぐことができる．しかしながら，実際にダブルチェックは多忙などの理由でしばしば省略される．サイン欄を設けるなどダブルチェックの“見える化”が有用である．さらに，1 人で作業を行うときは“指さし呼称”といって，目的物を指で差し，声を出して確認するとエラーを減らすことができる（図 1-1-6）．

6　潜在的要因

スイスチーズモデルによれば，医療事故やインシデントにおいて，直接の原因となった人的要因による目に見える失敗のさらに上流には，医療機関の組織上の問題など，表 1-1-4 に示される**潜在的要因**もあり，患者安全に対する脅威の根本的原因となりうる．

潜在的要因については，安全を最優先にする組織文化が浸透していることがまず重要であり，潜在的要因としては人員不足，訓練，情報不足，モチベーションの問題などが含まれる．根本原因追求と再発防止のためには，これらの要因についても検討する必要がある場合もある[13)]．

3 チーム医療とノンテクニカルスキル

1 ノンテクニカルスキルとは

過去の航空機事故の原因分析から，事故は機器や空港，天候などの問題よりも，むしろ人間の問題（ヒューマンファクターズ）が原因となったことが多いことが判明した．また，人間の問題も操縦の技術（テクニカルスキル）よりも，むしろ状況認識，チームワークなどの認知的，社会的，個人的なスキルが重要であることがわかった．

英国の心理学者 Flin は，それらのスキルを **“ノンテクニカルスキル”**（図 1-1-7）と命名し，このスキルを訓練することが重要であると報告し，ノンテクニカルスキルは「テクニカルスキルを補って完全なものとする認知的，社会的，そして個人的なリソースとしてのスキルであり，安全かつ効率的なタスク遂行に寄与するもの」と定義している[14]．

ノンテクニカルスキルは，Flin によると，①状況認識，②意思決定，③コミュニケーション，④チーム作業，⑤リーダーシップ，⑥ストレスマネジメント，⑦疲労への対応，の 7 つのカテゴリーに分けられている．チームの評価や教育のツールができており，さらにそれぞれのカテゴリーには数項目の要素があり，それぞれの要素に対して，よい行動と悪い行動が例示され 4 段階の評価を行う．医療においては，たとえば手術室のノンテクニカルスキルの評価，教育法のツールができている．

2 チームワークの訓練法—チームステップス

チームステップスは，米国においてチームワークの訓練方法として国防総省と AHRQ（米国医療研究品質局）と共同開発された．その背景には航空業界や軍隊，原子力などのチームワークに関するさまざまな研究成果が取り入れられている[16]．

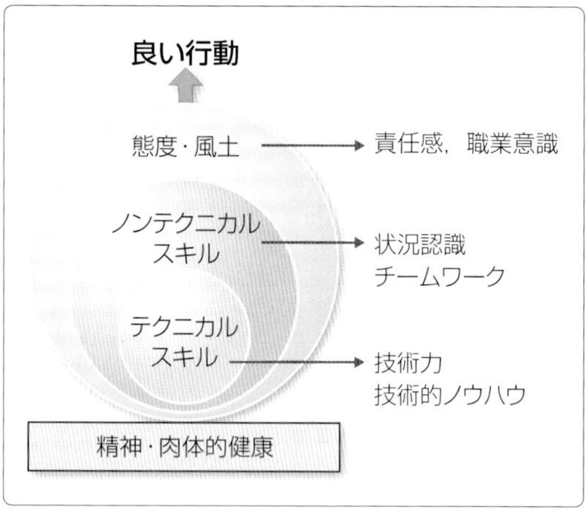

図 1-1-7 ノンテクニカルスキル（小松原明哲，2009[15]）

チームステップスの基本的な枠組み—4 つのコンピテンシー

チームステップスの基本的な枠組みとしては，図 1-1-8 に示すように，チームの規模，組織，人選，配置といった基盤である“チーム体制”を規定し，①コミュニケーション，②リーダーシップ，③相互支援，④状況モニタの 4 つのコンピテンシーが掲げられている．医療チームのメンバーが 4 つのコンピテンシー（能力）を実践することで，「知識」「態度」「パフォーマンス」の 3 つの側面からのアウトカムが得られる．これらの 4 つのコンピテンシーに期待される行動とスキルがあげられ，そのためのツールと戦略が示されている[16]．

(1)コミュニケーション

WHO の患者安全カリキュラムガイドでも，「声出し」「確認会話」「引き継ぎ」などのコミュニケーション技法のトレーニングが重視されている．

急変や病状の変化など患者の状態を適切に伝える場合，通常の 5 W1 H などの方法では受け手は情報を把握しにくいとされている．また，個々の情報をまちまちの思いつきの順に伝えると，受け手はもっとわかりにくい場合が多い．SBAR 法は Situation（状況）-Background（背景）-Assessment（評価）-Recommendation（提案）からなり，わかりやすく相手に伝えるスキルであり，航空機パイロットの状況ブルーフィングとして開発され，医療においてもマスターすべき技法の一つである．

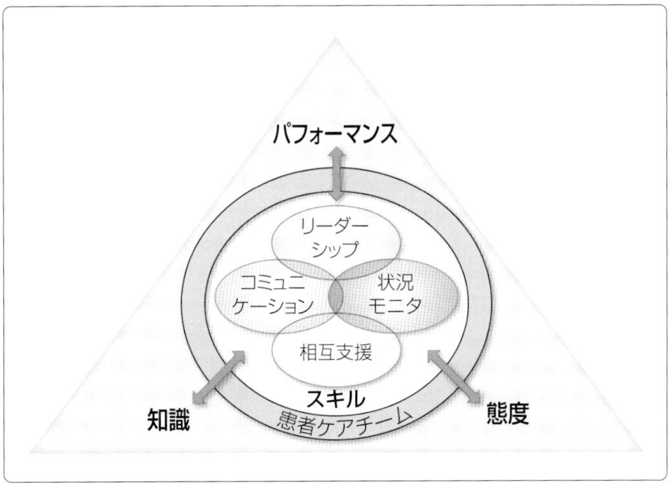

図1-1-8　**チームステップスの基本概念**(慈恵会医科大学附属病院 医療安全管理部，2012[16])

(2)リーダーシップ

チームやリーダーに求められることのひとつとして，ブリーフィング(事前打ち合わせ)がある．漏れがないようにチェックリスト化することをチームステップスでは推奨している．また，業務の途中で予測を超えた事態や危機的状況の場合にも，チームメンバー全員が集まってハドル(途中協議)を行うのもリーダーの役目である．

(3)相互支援

医療においては，予測を超えた事態や危機的状況に陥ることがある．パニックとなり，冷静な判断ができず，ひたすらひとつの行為を続け，患者が危険な状態になった事例が報告されている．そのような場合，他のメンバーや応援スタッフ，指導者などが入ることにより，適切な対応ができるようになる．その場合，相互支援が重要となる．危ないと思ったときは，2チャレンジルールにより，2回以上，懸念を相手が認識できる明確な表現で主張(アサーション)する必要がある．それにより，危険な流れを食い止め，大きな事故を防ぐことができる．

(4)状況モニタ

チームリーダーとメンバーは業務プロセスのなかで必要な情報収集，分析，将来状態の予測を行い，チームとして情報共有することが重要である．状況モニタをもれなく行うため，患者の状況，チームメンバーの状況，自己の状況，環境の評価，進捗状況の評価の5項目をチームメンバーとしてモニタすることが必要である．

4　医療の質の評価と向上

1　医療の質とその評価

医療の質を評価するための指標として，Donabedianは下記の3つの要素があると述べている[17]．

①ストラクチャー(構造)
②プロセス(過程)
③アウトカム(結果)

ストラクチャーとは，組織のヒト，モノ，カネなど測定可能なハードウェアに該当する．**プロセス**とは，実際に行われた活動実績をさす．医療の場合，診療や看護の実績などがそれに該当する．**アウトカム**とは，医療の場合，受けた行為の結果としての状態の評価を意味し，治療の有効性，安全性，効率性や顧客満足度などがあり，治療成績や死亡率，平均在院日数なども含まれる[17]．

医療安全の質の指標にはどのようなものがあるのか．アウトカムのうち，安全性を評価することが重要な活動と考えられる．そのためには，安全に関す

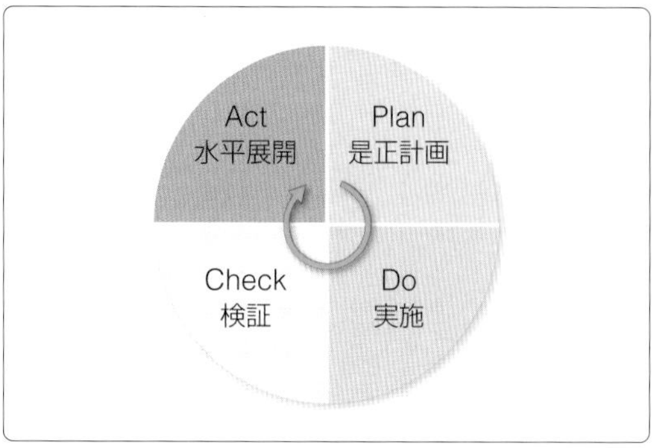

図1-1-9　PDCAサイクル

る量的なデータ収集と質的な評価が必要である．たとえば，それぞれの医療行為に対する合併症など，いわゆる有害事象の件数がそれに該当する．有害事象を測定し減らす活動を行うことが，医療安全の質の向上につながると考えられる[5]．

2　医療の質の向上策

医療の質の向上のためには，各診療科や各部署での個々の事例の振り返りやアウトカムの分析・評価を行うことも重要であるが，それとともに，病院としても個別の医療事故，有害事象，ヒヤリ・ハット事例から改善計画を策定し，有害事象から改善策を策定し，絶え間なくPDCAサイクルを回すことが必要である（図1-1-9）[3]．医療の質の量的な評価も必要である[5]．

医療の質の向上のためには，有害事象を分析し，再発防止策を立てる必要がある．発生したその事例を検証したり，調査を行う場合に留意すべきことは，個人の責任追及ではなく，事例の検証が再発防止をおもな目的とするということである．そのためにはエラー分析も有用である．さらに，医療の質をより向上させ，再発防止に取り組むためには，法的な医療水準よりも高い基準にすることにも留意すべきと考えられる[18]．

エラー分析法として，つぎのものが代表的である[18]．

(1)SHELモデル，P-mSHELLモデル

背景要因，システム要因を探る方法としてSHELモデルがある．**SHELモデル**は，当事者である人間

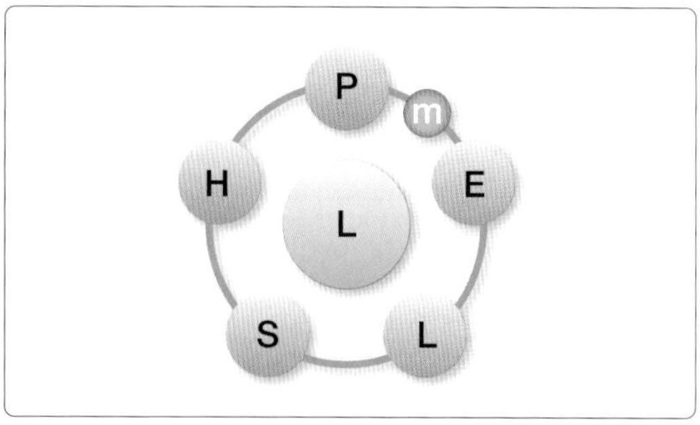

図1-1-10　P-mSHELLモデル（河野龍太郎，2014[19]）
P(患者)：病状，心理的・精神的状態，価値観
m(管理)：組織・管理・体制，職場の雰囲気づくり，安全文化の醸成具合
S(ソフトウェア)：マニュアル，規定などシステムの運用にかかわる形にならないもの
H(ハードウェア)：医療機器，器具，設備，施設の構造
E(環境)：物理的環境（照明，騒音，空調）だけではなく，仕事や行動に影響を与えるすべての環境
L(他人)：当事者以外の人々，事故・インシデントにかかわった他のスタッフや他職種の心身状態・経験・知識・技術や，当事者とのコミュニケーション
L(当事者)：事故・インシデントにかかわった本人の心身状態・経験・知識・技術的問題・心理的要因など

〔L：liveware（ライブウェア）〕を中心として，ソフトウェア(S)，ハードウェア(H)，環境(E)，周りの人(L)の4つの要因が影響している，としている．さらに，河野龍太郎[19]は医療に応用するために，SHELモデルに患者(P)と管理(m)を追加した，**P-mSHELLモデル**を提案した．中心のLが当事者で，人間が状況によってその能力や限界がさまざまに変化することを表している．その外縁にピッタリと合うように，5つの要因と当事者自身の対応でその周りに管理(m)の問題を考える（図1-1-10）．

(2)根本的原因分析法

根本的原因分析法（root cause analysis：RCA）は，医療事故のシステムや診療のプロセスに焦点を当てた事故分析であり，個々の医療従事者の医療行為の是非について検討するものではない．したがって，誰が事故を起こしたかというよりも，何がスタッフに事故を起こさせたのか，なぜ事故が起こったのか，ということを深く突き詰めていくことが求められる．そのため，表面的な直接原因のみに目を奪われることなく，改善対策につながるような真の事故原因を徹底的に究明することが可能となる．

根本原因分析法は，まず左から右に時間軸に沿っ

て出来事を並べていき，問題点とその原因を下に並べていく方法である．分析のなかでは問題点の抽出により根本原因を選び出す作業がもっとも重要で，そのためには背景となった原因を考える必要がある[18]．

3 質の向上のための前向きの取組み

一方，エビデンスのある質改善の取組みについては，前向きに取り組むことも大事と考える．医療安全の質の向上の取組みには，つぎの3つが代表的な活動としてあげられる[20]．

①**Total Quality Management（総合品質管理）**：米国で1980年ころ提唱（トップダウン型）のTotal Quality Control（TQC）として始まり，のちにTotal Quality Managementへと発展した．日本の医療界でも，TQCとしてQCサークルを中心にボトムアップで改善していく活動が広まった[21]．

②**医療における職場の5S（整理，整頓，清掃，清潔，しつけ）活動**：環境整備とともに安全性につながると考えられる．

③**いのちをまもるPARTNERS**：米国において2004年から始まった医療の質を向上させる「10万人のいのちを救え」の活動の成果を踏まえ，日本でも多数の病院の参加による医療安全全国共同行動，いのちをまもるPARTNERSが始まった[22]．活動は1）危険薬の誤投与防止，2）周術期肺塞栓症の防止，3）危険手技の安全な実施，4）医療関連感染症の防止，5）医療機器の安全な操作と管理，6）急変時の迅速対応，7）事例要因分析から改善へ，8）患者・市民の医療参加の8つの目標を掲げ，各病院の医療の質の向上を図り，その評価を行う活動である[22]．

第2章 医療事故とヒヤリ・ハット

1 医療に必要な人材

1 国が求める医療人

文部科学省では，平成８年の「21 世紀の命と健康を守る医療人の育成をめざして(21 世紀医学・医療懇談会第１次勧告)」のなかで，医療に必要な人材とそれに関わる環境構築として，次のような発信があった．

① 人間性豊かな医療人：言い換えると感性豊かな人間性で，深い洞察力と強い倫理感を持ち，生命の尊厳への認識が高い人．

② 患者中心・患者本意の立場に立った医療人：それを達成するために，医療人に求められる態度・技能・知識を修得する必要がある．

③ 多様な環境のなかで育つ医療人：多様な学習経験を与え，社会経験のなかから質の高い医療人を育成しなければならない．

④ 生涯学習をする医療人：医療人が生涯にわたってわかって学習する意欲を持ち続けるとともに，それが継続できる環境の整備が必要である．

⑤ 地球人として活動する医療人：国内にとどまらず地球規模で活動することを踏まえた医療

診療放射線技師も当然これらに含まれ，この提言の達成に向けて努力しなければならない．医療は人に対して行う行為であり，直接患者に接する人，技術を提供する人，薬を処方する人，製薬メーカの人，医療機器メーカの人，事務管理をする人など，すべてが患者を中心とした医療への貢献者である．診療放射線技師もその一翼を担う重要な一員である(自身の行為が人の命を左右する)ことを認識して，業務に取組まなければならない．

また文部科学省は，学校教育に対しても提言をしている．高等学校への進学率が 97％を越え，高等学校教育には，生徒の能力・適正，興味・関心，進路などの多様化に対応した特色ある学校づくりを求めるとし(「平成 17 年版文部科学白書」)，大学教育には，国公私立大学を通じて，教育の質向上に向けた大学教育改革の取組みを選定し，財政的なサポートや幅広い情報提供を行い，各大学などでの教育改革の取組みを促進するため，「特色ある大学教育支援プログラム(特色 GP)」「現代的教育ニーズ取組み支援プログラム(現代 GP)」および「質の高い大学教育推進プログラム(教育 GP)」を実施するとしている(「大学教育の充実：Good Practice」)．

このように，私たちは国から環境整備を受けている真っただ中にいることも意識するべきである．

2 企業が求める人材

経団連が実施した 580 社からのアンケート調査結果(2011 年 11 月の朝日新聞 GLOBE 記事)のなかで，企業が技術系人材に求める能力は「論理的思考力・課題解決能力と専門知識である」との回答が群を抜いて多かった．意外に低かったのは，プレゼンテーション能力や外国語コミュニケーション能力である．この結果から推測すると，現在の学生にプレゼンテーション能力や外国語能力を取り立てて求める必要はなく，論理的思考力・課題解決能力や専門知識が少し物足らないと感じていると解釈できる．医療施設においても外国人を受け入れる体制が整い，外国語は否が応でも必要とされ，学術成果などの意見を交換する機会が増えプレゼンテーション能力も自然と身につく．医療者は，それぞれの分野で業務を効率的に運用し，最新の技術を安全に提供し，患者が安心して医療を受ける環境を構築する．そして，より発展するための創造力・論理的思考力・課題解決能力と専門知識にさらに磨きをかけて，医療に貢献し誰からも賞賛される医療人になってほしい．

2 診療放射線技師の役割

社会人として究極の目標は，「社会のため，人のために役立つこと」である．とくに医療人は，この目標に向かう気持ちが強いとされている．病院のなかでの診療放射線技師は，医療技術職員として集約され，共通の役割として医療への支援，サポートがある．この医療技術者に与えられた使命は，以下のとおりである．①患者のQOL（quality of life）向上に貢献する（指標：患者の早期の社会復帰に貢献し，満足していただく心地よい診療を提供する）．②提供するデータの信頼性が保証されている（指標：装置の精度管理が検証でき，科学的根拠に基づくデータを提供する）．③診療に役立つデータを提供する（医師の依頼に的確に応じた情報を提供し，患者の診療や治療に貢献する）．

個々においては，患者の利益を優先した医療を支援するために，余人をもって代え難い知識と技術をもった高度医療専門職として，患者や病院・社会のために役立つ人材になってほしいと病院側から期待されている．

診療放射線技師としては，①よりよい画像情報を提供する．②より正確に，効率的に，高精度に業務を実施する．③理論を理解し原因や成因を追求し，常に改善を心がける．④学術研究に積極的に関与し，新しい知識や技術を導入する．⑤新しい考え方に柔軟に対応し，装置や新技術の開発に関与する．ことが役割である．通常業務に加えて学術研究活動にもおおいに参画し，幅広く情報を収集し，最新技術に順応した医療が提供できるように努力するなど，業務と学術研究が両輪となるライフスタイルが望ましい．

時がたって人生を振り返って，どのように医療に貢献できたかを考えたときに，自分自身が医療技術者としてどのような認識で業務に就いていたかで，その評価は大きく変わる．今は感じないかもしれないが，満足のいく充実した人生だったと誰もが思いたいものである．医療人をめざしたときの初心を忘れず，日々最善を尽くすことが大切である．

3 放射線部における医療安全とは

1 安全とは

診療放射線技師が業務において安全を確保するためには，①患者を守る．②技師を守る．③装置を守る．の3つを遵守しなければならない．そもそも「安全」とは，「1）人・組織・物質に損失がないこと．2）常にリスクとその対処法について考えていること」（広辞苑）である．自動車運転における安全運転と交通安全にたとえると，安全運転は医療行為という動作に相当し，放射線部なら，接遇や装置の操作，正確な画像情報の提供，危険予知や予測能力に相当する．一方，交通安全はスタッフの身を守ることにたとえられ，環境整備や精度管理，情報の収集，科学的な知識の有無などに相当すると考えれば，安全に対する行為が理解しやすい．

近年になって，人の尊厳が倫理として深く認識されるようになって，より真摯に医療事故に立ち向かわなければならない．「人は誰でも間違える」という考えをもとに，事故を起こした当事者に原因を求めるのではなく，システム的に改善を施すことが事故予防に有効であることが示された[1]．

2 事故の原因

考えられる医療事故の原因として，以下のことが考えられる．①医療提供者の勘違いや思い込み，操作ミス．②連絡不行き届きや伝達ミスによる組織構造的な問題．③機械的エラーや整備不良，経年劣化によって起こる装置の誤作動や予期せぬ停止．④廊下の隆起や水漏れによるスリップなど施設の不備．⑤少なからず患者に要因がある場合．

これらを別の視点で分類すると，作業従事者の体調や精神状態に起因する内的要因と，作業従事者以外の装置・設備や環境に起因する外的要因に分けることができる．これらの**ヒューマンエラー**の背後要因をどのようにして排除すれば事故の発生を防ぐことができるのかを，事故の原因を追究し組織と個人を一元的に認識したうえで，システム的に改善を加えるのが**リスクマネジメント**である．

1)内的要因

作業従事者の気分や体調が優れないことや，業務に対する不安がつのり意欲が低下しているような精神状態では，集中力を欠き，不安全行動が起こりやすくなりエラーが生じやすくなる．業務には万全の態勢で臨めるように体調を整え，上司も職員が業務に集中できる環境を構築するとともに，精神的なサポートも抜かりなくフォローすることが重要である．

2)外的要因

①人間関係

信頼関係が築かれた職場であれば，業務上の意思疎通をはかることが容易であり，報告，連絡，相談も滞りなく実施される．しかしながら，それが良好でないと，お互いの連携を阻害し業務も円滑に進まず，職場の連帯感が薄れることになる．結果として，チームワークのよくない業務効率の向上しない職場となってしまう．

②機械

保守点検を予定取り実施し，始業点検・終業点検も日常業務の一環として滞りなく精度管理を実施していたとしても，予期せぬ装置の停止は起こる．しかし，停止時間を最小限に留めるためにもふだんからの点検と情報の記録は不可欠である．

操作ミスによるヒューマンエラーに対しても，装置側に原因がないかも調査する．機器を使用する技術者の能力や特性に合ったデザインになっているか，スイッチが紛らわしい配置や操作方法になっていないかなど，人間工学的な視点から改善方法を提案する．

③媒体

人と機械の仲立ちをするもので，作業時間が長時間にわたることや冷暖房などの気温や湿度，照度などの作業環境が悪ければ，注意力の低下や不快感からエラーを起こす原因となる．心地よい環境のなかで育まれる人間関係や業務に対するモチベーションを向上させる方策を講じる．

④管理

作業従事者への教育や訓練，組織の安全体制，職務上の遵守事項などに不備があると，規則や約束事を知らないことに起因するエラーを発生することがある．知らなければ当事者にとっても不幸であるし，ルールを逸脱したことに起因してエラーが発生すれば管理者が責任を問われる．

医療人としてのモラルや業務における法令や規則は，従事する前に社会人として身につけておくべきものである．経験者はつい現在の自分が達成できている目線で，経験の浅い技術者のレベルを判断しがちである．はじめて職に就いたときに右も左もわからなかった自分を思い出して，思いやりのある接し方をしてほしい．そして定期的な教育と訓練は，自分自身を心身ともにリフレッシュさせ，組織の安全管理体制と自分の認識度や修得レベルをチェックするよい機会でもある．

3 医療安全への姿勢

人材育成として職員に身につけてほしい能力は，①基礎知識と基礎技術の習得．②最先端技術への対応．③対人能力と協調性(融和性)である．そして，自身が，より成長するために必要なのが創造力，独創力，問題解決能力である．さらに医療安全のために必要なのは，「**予防**」「**予測**」「**発見**」「**対処**」の4つの能力である．

1)予防

ルール(マニュアルや院内規程)を遵守し，装置の精度管理を怠らず実施することで，異常を発生させないようにする．医療安全を遂行するにあたってもっとも重要であるにもかかわらず，この重要性が軽んじられている傾向にある．いかに事故を「起こさない」「起こさせない」ようにするかが，医療安全管理の最大の目的である．

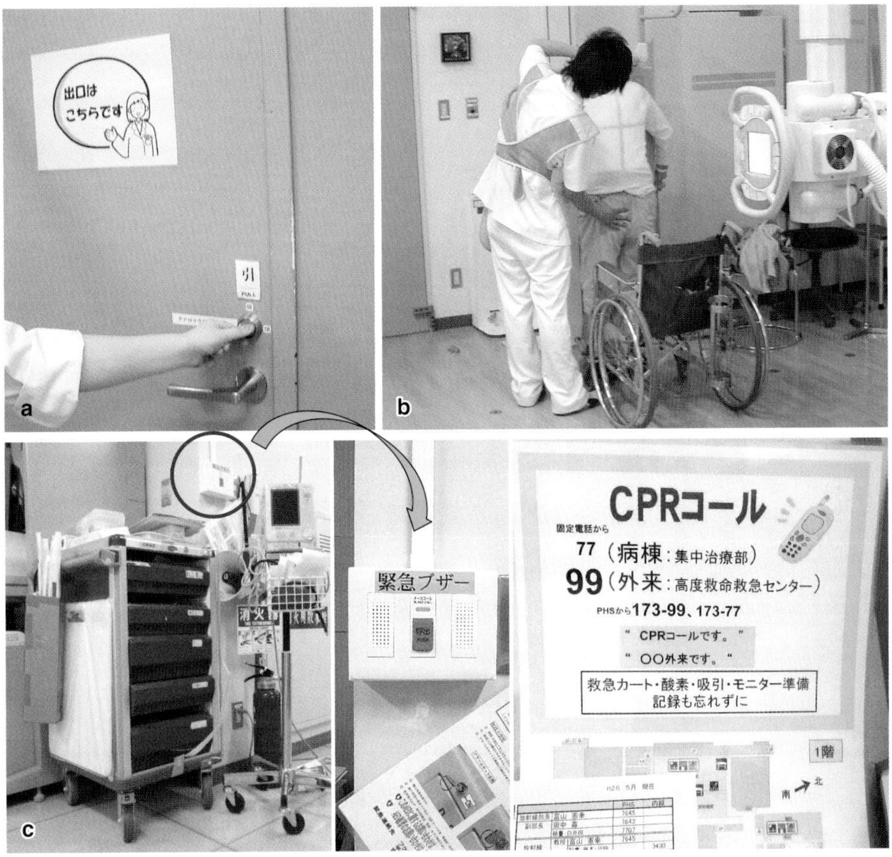

図 1-2-1 事故を未然に防ぐ方策と緊急時の備え
a：検査中は扉を閉める.
b：ふらついたときの緩衝として車いすを利用する.
c：緊急時に必要な CPR コールと救急カート，血圧計.

2)予測

患者の性格や体調を観察していて,「ひょっとしてこのような行動をするかもしれない」「このような事態になるかもしれない」ということを予測することである. 装置においても始業点検時の調子を推し量って, 起こるかもしれない事象を予測する. あらかじめ故障が発生するかもしれない注視点を絞っておくことや, 対処を施しておくことで事故を未然に防ぐことができれば最善であるが, もし起こったとしても最小限に障害を抑えることができる.

たとえば, 患者が撮影室に入ったら扉の鍵を閉める(忘れ物をした患者や行き先がわからなくなった患者が突然入ってくることがある)(図 1-2-1 a). 車いす患者が来室した場合は, 立位での撮影時にふらつくこと想定して患者の後ろに車いすを置く(補助者がいても 1 人では支えきれず, 床に身体を打ち付けてしまうことがある)(図 1-2-1 b). などの方策もこれに該当する.

3)発見

予測をしていれば発見も早いが, 事故はだいたい想定外である. それでもいち早く発見できる能力を身につけなければならない. ここにいるはずの人がいないことを気づくことや, 患者が通常とは異なる所作をすること, 造影剤の副作用の前兆をいち早く見抜くことが重要である. 装置についても, いつもと異なる音や臭いによって故障を予測することもできる.

4)対処

事故が発生してしまったら, 人命を第一にどのよ

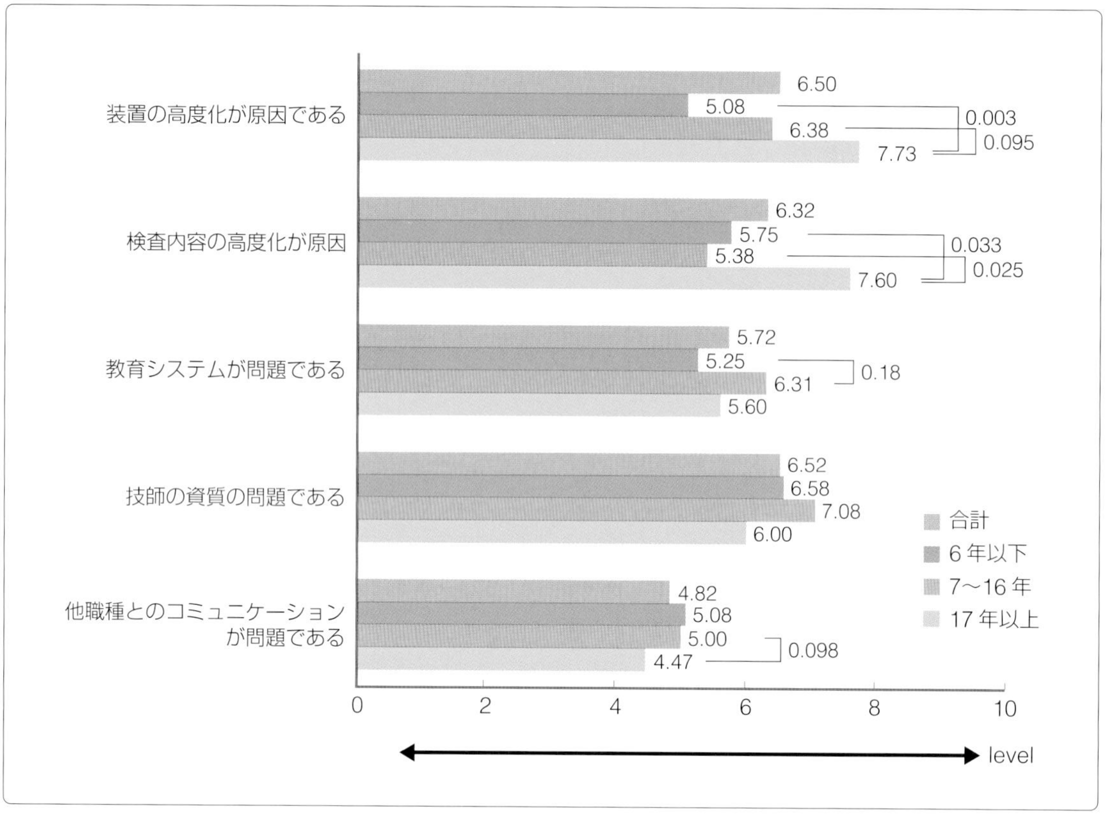

図 1-2-2　ヒューマンエラーに対する職員の認識（阪大病院の診療放射線技師 40 人からのアンケート調査）

うな行動をとるべきかを普段から訓練を積んでおく．マニュアルがあっても状況が一様でないので，そのとおりにいかないことが多い．医療技術者だけでなく医師，看護師，事務員も交えて，さまざまな場面を想定して患者に異変が起こったときのルールをつくり，それぞれの職種が果たす役割を周知しておく．技師は，すくなくとも応援を呼び，CPR（救急医を呼ぶ）コールを行い，救急カートや血圧計を準備し，初期救命処置を実施するなどの役割を担う（図 1-2-1 c）．

以上のように，医療安全における診療放射線技師には，未然に事故を予防するための周囲に対する洞察力，異変の予測を可能にする集中力と注視力，異常の発見を容易にする感受性，異常時に迅速に行動できる敏捷性が求められる．しかしながら，人の資質と認識はさまざまであり，エラーの原因を追究する姿勢も異なる．

業務で発生するヒューマンエラーについて，大阪大学病院放射線部に勤務する診療放射線技師（2012年当時）を経験年数 6 年以下，7～16 年，17 年以上に分け，原因についてアンケート調査をおこない集計した（図 1-2-2）．それによると，経験 17 年以上の技師は，装置や検査内容の高度化がエラーの7 割程度の要因であるとしたのに対して，6 年以下の技師は 5 割程度だと回答した．7～16 年の技師は，教育システムや技師の資質の問題が多いとしたのが特徴的であった．これらは，6 年以下の技師にとって就職した時からすでにデジタル化となり，コンピュータを自在に操る環境で教育を受けている背景があり，17 年以上になると近年の高度先進医療の発展とともに歩んできたことで，装置や検査内容に改善すべき点があると指摘している[2)]．

以上のように，経験年数によってエラーの認識も異なり，改善を施す注視点も異なることがわかる．このことからも安全管理は，特定の人が先導するのではなく，さまざまな年代や立場の人が意見を交換して，その業務や環境にもっとも則した医療安全対策を構築しなければならない．

4 インシデントの実態

2009年4月から2015年3月まで大阪大学病院放射線部で発生した364件のインシデント（ヒヤリ・ハットを除く少なからず患者に影響を与えた事例）の分析を紹介する（図1-2-3）．図1-2-3aがインシデントレポートを報告した技師の経験年数，図1-2-3bがインシデントの原因と事例である．

1 経験年数別エラーの発生件数

経験年数3年以下の技師がもっとも多く，ついで4～6年となり，7～10年がもっとも少なかった．11年以上の経験者は，装置管理を担務し業務や接遇にも習熟しているにもかかわらずヒューマンエラーの発生率は大きく変わらなかった．

経験の浅い技師は，経験年数が少ないためエラーを誘発する事象の予測力が不足しているためインシデントが多くなると考えられる．また，未経験なことを日々習得しなければならない重圧から生じるストレスがエラーの原因であるとも推測する．したがって，経験の浅い技師にストレスの大きい業務に従事させないという配慮も必要である．4～6年目は，一人前として業務を任されはじめる時期であり，1人でしなければという責任感と業務の重圧のはざまで，見落としなどの不注意なエラーが多発しているのかもしれない．

2 エラーの原因分析

放射線部で技師が起こすエラーの原因は，①不注意・確認不足，②装置トラブル，③失念，④知識・技術不足，⑤伝達不足の5つに大きく分けられる．さらに設定（撮影範囲）間違い，転倒/けが，患者誤認，撮影部位間違いを①不注意・確認不足に含めるとエラーの70%を占める．周囲を注視し，装置の設定に対して指差し確認を行い，依頼指示を見落とすことなく検査を実施していれば防ぐことができたエラーである．このなかでもっとも多い設定（撮影範囲）間違いは，CTのスキャン範囲不足，造影剤のタイミングのズレ，MRIのプロトコール選択のミスなどである．再撮影に至らなくても少なからず患者に影響を与えたとしてカウントしている．しかし，インシデントに至った（注意確認作業を怠った）背景に潜む環境因子にも注目すべきである．

転倒やけがも思った以上に多く，術後患者の立位撮影で患者がフラついたり，目を離したスキに子供がテーブルから立ち上がってX線管に頭をぶつけたり，カセットとテーブルの隙間に指を挟んだりしている．技師の判断ミスや状況把握不足が招くインシデントである．

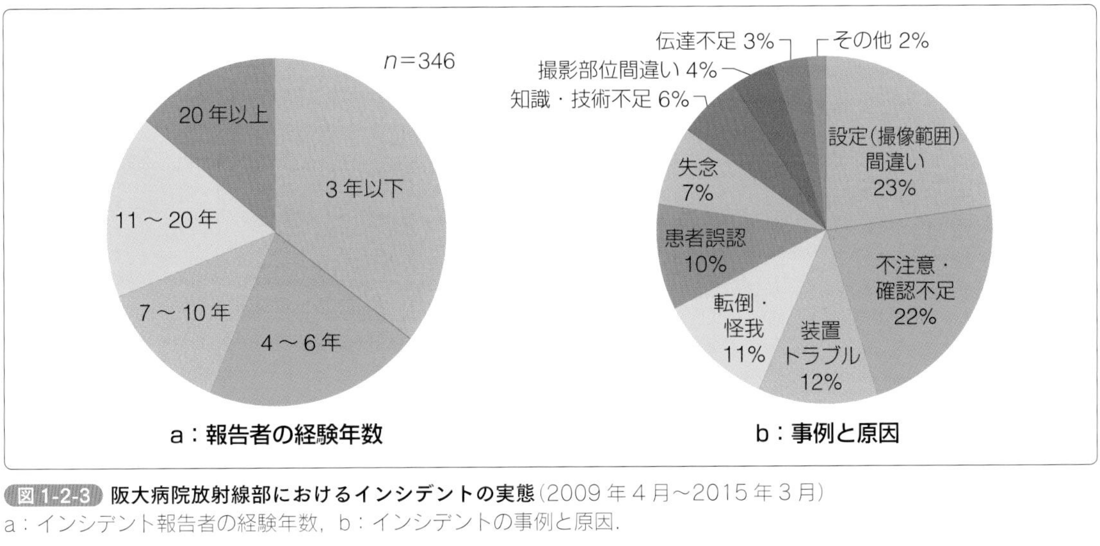

図1-2-3 阪大病院放射線部におけるインシデントの実態（2009年4月～2015年3月）
a：インシデント報告者の経験年数，b：インシデントの事例と原因．

5 インシデントを起こさないために

アメリカの損害保険会社で技術・調査部の副部長をしていたハーバード・ウィリアム・ハインリッヒ(Herbert William Heinrich)は，ある工場で発生した労働災害5,000件を統計的に分析した結果，1:29:300であったことを1929年に論文で発表した(**ハインリッヒの法則**)．つまり，1件の重大事故が発生する背景には，29件の軽微な事故と300例のイレギュラー事例(実施はされたが事故に至らなかった事例)が発生している事実をつきとめ，軽微な事故や事故に至らなかった事例をなくせば重大事故を防げるとした[3]．その考えを医療に応用し，重大事故を起こさないために事故に至らなかった事例や実施する前に気がついて実施しなかった(ヒヤリハット)事例を報告し，その事例を分析して重大事故が起こらないように，ルールを改正することや，職員の不安全行動や環境の不安全状況を是正するための対策を講じることをシステム的に取り組んでいる．

しかし別の側面から考えると，**ヒヤリ・ハット**はたまたま事故に至らなかった結果であり，330分の1の確率で重大事故が起こっていると考えれば，かなりの高率で事故が発生していることがわかる．私たちは，「1件のエラーも発生させない」「ヒヤリハットも起こさない」という気概で医療に従事しなければならない(図1-2-4)．

事故を発生させてしまったヒューマンエラーも結果論であり，スレットとよばれる環境の障害になるものや業務遂行の妨げになるものが要因になっていることが多い．このスレットを日々の業務のなかから見つけ出し，ヒューマンエラーに至らないための予防策を講じる(スレットを排除する)ことで未然防止を達成する糸口にする．そのスレットを抽出するヒントとなるのが，ふだん何気なく口からでる「○○にくい」や「○○やすい」(たとえば，見にくい．扱いにくい．滑りやすい．)という言葉を発するところに危険が潜んでいると見抜く．このスレットが「見やすい」「扱いやすい」「滑りにくい」と逆転するように対策を施すことで，次のエラーの発生を予防することができる．しかしながら経験を積むほど，年齢を重ねるほど，「○○にくい」や「○○やすい」が日常的になることで，エラーに巻き込まれる要因が高まるというデータもある．そのような場合のチェックリストによる確認は，スレットを避けるひとつの手法である[4]．

インシデントは，**スイスチーズモデル**[5]に象徴されるように負の連鎖によって起こるが，事前に兆候(スレット)を見つけて排除するなど，プラスの連鎖

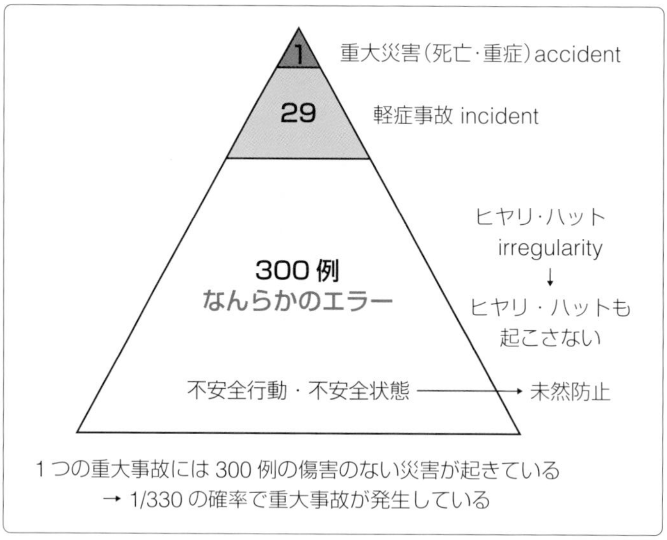

図1-2-4 ハインリッヒの法則から発想の転換を図るために

に転じて事故の発生を未然に防ぐ発想が必要である．たとえば，リスクの高い検査におけるスレットを予測しておけば，さらに注意深く検査を進めるであろうし，スレットな情報を多職種間で共有しておけば，誰かが不安全行動を起こしそうになったときに周囲から注意を促すことも事故防止につながる．

このように事故のない職務環境を構築するには，普段からの良好なコミュニケーションとチーム力が培われていなければならない．このお互いを注意喚起しあう連携こそが，チームとして安全に医療を遂行する基本である．

6 診療放射線技師に求められるスキル

1 患者サービス

患者には，新人・経験者を問わず医療提供者が誰であっても同様のサービスを受ける権利がある．というより「医療提供者が新人であっても経験者であっても治療費に差はない」と考えると，新人であっても経験者であっても提供する画像情報や治療成績に差があってならない．このことを踏まえて新人も経験者も一丸となって成長しなければならない．

また評判を下げるようなひとりの行動があると，その組織の放射線技師全体が悪い評価を受けることになる．ひいては病院の評価や全国の診療放射線技師の評価も下げてしまいかねない．そして，一度下がった評価を回復するには相当の努力が必要である．組織の一員，医療人としての一員であるという強い自覚をもって，社会生活においてもルールの逸脱は決してあってはいけない．

2 求められる能力

病院職員のひとりとして診療放射線技師に有してほしい能力は，以下のとおりである．

「装置」1）医療機器の安全管理や精度管理ができる．2）装置の性能を最大限に発揮させる．

「撮影技術」1）依頼目的を的確に反映した画像が提供できる．2）最適な三次元画像作成や追加画像処理ができる．

「臨床情報」1）依頼内容を医師に確認できる．2）臨床で得た患者情報を医師に提供できる．

「業務」1）医療安全管理や危機管理ができる．2）医師や看護師の働きやすい環境を提供する．

「向上心」1）新しい撮像技術の開発ができる．2）業務への還元を行いリーダシップが発揮できる．

逆に，業務仲間として評価できないのは，以下のような職員である．

「社会性」1）社会的常識が欠如している．2）勤務態度が悪い．患者の応対ができない．3）調和を乱す．協調性がない．身勝手である．

「業務」1）依頼内容に的確に応えられない．2）作業ミスが多い．正確性に欠ける．3）動作が緩慢である．先が読めない．

「向上心」1）専門技術を要する業務を任せられない．2）創意工夫や主体的行動がみられない．3）学術研究活動を業務の一環と考えない．

施設によって環境は異なるが，医療人として社会に貢献するために向上心をもって取組まなければならないのは，どの施設であっても同じである．

3 医療人としての心得

診療放射線業務は，まず患者とのコミュニケーションからはじまる．これがうまくいかなければ，いくら知識や能力があってもよい医療は行えない．医療は究極のサービス業と言われ，患者に満足して気持ちよく帰っていただくのは無理だとしても，健康に前向きになってもらえるように不快感だけは与えてはならない．

夜間や夕暮れ時の自転車や自動車の無灯火のように，自分の視線では大丈夫であっても周囲からは非常に危険な場合がある．自分では気づかない危険行動もよくありがちである．第三者から評価を受け，自らを見直す機会を設けることも大事であり，それを真摯に受け入れられる寛容な心を持ち合わせるとともに，自らがルールを逸脱しリスクを高めるようなことをしてはいけない．

1）接遇

人と人がコミュニケーションをとる際に，相手が第一印象で評価する基準は，視覚情報 55%，聴覚情報 38%，言語情報 7%だといわれている[6]．いずれも相手が受ける印象であることがポイントで，自分が大丈夫だと判断していても，そうでない場合がおおいにあるので注意する．

2）視覚的要素

視覚的要素は，1）身だしなみ，2）姿勢，3）表情，4）態度に分けることができる．いずれも医療人に特化したことはないが，身だしなみは，清潔であること，身なりを整えていること，清楚であることが条件である（表 1-2-1 a）．

姿勢や表情は，とくに自身の体調や気分が優れなくても，姿勢の悪さや曇った表情が相手に不安感を与えることがあるので，少し気分が優れなくても相手に見抜かれないくらいの医療人であってほしい．

態度について患者は，何気ない普段の仕草であっても敏感に反応する．たとえば，腕を組む仕草に威圧感を感じる，会話のときに視線を外すと相手の無関心を感じ不安になる，時計を頻繁に見るとイライラしていると思われる，などである．また，説明などが長くなるときは医療者が立って話すよりも，目線の高さを同じにして会話をする心つかいが良好なコミュニケーションを生む．

3）聴覚的要素

初対面のときには，まずこちらから明るく元気に挨拶をすることでコミュニケーションをスタートさせる．明るく少しトーンの高い声は，聞くものを心地よくさせる．検査待ち時間があった場合などには，「長らくお待たせしました」と一声加えることで検査がスムーズに進行することも多い．声のトーンは，高すぎないよう明瞭にはっきり発することである．とくに聴覚に障害のある患者には，大きな声が必要なのではなく，低い声でゆっくり話すことが肝要である．

4）言語的要素

言語的要素である言葉づかいは，ていねいに，かつこちらの意図が確実に伝わるように患者の思考や行動に合わせてタイミングよく簡便に発することがポイントである．標準語を心がけることも必要であるが，心のこもった暖かい言葉遣いはかならず相手に通ずる（表 1-2-1 b）．

患者から説明を求められた場合は，相手が理解しやすいように専門用語をできるだけ使わずに説明する．「時間が足らない」「自分では対応できない」との判断は 1 分以内に行い「場所を変える」または「上司に代わる」ということを明確に患者に伝える．

表 1-2-1　接遇のポイント

a：身だしなみ

髪	●清潔にしている ●不自然に染めていない ●顔にかからないようにしている ●自然な感じになっている
香水	●無香料の化粧品を使っている
爪	●きちんと切っている ●派手なマニュキュアをつけていない
アクセサリ	●華美になっていない
服装	●ボタンが取れたりしていない ●ポケットにペンなどを詰め込みすぎていない
靴	●かかとを踏んでいない ●動きやすく，音のしないものを着用している
名札	●定位置につけている

b：言葉づかい

話し方	●専門用語は避け，わかりやすい言葉で話している ●相手の目を見て話している ●明るい口調で話している ●早口にならないようにゆっくり話している ●その場に合った話し方や声量に気をつけている ●呼称に気をつけている
聞き方	●相手の目を見て聞いている ●途中で話をさえぎらずに最後まで聞いている ●相づちや質問をしている ●相手が話しやすい状況をつくっている ●聞くときの姿勢に注意している
挨拶	●必ず自分からを心がけている ●明るい声を心がけている ●笑顔で挨拶できている

7 医療安全への道

医療事故が発生しない環境を構築するために，以下のことを目標として，それが達成できるように個々も組織も努力を重ねることが必要である．①自身がエラーの発生要因を作り出していないかを自分自身を俯瞰的な視線でセルフチェックをする．②誰もが患者に満足感を提供できる医療を創出する．③業務のなかにスレットが潜んでいないか，ふだんから異変を察知する洞察力を身につける．④業務中は集中力を途切れさせない．⑤ヒヤリ・ハットですませられる（インシデントに至らせない）チーム力を養う．⑥社会のため医療のために役立つ技術者になる．

第３章　患者の権利とインフォームド・コンセント

1　患者の心理

近年になって，医療に対する認識がより社会的に成長した形態となり，患者は医師にすべてを任せるのではなく，自ら医療を選択し積極的に医療にかかわることが求められるようになった．医療者も究極のサービスを提供しつつ，患者の権利を尊重しなければならない．これまでの医療に比べて，確かに制約や手続きが煩雑になっているが，これがヒト（動物を含む）を尊厳し，倫理を遵守する本来の姿である．これからの医療には，患者と医療者が互いに尊重しあって，協力して医療を実践するという姿勢が必要である．

ところが，高度専門医療に期待する患者の気持ちも強く，医療者が最善を尽くしても目的が達成されない場合の患者の落胆は大きい．とくに発生率の低い事故に対しては，たとえ過誤でなくインフォームド・コンセントが十分であっても，多くの患者は「誰かが医療過誤を起こした」と最初は反応する．患者に芽生えるこのような気持ちを少しでも緩和するのが，医療者と患者とに築かれる信頼関係である．

信頼関係は一朝一夕に築けるものではないが，患者に理解を得るためのていねいな説明と医療に対する真摯な姿勢，そして謙虚な態度が患者から信頼を得る第一歩である．患者には，高度機能病院を受診すれば治癒するはずだと思っている方，優しくされて当たり前と思っている方，自分の権利を強く主張する方など十人十色である．しかしながら，患者は何らかの疾患をかかえて病院に来られていると考えると，いずれの患者にも平等に医療サービスを提供し，みんなから感謝される技師，信頼される施設を目標として業務に従事しなければならない．

放射線部においても，大きく異様な装置をはじめて目の前にする人にとって，いったい自分は何をされるのか，どのように行動すればよいのかなど，わからないことばかりで不安の極みである．しかも，指示されるままに服を脱ぎ，テーブルに横たわり，撮影時には一人その部屋に取り残されるのである．説明がなければ，尋常ではいられないのが普通である．

医療者自身がはじめて訪れた病院で，診察や検査を待っているときの不安な気持ちを思い出してほしい．その時，優しい言葉をかけられたときに誰もが安堵感を感じたはずである．今，自分は逆に説明する立場にいることを自覚し，はじめて病院を訪れた自分を患者に置き換えてみると，どのように接することが大切であるかが見えてくると思う．患者には子供や婦人，年配の人などがいて，それぞれに個性があり理解度も異なる．当該施設の手順を熟知し，検査内容を把握しているのは自分だけであり，患者は何も知らない．ということを念頭に，それぞれの患者に合わせて医療者としての最善の言葉と行動を選択してほしい．

2　患者の権利

患者の権利として，大阪大学病院では以下のことが掲げられている．

- 人の尊厳を尊重した医療を受ける権利があります．
- 安全で質の高い医療を受ける権利があります．
- 十分な説明と情報提供を受ける権利があります．
- 自由意志に基づき治療を選択する権利があります．
- 個人情報が保護される権利があります．

ここに記載されているように，患者は受身で医療に対峙するのではなく，自ら病気を治癒するために積極的に医療に関与してほしいとよびかけている．医療者も一方的に医療を提供するのでなく，お互いが納得した手法を選択し承認をすることによる相互契約をもとに，医療を実施することを求めている．どちらの立場が強くても最善の結果と信頼関係を築くことは困難なことが多く，医療は患者と医療者が同等の立場でお互いを尊重しあい協働による作業にて達成されるものである．

3 患者に理解を得る説明

インフォームド・コンセント(informed consent)とは，医療者の説明に患者が理解し納得したうえで同意する手続きをいう．手術や検査，投薬などの診療内容について，正確に，正しく，わかりやすく伝えなければならない．その説明に患者が十分に理解し納得したことと，医療者の意図に基づいた説明に合意があったこととを示すのが同意書である．これは，医療行為に関する一種の契約だといえる．

同意書は，不測の事態が生じた場合に「医療者は言った」「患者は聞いていない」と主張が食い違う場合に，医療者が患者に説明をしたことを証明する書面であって，医療者側の過誤によって発生した医療事故を免責するものではない．

1 手術における説明と同意

一般的に高度な知識や技術が必要でリスクも高い外科手術において，医師はどのような目的を達成するためにこの手術を実施するのか，またこの術式を選択する理由，他の方法の選択肢の有無とリスクの程度の比較，おおよその手術時間，この手術で起こりえる危険性，予後に起こりうる副作用，回復までのおおよその期間など，イラストや表を交えてわかりやすく安易な言葉で説明する．患者もこれから自身に降りかかる不安と危険性について，わからないことに質問を投げかけ一言一句逃さず内容を理解しようと努力する．このようにお互いがリスクを重大に考えている場合は説明と同意のほとんどが正しい手順に則って実施される．

手術に対するインフォームド・コンセントには，それぞれにマニュアルがあり，それに添って医師が説明を加える．手術中に発生するアクシデントは術前には想定していない事象であるのが当然で，不幸にも不測の事態が発生したときには，この事象に関連する危険性について説明をしているかどうかで大きく状況が変わる．知識や技術の不足や情報の欠落，ヒューマンエラーで医療事故を発生させることは許されない．このように直接医師が患者の身体に手を加える場合のリスクに関しては，直接的な責任が明確なので非常に繊細に対応している．それでも説明責任を問われることも多く，完璧を期することは実に難しい．

2 CTやMRIなどの造影剤について

薬剤を体内に飲用あるいは注入する場合も患者にリスクが生じるのは同様である．ただ，手術のように直接主治医が手を加えることがないので，主治医のリスクに対する認識は手術ほど高くない．しかしCTに用いるヨード系造影剤では，悪心やそう痒感，発疹，嘔吐などの軽度な副作用は約2%，血圧低下や呼吸困難，腎機能障害，意識消失など重度のアレルギー発症率は0.01～0.02%，死亡は10～20万人に1人という報告がある．MRIに用いるガドリニウム系造影剤では，軽度な副作用は0.5～1%，重度のアレルギー発症率は0.004～0.03%，死亡は約20万人に1人という報告がある[1)]．大阪大学病院では年間約16,000人の造影CT検査を実施しているので，10年に1人の死亡者，年間2～3人の重篤な副作用に遭遇することになる．

このように考えると，CTやMRIの造影剤の使用も侮ってはいけないことがわかる．しかし，造影剤の使用を拒否あるいは危惧する患者は少なく，医療者は，造影剤を使用する検査の有益性や軽度な危険性についての説明を行っても，死亡の可能性もまれにあることを伝えているようには思えない．しかも，造影剤における同意書の不備はどの病院でも課題となっており，患者が造影剤の使用について十分に説明を受けていないことや，同意書の不携帯や説明者のサイン抜けなど，造影剤の危険性に対する認識の低さを表している．

2010年4月30日に厚生労働省医政局通知として出された「医療スタッフの協働・連携によるチーム医療」のなかに診療放射線技師の役割として，**「放射線検査等に関する説明・相談」**という項目が追加された．このことを医療被ばくに対する説明と捉えることもできるが，検査そのものに関することや造影剤に関する危険性についての説明もこれに含まれていると考える．これらにも対応できるように診療放射線技師も自ら実施する検査の効用と危険性について，放射線技術学のみならず薬理学や看護学に関する知識も深めておく．

3 放射線部における診療放射線技師の説明

放射線部では，まず患者が放射線部の受付にきたこときからコミュニケーション（患者対応）がはじまる．患者によっては，医師の説明に理解が不十分であっても質問できずに，放射線部に来てから検査内容について説明を求めることがある．患者心理も理解できるので，可能なかぎりの説明で対応をするが，診療科の不行き届きを放射線部の受付で思いのたけをぶつける患者もいる．対応者は，放射線部が原因で発生した事例でなくても，同じ施設の職員として改善に努めることを述べ，事態の収拾に努力する．「放射線部に関することではないので，診療科や担当部署で告げてほしい」などとは決して述べてはならない．

1）一般撮影

診療放射線技師にとって，患者を呼び入れるときが最初の患者との接触である．次の患者の呼び入れをマイクで案内する施設もあるが，撮影室が多くあると患者が迷うこともあるので「この扉からお入りください」ということが明示できるとともに，「患者を招き入れる」という姿勢を示すことや，患者の身体に障害のある場合などの手助けもできることからも，撮影者が待合にでて呼び入れるほうがよい．このことが患者に好印象を与え，医療安全，患者サービスにもつながる．

このとき，お名前を呼んだあとに「お待たせしました」の言葉を続けると，さらに患者との良好なコミュニケーションを生むきっかけとなる．患者が医療者を評価する第一印象である視覚的要素が満たされていなければ論外であるが，この言葉によって医療者の謙虚さや取組み姿勢が患者に伝わることになる（☞ p.21「医療人としての心得」）．

入室してから自ら氏名を名乗ってもらって（一度名前を呼んでいるので室内では生年月日を名乗ってもらうことも有効）再度本人確認を行い，撮影部位，撮影方向，撮影枚数を伝え，おおよその所要時間を伝える．脱衣が必要な場合は，その理由を説明し更衣室に案内する．大阪大学病院では，入院患者でも毎回同じように行われる氏名確認に最初はとまどいもあったが，しばらく続けていると，逆に病院の安全管理体制に信頼が得られ，先にフルネームを自ら名乗る患者が増えた．これが安全文化の患者への浸透である．

撮影時の呼吸停止の合図は，突然に声をかけるのでなく，これからはじめることを伝えた後に患者の動作と呼吸に合わせて合図を送る．呼吸停止を必要としない場合も，これからの撮影に呼吸停止の必要がないことを伝えることも患者への心遣いである．

2）CT／MRI

患者の呼び入れから呼吸停止を伝えるまでは，一般撮影と同じである．CT／MRIでは造影剤を使用する場合があり，まずその当該患者が過去に造影剤によるアレルギー歴がないか，また使用経験がない場合には食物などのアレルギーなどがないかを調べ，造影剤の使用に問題がないかを確認する．そして，当該患者の検査目的と造影剤の使用目的（画像診断への有益性）を事前に依頼書から情報を得ておく．

検査当日は，患者が同意書を持参しているか，そして造影について説明を聞いているかを確認する．造影剤の使用を理解していない場合は，再度説明が必要となる．診療放射線技師が造影剤の有効性と危険性の説明をしたとしても，最終的には医師が患者から承諾を得る．

また，CTではX線管のロータ音，MRIではコイルの歪による騒音があることと，おおよその検査所要時間を伝え，緊急時の連絡(エマジェンシーコール)方法を習得してもらう．できれば一度テストを行い，正常に作動するかを確認する．

3)血管撮影

血管撮影では，検査前の処置や申し送りが必要なので，患者が一人で検査室に来ることはまずない．しかしながら違う部屋に案内することがまれにあるので，検査室入室前の患者確認に加えて，検査開始前の患者も交えた担当医療スタッフ全員のタイムアウト(医師：患者確認(患者名のり)，術式，アプローチ部位確認，ME(循環器)：ポリグラフ，氏名確認，診療放射線技師：画像診断装置，氏名確認，看護師：アレルギー・感染症，絶飲食遵守状況，内服薬(抗凝固薬・抗血小板薬・ビグアナイド系)の有無および中止記録，前投薬，モニタ装着・作動確認)が推奨されている．このように関係者が名のり，情報を交換することで患者に安心感と信頼感を与える効果がある．

4 放射線検査のリスクとベネフィット

1)添付文書

添付文書とは，医薬品，医療機器，医薬部外品，化粧品において，当該製品の危険性についてもっとも高度な情報を有している製造業者が，使用者や医師，薬剤師向けに患者の安全性を確保するための仕様をはじめ警告や使用上の注意などの重要事項を記載した書面である．したがって，これを遵守するのが当然で，遵守せずに使用する場合はすべて実施者責任となる．診療放射線技師も使用する医療機器ならびに造影剤，検査に関連する医療機器の添付文書は実施者として情報を収集しておく．

添付文書の遵守義務に関して「医薬品の添付文書に記載された使用上の注意事項と医師の注意義務」と題する1996年1月23日に出た次のような最高裁判所の判決がある．「医師が医薬品を使用するにあたって医薬品の添付文書(能書)に記載された使用上の注意事項に従わず，それによって医療事故が発生した場合には，これに従わなかったことにつき特段の合理的理由がないかぎり，当該医師の過失が推定される」という遵守義務を促す判決であるが，読み方を変えれば，「特段の合理的理由があれば添付文書を遵守しなくても許される」と解釈できる．しかし，これは検査のリスクとベネフィットという簡単な尺度ではなく，患者を救命するために別の選択肢がなく，やむをえず実施することを医学的に第三者である評価者が「許される行為である」と許容できる場合に限られる．したがって，禁忌であると添付文書に記載されていても，医学的に必要性が認められた場合にかぎって，実施者責任において検査が実施されることもある．

2)検査に対する説明

社会生活を送るうえで，つねにリスクはついてまわるものであるが，人がより外部のイベントに接触することによってリスクが増加する．放射線を利用する検査では放射線被ばくのリスク，MRIでは強電磁界によるリスク，薬剤に対するリスク，注射針を刺入するリスクなど無限にリスクは存在する．それらに対して患者が感じるリスクの大きさはさまざまで，科学的にリスクが低いとされていても，過度に恐れをもつ患者も多い．そのような場合には，選択肢は本人にあることを伝えた後に，当該患者に対して主治医がその検査や治療を選択した理由を予測ながら，その必要性について主治医の意図を曲げないように説明する(主治医の意図が明確に把握できなければ，想像で発言しては絶対にいけない)．さらに，それぞれに存在するリスクの程度を説明したうえで，検査や治療によって得られるベネフィットがリスクを大きく上回ることや，今少々のリスクを侵してでも検査や治療を受けなければ，将来さらに大きなリスクを負う可能性が高いことなどを説得ではなく質問者に対する返答として行う．そのなかで業務に従事する診療放射線技師は，細心の注意と技術を駆使してリスクを低減していることを付け加えると患者から信頼感も得られ，検査や治療に対して協力的になってくれることが期待できる．

患者への検査の説明は，技術的かつ情報として一般的な範囲で対応すべきで，医療の本質にかかわる判断は主治医によらなければならない．患者の話も聞かずに最初から「技師では判断できないので看護師あるいは主治医に聞いてください」という対応は，患者への不適切な対応であり，診療放射線技師の社会的地位の失墜にもつながる．まったく対応できない内容であっても，患者の気持ちをくみ取る「最善の言葉」をかけるのが医療者としての責務である．

3)MRIの特殊性

MRIは，吸引と発熱の危険性がある金属類の持込を禁じている(☞第2編6章「MRI検査」)．添付文書を遵守する対応となるが，医療機器によってはMRIの適用について記載されていないものもあり，装飾品や衣服には添付文書が存在しない．このような状況でもっとも対応に困るのが，アートメイクや刺青，ネイル，指輪など身体から外せないものである．アートメイクや刺青には着色顔料やインクに金属を含むものがあり，過去に火傷を起こした事例もある．また，ネイルや指輪にも発熱の危険性がある．患者のリスクとベネフィットを天秤にかけ，検査の実施の有無について判断する．

FDA(米国食品医薬品局)では，火傷のリスクよりもMRI診断の有用性のほうが高いという立場をとっており[2]，検査を実施したほうが患者にベネフィットが高いと判断した場合には，変色や火傷の可能性を患者に十分に説明し，そのことを理解したという検査同意書を取得したうえで検査を実施するという対応がのぞましい．

4 説明不足が招くトラブル

1 情報伝達と安心感

トラブルが起こる最大の原因は，情報伝達不足である．「これぐらい言わなくても患者は理解しているだろう」という考えがもっとも危険である．患者が検査に不安を覚えるように，同行している家族(付き添い)がひとり廊下で待たされる不安も強い．このような場合には，だいたいの所要時間を伝える．伝えた時間を超過する場合には，そのことを再度家族に伝えると安心感を与える．子供が泣き叫ぶ場合にも配慮が必要で，長時間を要する血管撮影や透視検査なら検査室外で待機してもらうこともやむをえないが，一般撮影など短時間で終わる検査の場合，家族が近くにいるだけで子供も親も安心し検査がスムーズに進行することが多い．家族の放射線被ばくによるリスクと安全・安心の診療を天秤にかけてみてほしい．

また，未成年の女性(子供)患者が親といっしょに撮影に訪れ，患者である女性が撮影を受けた際にセクハラがあったかのように親に伝えることがある．患者への説明不足のために信頼を獲得していないことから発生する事例であり．いくら年齢が低くても患者の身体に触れるときには，そのつど声をかけ許可を得るなどして信頼関係を築く．きっと患者の不安な気持ちや苦痛な姿勢をとらされることがセクハラという言葉に言い換えられるのだと推測する．技師の説明不足，謙虚不足，堂々としていない，患者の理解不足などが原因であるが，医療者側にその意思がなくても，相手の感じ方で決まるのがセクハラである．このような場合に，親を子供が見える撮影室に待機してもらうのもひとつの方策である．

2 痛みの伝達

「こんなに痛いものだと知らなかった」と訴えられるトラブルもある．一般撮影において関節腔などいろいろな病態を描出するために，患者にとって痛みを感じる体位を要求する場合がある．苦痛を与えてまで描出する必要があるかは，その患者の依頼内容による．患者の予後に大きく影響する処置の基本情報となるのなら，無理をしてまで描出する必要があるが，そうでない場合はそこまで求める必要はなく，臨機応変に判断できる能力と痛みを軽減し安全に撮影できる方策を即座に創出できる能力が求められる．

また，マンモグラフィ撮影時の乳房に対する圧迫の強さは，ガイドラインに決められているものの患者によって痛みの感じ方はさまざまで，事前にそのことを十分に伝えていないと誤解を生む．技術の未熟さが，術後乳房に対する配慮や痛みに対する対応に欠ける場合があり，患者の信頼を維持するために撮影技術ならびに接遇のスキルアップが必要である．

3 緊急ブザー

検査時間が比較的長く，間近に患者の監視ができないMRIには，**エマージェンシーコール**を持ってもらう．このときに，患者が適切に握っていないことや接続に不備があると，患者がコールしているにもかかわらず合図が操作者に伝わらないとトラブルになる．とくに熱いなどの患者の訴えが操作者に届かなければ訴訟になる可能性もある．不必要にコールしないような説明も必要であるが，無理に辛抱せずコールすることの重要性も伝える．正しく説明が伝わっているかは，一度コールを試して確認する．

4 患者の不当な要求

患者の権利を誇大解釈し，サービスを受けるのが当然だと思っている患者がいる．病院は究極のサービス業であるが，基本的には患者と医療者側との契約関係である．マニュアルに沿っていつものとおりに説明をしたとしても，説明以外の事象が起こり患者に迷惑がかかれば，患者にとっては説明不足である．そのことに起因して，「費用の不払い」や「つぎの撮影時からその技師を私の担当から外してください」「上司の謝罪」などの要求がでる．一般常識的に判断して原因が医療者のエラーであると確定できる場合は謙虚に対応しなければならないが，患者の一方的な言い分で他の患者に迷惑のかかるような事象には毅然とした態度で臨む．

トラブルの説明に応じるときは，最初とその後で説明が食い違わないように一貫性を持つことと，技師によってその患者への返答が異なると不信感が増大するので，誰が対応しても同じ内容を説明できなければならない．言い分が平行線をたどることはおおいにあるので，その時は院内の専門部署に任せる．

患者からの不当な要求を受けないようにするには，接遇から撮影までを完璧に遂行することであるが，人間であるかぎりそれは無理である．人それぞれに感性が違うように波長の合わない場合もかならずある．そのような場合に，どのような適切な言葉・態度をもって最初に対応するかが，その後の明暗を分ける．

5 最善の接遇とは

患者に感謝される医療を提供することが医療者の目標である．それには患者の疾患が完治し，それまで納得のいく医療を受け心地よく病院に通ってもらえるのなら最高であるが，一度の来院においてもその日の医療に満足してもらわなくてはならない．それには，病院に勤める掃除や警備などを含むすべての職員が患者への思いやりの精神に基づいた行動ができなければならない．そしてひとりでもその精神から外れる職員がいれば，患者の信用が下落する．このように患者中心の医療に携わる者として，ひとりも欠くことなく同じベクトルでなければならないことを肝に命じて職務を全うしてほしい．

最善の接遇とは，思いやりをもったインフォームド・コンセントで患者との信頼関係を築き，医療者の目的に患者が同調し両者が満足する結果を得ることだと考える．

第4章 公衆衛生と衛生管理

健康の定義は1946年のWHO(当時，世界保健機構)憲章前文で掲げられたものが広く知られている．「健康とは単に疾病がないとか，虚弱でないだけでなく，身体的・精神的・社会的に完全に良好な状態である」．そして，近年の健康観では，疾病との共存を含めた健康観が意識されるようになってきており，疾病や障害をもちながら，いかにQOL(生活の質)を高めていくかが課題となっている．

公衆衛生の役割は，健康な人を含めたすべての人々を対象とし，健康障害を予防し，さらには健康状態とQOLを向上させることである．公衆衛生の動向があったからこそ，現在の法律や規定が制定されていることを理解しなければいけない．

本章では，公衆衛生の観念からの健康や疾病の理解とともに，どのような衛生管理が必要かについて，実際の現場での感染症対策の基本的な事柄を中心に記述する．

1 保健と福祉

1 疫学指標，健康指標

1)有病率，罹患率

疾病の発生状況を表す指標には，有病率と罹患率がある．有病率は，ある一時点において疾病を有している者の割合であり，時点有病率ともいう．罹患率は，一定期間内に新たに疾病が発生した率である．罹患率の分子は一定期間内に新たに発症した者の数，分母は同一期間内における対象者の観察期間の総和(観察人年)を用いる(図1-4-1，表1-4-1)．

$$\textbf{有病率}=\frac{\text{観察時点における有病者数}}{\text{観察時点における観察集団の人数}}$$

$$\textbf{罹患率}=\frac{\text{観察期間内の新発生患者数}}{\text{罹患可能集団全員の観察期間の合計(観察人年)}}$$

罹患可能集団：疾病に罹患する可能性(リスク)のある状態の集団

図1-4-1 有病率と罹患率の計算式
有病率はその時点で罹患者がどのくらいいるかをみる．罹患率は疾病の起こりやすさをみる．

表1-4-1 有病率と罹患率の特徴とその関係

	有病率	罹患率
概念	静態的な観察	動態的な観察
利点	●一時点の調査で把握できるため，罹患率と比べ容易に実施できる	●疾病異常の発生を直接示す ⇒因果関係を調べる際に用いる
欠点	●疾病の発生状況を直接示さない ●有病期間の短い疾患(すぐに治癒や死亡する疾患)には適さない	●調査期間中の全期間を通して観察が必要となるため困難が伴う ●統計資料の利用範囲が狭い
関係	有病率≒罹患率×有病期間	

表 1-4-2 死亡率・致命率・生存率の特徴

	死亡率	致命率	生存率
定義	●単位人口を一定期間(通常1年)観察したときの死亡発生の率 死亡率＝$\frac{\text{一定期間における死亡数}}{\text{観察期間の合計}}$	●対象とする疾患に罹患した者のうち，その疾病が原因で死亡した者の割合 致命率＝$\frac{\text{一定期間における死亡数}}{\text{その疾患の患者数}}$	●対象とする疾病異常に罹患した者が，一定観察期間内に死亡から免れる確率 生存率＝(1 －死亡率)
意義	●観察集団内の各個人が一定期間に死亡する危険の大きさを表す	●主として急性疾患の重症度を示す 例：麻疹 5%，日本脳炎 30%	●がん患者の治療成績を評価するときにしばしば用いられる
利点	●資料が豊富(年次比較，国際比較が可能) ●把握漏れが少ない	●限られた集団における急性疾患を扱う場合，期間を問題にしなくてもよい	●単位期間ごとに生存率が計算できるため，慢性疾患の予後判定に最適

表 1-4-3 死因順位別死亡数・死亡率(人口10万対)

順位			死因	死亡数	死亡率	割合(%)
	男	女				
総数				1,362,482	1096.8	100.0
第1位	1	1	悪性新生物＜腫瘍＞	373,547	300.7	27.4
第2位	2	2	心疾患	208,210	167.6	15.3
第3位	5	3	老衰	109,606	88.2	8.0
第4位	3	4	脳血管疾患	108,165	87.1	7.9
第5位	4	5	肺炎	94,654	76.2	6.9
第6位	6	6	不慮の事故	41,213	33.2	3.0
第7位	7	7	誤嚥性肺炎	38,462	31.0	2.8
第8位	10	9	腎不全	26,080	21.0	1.9
第9位	15	8	血管性等の認知症	20,526	16.5	1.5
第10位	9	15	自殺	20,032	16.1	1.5

注：男の8位は「慢性閉塞性肺疾患(COPD)」女の10位は「アルツハイマー病」

(資料：厚生労働省「人口動態統計」2018年)

2)死亡率，致命率，生存率

死亡に関する指標として，**死亡率**，**致命率**，**生存率**があげられる．これらの値は，有病率，罹患率とともに，健康の程度を測るものさし(健康指標)として用いられる．地域間での健康水準の比較にも用いられ，いずれの指標もある一時点で観察される発生状況ではなく，一定期間内における発生状況を示す(表 1-4-2)．

3)平均余命と平均寿命

平均余命とは，各人の当該年齢のときに，あと何年生きることができるかを示すものであり，0歳児の平均余命をとくに平均寿命とよぶ．日本の平均寿命は男女ともに高く，世界有数の長寿国の一つとなっている．

4)死因統計

日本では1950年代以降，結核による死亡が大きく減少して，死因構造の中心が感染症から生活習慣病に大きく変化した．また高齢化の影響から，悪性新生物，心疾患，肺炎といった疾患の死亡率が増加している(表 1-4-3)．

2 国による施策

1)健康増進法

健康増進法は，2000年から開始された「健康日本21」を推進するとともに，健康づくりや疾病予防に重点をおいた施策を進めるため，2002年に制定された法律である．栄養改善の視点のみならず，運動，飲酒，喫煙などの生活習慣の改善を通じた健康増進の概念を取り入れている．

2)生活習慣病対策

生活習慣病とは「食習慣，運動習慣，休養，喫煙，飲酒などの生活習慣が，その発症・進展に関与する疾患群」と定義されている．生活習慣病の背景因子として「遺伝性因子」「環境因子」「生活習慣因子」が考えられているが，「生活習慣因子」は生活習慣病の積極的予防のためにもっとも重要な要素とされている．

(1)メタボリックシンドローム

メタボリックシンドロームとは，内臓脂肪型肥満を共通の要因として高血糖，脂質代謝異常，高血圧が引き起こされる状態をいう．これらの要素が重複すると，動脈硬化を引き起こし動脈硬化性疾患の発症リスクが急激に上昇する．この予防を目的として，2008年から特定健康診査・特定保健指導が開始された．

(2)生活習慣病のリスク因子

生活習慣はがんの主要な原因であると考えられている．喫煙と食生活・肥満はがん死亡割合のうち，それぞれの約3割程度を占めているといわれており，運動，飲酒を含めると約7割程度のがん死亡が，生活習慣の改善により予防できると考えられている．

高血圧や動脈硬化は，虚血性心疾患，脳梗塞などの循環器疾患の主要なリスク因子である．これらは，食塩過剰摂取，肥満，喫煙などの生活習慣因子を修正することにより予防・改善が期待できる．

3)がん対策基本法

がん対策をよりいっそう充実させるため，「**がん対策基本法**」が2006年に制定された．この基本的施策を推進するため，個別の具体的な目標を定めた「がん対策推進基本計画」が策定されている．

基本計画は最低5年ごとに見直すこととされており，2012年の改定では，重点的に取り組むべき課題に「働く世代と小児へのがん対策の充実」が新たに盛り込まれた(図1-4-2)．

2 産業保健

産業保健活動は，大きく「労働基準に関する活動」と「労働者の健康管理に関する活動」とに分けられる．前者はおもに「労働基準法」に基づき，労働条件や労働災害補償を対象とする．後者はおもに「労働安全衛生法」に基づき，健康相談や産業医の支援を対象とする(図1-4-3)．

1 労働基準法

労働者保護の理念から1947年に制定され，労働条件の最低基準が定められた．医療者がかかわる項目としては，妊産婦の就業制限，災害補償についての規定がとくに重要である．

2 労働安全衛生法

労働災害の防止を目的として，おもに労働者の健康管理に関する活動を規定する法律である．労働者の安全と健康を確保して，快適な職場環境の形成を促進するために，事業者の義務だけでなく，労働者にも安全に対する努力義務を課していることを特徴とする．

常時50人以上の労働者を使用する事業場では，事業者は産業医を専任しなければならない．

健康管理として，一般健康診断は1年以内ごとに1回，特殊健康診断は有害業務の従事者に対して6カ月以内ごとに1回行うと定められている(放

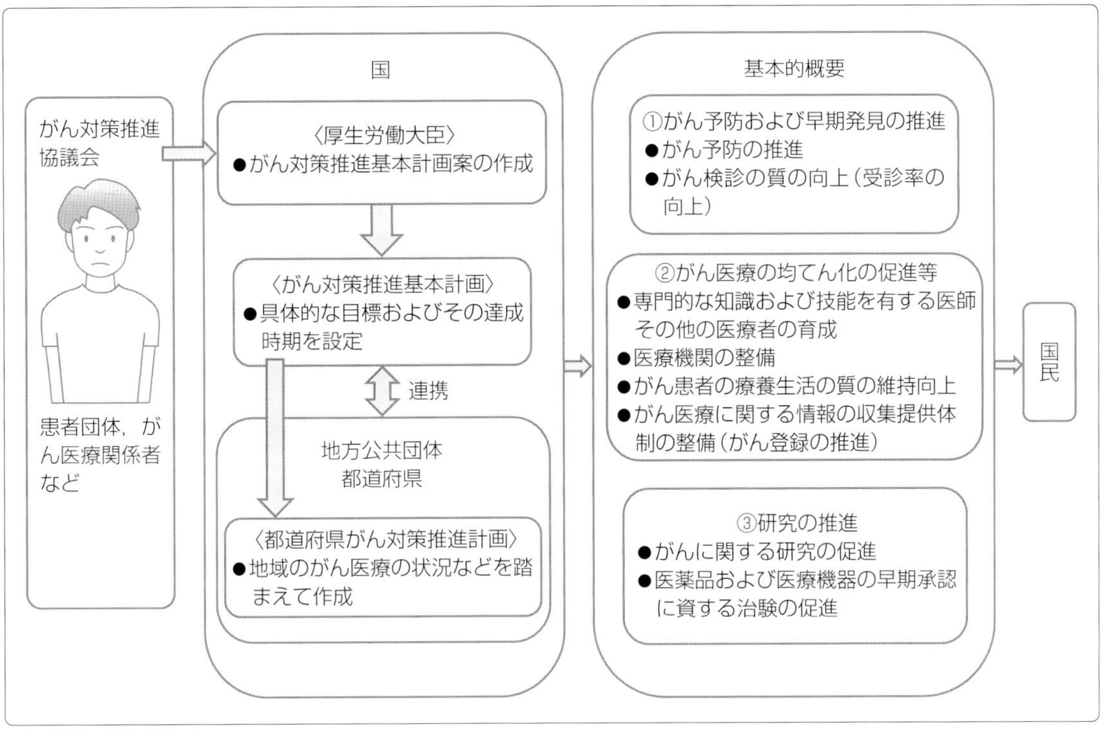

図 1-4-2　**がん対策基本法の概要**

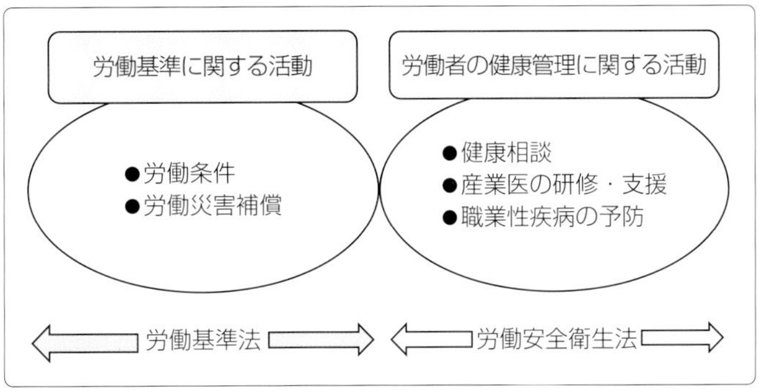

図 1-4-3　**産業保健活動**

射線・放射性物質取扱作業者も属する．他にじん肺，鉛，特定化学物質，石綿などもある）．

放射線業務に従事する者への健康診断の実施内容は，「電離放射線障害防止規則」に定められている．

3　感染症対策

1　感染症とは

病原体となる微生物(細菌，真菌，ウイルスなど)が宿主となる生物に侵入・定着し，増殖することを感染といい，感染のためになんらかの症状を呈する状態を感染症という．現在の日本の法律では，細菌，ウイルス，寄生虫などの病原微生物による病気をすべて感染症と表現する一方，児童，生徒，学生，教職員の保健管理について定めた学校保健法では，感染症のうち人から人へうつる病気を伝染病とよんでいる．

流行が時間的・距離的に限局された範囲内で発生することを集団発生(outbreak)といい，感染症の流行する地域や集団が国境を越えて広範囲になった状況を汎世界流行(pandemic)という．

1)感染の 3 因子

感染には病因である病原体，感染対象である宿主，およびその両者を仲介する感染経路の 3 つの因子がかかわる．3 因子すべてが存在して初めて感染が成立する．1 つでも予防されれば感染は成立しない(図 1-4-4)．

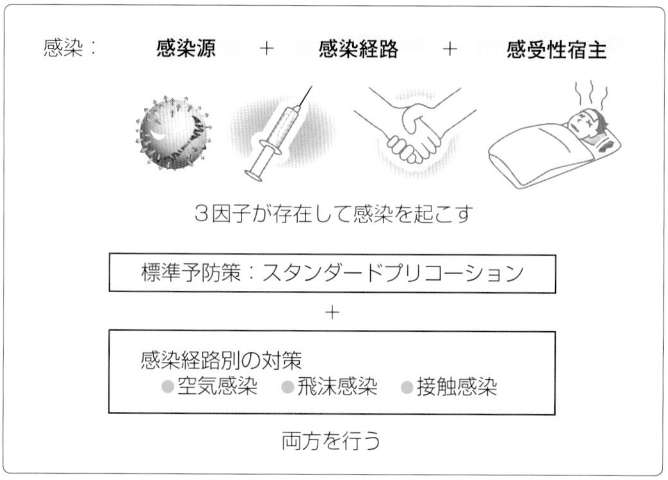

図 1-4-4　感染の 3 因子

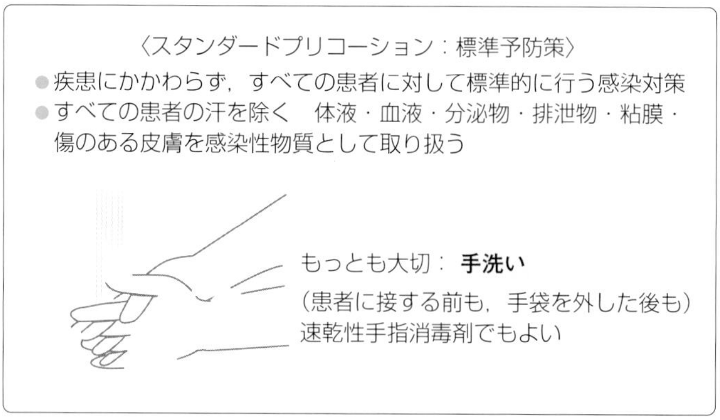

図 1-4-5　標準予防策

2)スタンダードプリコーション

スタンダードプリコーション(standard precautions；標準予防策)は患者，医療者を含むすべての人に適用される感染予防策であり，すべての湿性生体物質(血液・体液，分泌物，排泄物など)は感染の危険があるとの考えに基づく感染対策である．石けんと流水による手洗いや，手指消毒を行うことをまとめて手指衛生といい，標準予防策の基本である．

空気感染：病原体を含む飛沫の水分が蒸発したのち，
5μm 以下の飛沫核となり空気の流れに沿って広く拡散
飛沫核を吸引することで感染

結核，麻疹，水痘，播種性帯状疱疹
(水痘ウイルス)

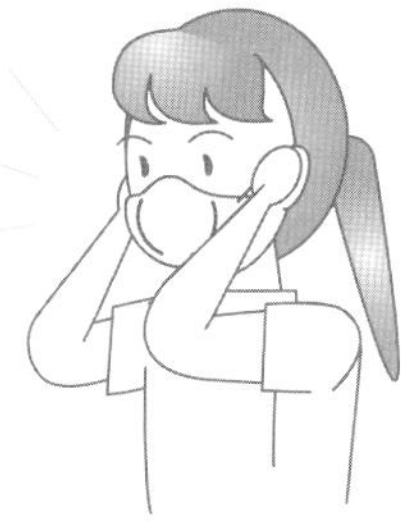

＊陰圧個室や N95 マスク対策が必要
(水痘：空気予防策と接触予防策が必要)

図 1-4-6 **空気感染とその対策**

飛沫感染：病原体を含む飛沫が直接，結膜・鼻粘膜・気道粘膜などに付着し感染を起こす
飛沫は 5μm 以上と大きく，拡散範囲は 1m 以内といわれている
咳やくしゃみで飛沫は 2m 飛ぶともいわれている

インフルエンザ，風疹，髄膜炎菌，
溶連菌性咽頭炎，流行性耳下腺炎，
マイコプラズマ肺炎など

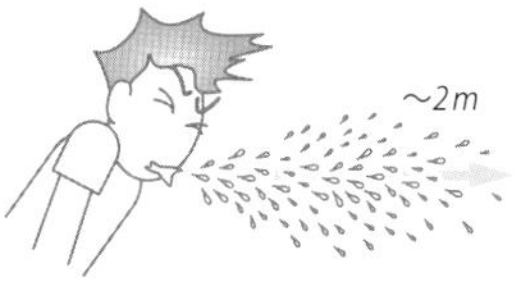

＊特殊な空調は不要，サージカルマスクでよい

図 1-4-7 **飛沫感染とその対策**

接触感染：直接接触あるいは病原体に汚染された媒介物の間接接触により感染

MRSA，VRE(バンコマイシン耐性腸球菌)，
大腸菌 O157，赤痢，疥癬，帯状疱疹，
感染性胃腸炎(ノロウイルス，ロタウイルス)，
多剤耐性菌など

＊環境整備が重要

重要なのは，自身の感染予防
自身が媒体とならないことが重要

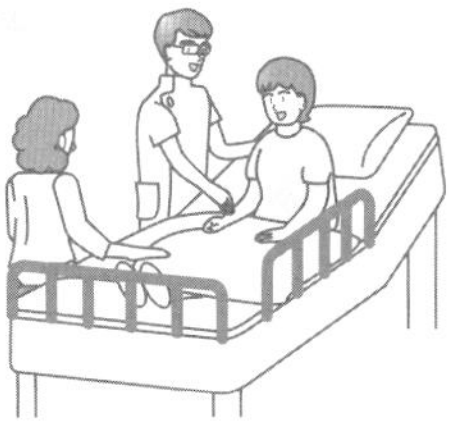

図 1-4-8 **接触感染とその対策**

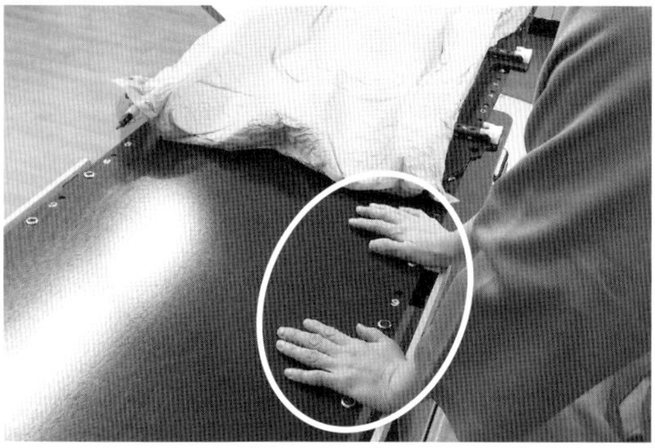

図 1-4-9　**検査や治療での患者の手の位置に注意**
患者はどこに手をおいているであろうか．ふだん，自分や患者がどこに触れるか確認が必要である．

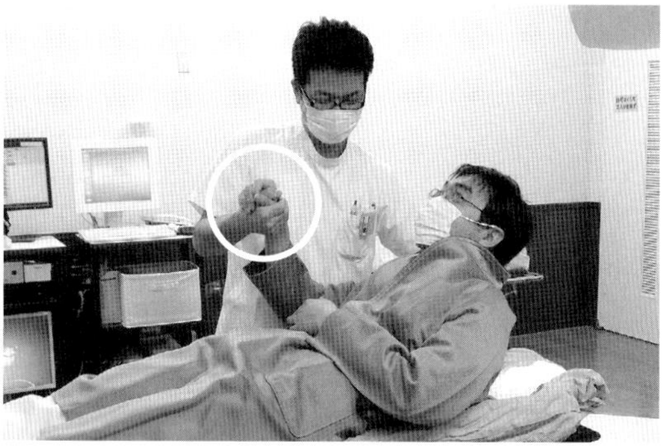

図 1-4-11　**手指衛生が必要な理由**
手に注目：つぎの患者が易感染状態のとき，技師の手が媒体となってしまう．手洗いが重要なのは，自身が媒体とならないためである．

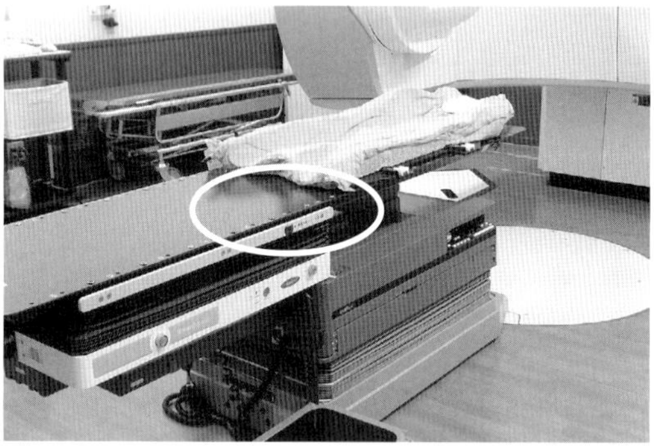

図 1-4-10　**環境整備すべき場所**
つぎの患者が易感染状態（白血球が減少しているなど）の場合，かならず手をおく場所など環境整備が必要である．環境整備することで，少しでも菌を減少させる．

手袋は過信しない：手袋には微小な穴（ピンホール）がある可能性があり，外すときに手を汚染する可能性もある．手袋を外した後も必ず手指衛生は必要である（図 1-4-5）．

3）感染経路

病原体の感染経路は大きく分けて母子感染などの垂直感染と，それ以外の水平感染に分けられ，水平感染はさらに感染源との距離的・時間的関係から，**接触感染**，**飛沫感染**，**空気感染**，その他（媒介物感染，媒介動物感染など）に分けられる．

感染経路別予防策は，感染性の強い，あるいは疫学的に重要な病原体が感染・定着しているなどの患者を対象として，標準予防策に加えて実施される．おもに空気感染，飛沫感染，接触感染の 3 つの経路対策が重要となる（図 1-4-6～11）．

2　感染症サーベイランス

サーベイランスとは「（調査）監視」という意味である．感染症サーベイランスとは，国や自治体などにおける感染症の発生状況を正確・継続的に調査・把握し，その情報をもとに感染症の予防と管理を図る一連のシステムのことをさす．感染症サーベイランスには受動的サーベイランスと，積極的サーベイランスの 2 種類の調査方法がある．

3　院内感染対策

医療機関や高齢者施設，乳幼児施設などにおいて，患者（施設利用者）や職員が新たな感染症に罹患することを**院内感染**（施設内感染）という．院内感染には**交差感染**，**日和見感染**，**針刺し事故**などがある（表 1-4-4）．

2007 年の「医療法」改正により，すべての医療機関において，医療の安全を確保するための指針の策定・措置が管理者に義務づけられている．これにより，各医療機関で院内感染対策の策定が行われ，また対策策定のためのガイドラインが厚生労働省や地方自治体などから公開されている．

表1-4-4　院内感染の種類

日和見感染	術後感染	交差感染	針刺し事故
健康な人では感染を起こさない病原体が，感染に対して抵抗力が低下している人（易感染性宿主）に起こす感染症	手術などの侵襲手技により病原微生物が侵入し，あるいは免疫機能が低下して起こる感染症	患者から患者へ，あるいは患者から医療者・医療者から別の患者へ，直接あるいは間接的に起こる感染症	医療者が業務中，患者の血液などが付着した器具による外傷で生じた感染症を，代表例として示す言葉

1）感染制御委員会（ICC），感染制御チーム（ICT）

「医療法」により，病床を有する医療機関において，院内感染対策のための委員会の設置が義務づけられており，これにあたる委員会を一般に**感染制御委員会**（infection control committee：ICC）という．感染制御委員会のもとに構成され，院内感染対策などのために組織されるチームを**感染制御チーム**（infection control team：ICT）という．

2）消毒（殺菌）と滅菌

無菌とはすべての微生物が存在しない状態であり，無菌にするための操作を滅菌という．**消毒（殺菌）**とは感染力をもつ微生物を人体に無害な状態まで物理的・化学的に減少させるための操作であり，必ずしも無菌状態を達成するものではない．**滅菌**は手術用具などの侵襲性が高いものに適用される．一方，消毒は一般医療器具など侵襲性が低いものに適用される．生体表面（ヒトの皮膚など）ではすべての微生物を死滅させることはできず，また減少した微生物もすみやかに再増殖するため，滅菌ではなく必要に応じて消毒が用いられる．消毒・滅菌ともに，事前の十分な洗浄が原則である．

以上，さまざまな衛生管理を説明してきたが，技師として，一人の医療者として，まずは手洗い（手指衛生）を励行し，針刺し事故対策などをきっちり行い，適材適所でマスクや手袋・ガウンなどを装着し，予防できるものはワクチン接種をしておき，清潔操作や汚染物の廃棄など間違うことなく，自分自身が感染の媒体となることを防ぐよう体調を整え，環境整備にも心がけることが重要な感染対策である．

＜追記＞

2020年新型コロナウイルス感染症の出現により，日本も世界も感染症の怖さを思い知った．エアロゾル感染という考え方も入ってきた．今後，感染症の世界は変革するであろう．今後も感染のニュースに敏感であってほしい．

第5章 造影剤の薬理作用と副作用

1 造影剤とは

体表面からは得ることのできない身体内部の情報をとらえるため，われわれはX線，核磁気共鳴(MRI)，超音波などの物理現象を利用して可視化し，その情報をもとにして病気を診断する．しかし，これらの方法を用いても血管の走行，臓器の形状，組織の状態を詳細に観察することが難しい場合がある．より正確な情報を得るためには，造影剤を用いて周辺組織との違いを強調させることが必要となる．

造影剤は疾患治療のために用いるのではなく，画像上に影をつくるためだけに用いられる．このため，生体に対してなんら薬理作用を示さないことが本来前提となる．しかし，投与を受けた患者には種々の反応が現れ，ときに生命の危険を招く場合がある．

本章では造影剤の化学的特徴や造影剤で生じる生理反応の発症機構，それら生理反応を予防・治療するための薬剤について概説する．

2 造影剤の種類と特徴

1 X線造影剤

血管造影，尿路造影，関節腔造影，脊髄腔造影，子宮卵管造影，消化管造影ならびにCT撮影時に使用する造影剤を総称してX線造影剤とよぶ．X線造影剤は，周囲組織よりもX線が透過することが難しく，吸収されて画像上に白く映し出される陽性造影剤と，X線吸収が小さく画像上では周辺よりも黒く映し出される陰性造影剤とに分けられる．

X線の吸収は原子番号が大きい元素ほど吸収率が高いため，陽性造影剤としては高原子番号物質を使用することが理想である．しかし，高原子番号物質の多くは重金属に該当するが，重金属は一般的に生体に摂取されると特定の臓器や組織に蓄積することがある．代謝・排泄機能の許容範囲内であれば問題はないが，高濃度のものが継続して生体内にとどまっていると中毒症状を惹起して生命の危険を招く(鉛の場合は神経変性，精神・認知障害，進行性腎障害，貧血など)．

臨床では，ヨウ素とバリウムの化合物が陽性造影剤として用いられている．また，陽性造影剤の効果を増加させる目的として，X線の吸収が少ない気体を補助的に陰性造影剤として用いる場合もある．

1)ヨード造影剤

ヨウ素(原子番号53)は，甲状腺ホルモン(チロキシン，トリヨードチロニン)の材料として利用されるため，生体内に極微量(15〜30 mg)だが常時存在する元素として，もっとも高原子番号物質である．また，ヨウ素のK吸収端は33 keV付近にあるが，X線の撮影条件を考慮すると，コントラストを得るには効率のよい元素となる．

現在，市販されているヨード含有造影剤は，1分子中のヨード量を増やすためにベンゼン環の3カ所(2，4，6位)の水素基がヨウ素に置換されたトリヨードベンゼンを有し(図1-5-1 a)，水溶性を高めるためにヨウ素が結合していない1，3，5位の位置に親水基を配置しているもの(水溶性ヨード造影剤)が一般的である．

血管内に投与された水溶性ヨード造影剤のほとんどは腎臓を経由して尿中へ排泄される．このことから，ヨード造影剤は主に血管造影，尿路造影の目的で使用される．一部のヨード造影剤は血液から肝臓に取り込まれ，その後，胆管を経由して糞便へ排泄

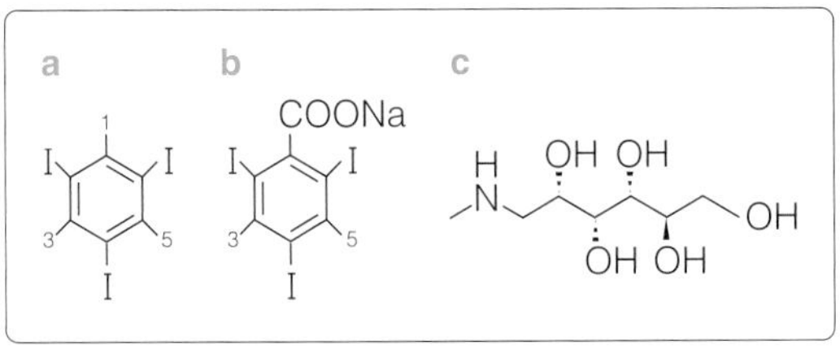

図 1-5-1　ヨード含有造影剤の化学構造式

されるので胆道造影に用いられている．消化管検査用に用いられるヨード造影剤はほとんどが糞便中に排泄される．一方，子宮卵管造影やリンパ管造影には油性ヨード造影剤が用いられる．これは，不飽和脂肪酸であるケシ油脂肪酸の二重結合にヨウ素を結合させている．水溶性ヨード造影剤と同様に尿中へ排泄されるが，その排泄速度はきわめて遅いため，長期間体内に蓄積する．

2)バリウム製剤

バリウムは原子番号 56 のアルカリ土類金属に属し，銀白色の軟らかい金属である．イオン化したバリウムイオン(Ba^{2+})はカリウムチャネルを阻害することで神経系に悪影響を及ぼし，筋力低下や呼吸困難，麻痺を惹起することがある．一方，硫酸イオンと結合した硫酸バリウム($BaSO_4$)は水，酸，アルカリに対してきわめて安定であるため，胃酸(pH 1～2)や腸液(pH 8～9)などで溶解されず，最終的に消化管からそのまま糞便として体外へ排出される．このため，硫酸バリウムは消化管系の撮影にはもっとも理想に適った薬剤といえる．

しかし，硫酸バリウムはいったん腹腔内に漏洩すると体外へ排出することはできず，急性腹膜炎の原因になりかねないため，消化管穿孔が疑われる場合には用いることができない．この場合は消化管検査用のヨード造影剤が用いられる．

3)空気，酸素，二酸化炭素

周辺組織よりＸ線の吸収が少ない気体(空気，酸素，二酸化炭素)が陰性造影剤として用いられる．ゾンデまたはチューブで気体を直接投与する場合と，発泡剤を服用する場合がある．発泡剤は炭酸水素ナトリウム(重曹)と酒石酸の混合物であり，次式に示すように発生する二酸化炭素を利用する．

$$2\,NaHCO_3 + C_4H_4O_6 \rightarrow Na_2C_4H_4O_6 + 2\,CO_2 + 2\,H_2O$$

炭酸水素ナトリウム → 酒石酸 → 酒石酸ナトリウム → 二酸化炭素 → 水

消化管内に投与された気体は口腔もしくは肛門から排泄される．急激な消化管の膨張により，副交感神経系が活発となって，血圧低下や悪心・嘔吐が生じる場合がある．

2　MRI 造影剤

MRI 検査ではプロトン密度の違い，組織の縦方向と横方向の磁化ベクトルの回復(緩和)を信号として読み取り，その信号強度差を画像化する．信号差を強調するために，生体内のプロトン密度を生体外から変化させることは困難であるので，なんらかの方法で組織の縦・横磁化ベクトルの緩和を変化させる必要がある．この目的で使用される薬剤が MRI 造影剤である．つまり，MRI 造影剤はＸ線造影剤のように薬剤自体が描出されるのではなく，組織の磁化ベクトルの緩和時間(縦方向 T_1 値，横方向 T_2 値)を変化させるのみである．

一般的に，MRI 造影剤には常磁性物質が利用される．常磁性とは磁場が印加された場合のみに磁場の方向に磁化する性質のことであるが，常磁性物質が組織に取り込まれると不対電子と水素原子の間で双極子間相互作用が生じ，主として T_1 緩和時間の短縮効果を生み出すことから，T_1 強調画像において信号強度差(コントラスト)を増加することができる[1)]．

現在，市販されている MRI 造影剤は，Ｘ線造影剤と同様に静脈から投与するものと，経口投与するものの 2 種類に大別される．

1)ガドリウム造影剤

鉄，銅，マンガン，コバルトなどの遷移金属元素や，ランタノイドに属する元素の多くは常磁性を有する．これら常磁性を有する金属元素のうち，ガドリニウム(原子番号 64)は 7 つの不対電子を有しており，他の常磁性元素と比較してもっとも強い T_1 緩和短縮作用を有している[1)]．

ガドリニウムは水や酸によって溶解されると3価陽イオン（Gd^{3+}）となるが，Gd^{3+}は生体内に分布すると腎臓・皮膚・肝臓などのさまざまな組織に沈着する．一度沈着すると透析では除去できず，蓄積によって線維症を誘発する（腎性全身性線維症，後述）．したがって，造影剤として用いるためにはDTPAやDOTAなどのキレート剤（金属イオンを中心に挟みこむように結合させるための化合物）の中心にGd^{3+}を配位結合させた錯体を形成して，Gd^{3+}単体での存在を難しくさせる必要がある．通常，血管内に投与されたガドリニウム造影剤は，24時間以内にほぼ全量が腎臓を経由して尿中へ排泄される．

ところで，DTPAでキレートされたガドリニウム造影剤分子に脂溶性のエトキシベンジル基（EOB）を結合させたガドキセト酸ナトリウムは，静脈内に投与されると血管内ならびに細胞間隙に分布する．その後，一部の分子はエトキシベンジル基の影響を受けて有機アニオン輸送担体（OATP1）の関与を受けて正常肝細胞に取り込まれ[2]，最終的には胆汁を介して糞便中にも排泄される．つまり，静脈内投与直後は血流評価が可能となるが，肝細胞へ取り込まれた時相になると，肝細胞内でT_1緩和時間の短縮が生じT_1強調画像で高信号を呈するため，肝細胞を描出することができる．腫瘍細胞では肝細胞としての機能が消失あるいは極度に低下しているため，ガドキセト酸ナトリウムは取り込まれず，正常肝細胞との間にコントラストが増強し，肝細胞機能評価が可能となる．

このように，ガドキセト酸ナトリウムの使用により1度の薬剤投与で肝腫瘤の血流評価と機能評価が可能となった．

2）超常磁性酸化鉄造影剤（superparamagnetic iron oxide：SPIO）

超常磁性を示す酸化鉄粒子〔直径10 nm以下の酸化鉄（Ⅲ）粒子〕をカルボキシデキストランで被覆した直径約60 nmの親水性鉄コロイドは，肝臓内クッパー細胞に取り込まれる．これは古くなった赤血球を肝臓で処理する過程と同じである．

酸化鉄粒子を取り込んだ細胞ではT_2緩和時間の短縮効果が生じ，T_2強調画像で信号強度が低下する．しかし，肝臓内腫瘍細胞にはクッパー細胞が存在しないため，T_2信号強度は低下しない．つまり，SPIOは正常な肝細胞において信号低下を生じる陰性造影剤として利用されている．

鉄は赤血球内のヘモグロビンに不可欠な元素であるため，生体内に存在することは問題ない．しかし，過剰に存在するとラジカル産生の原因となり，心不全や不整脈，肝不全など重篤な臓器障害を生じる原因となりうる．このため，ヘモクロマトーシスなどの鉄過剰症の患者には投与禁忌となっている．静脈投与されたSPIOの血中濃度は速やかに減少するが，尿や糞便からは代謝物を含めて検出されないため，肝臓や脾臓で代謝され，生体内の鉄代謝経路に入るものと考えられている．

なお，先述したガドキセト酸ナトリウムの開発により，SPIOの使用は減少している．

3）経口消化管MRI造影剤

常磁性を示すFeイオン（Fe^{3+}）を含むクエン酸鉄アンモニウムと，Mnイオン（Mn^{2+}）を含む塩化マンガン四水和物は，T_1緩和時間ならびにT_2緩和時間の短縮効果を生み出すことから，T_2強調画像におけるMRI信号の消失とT_1強調画像でのMRI信号強度の上昇によりコントラストが増強される（陽性・陰性造影効果）．クエン酸鉄アンモニウムはSPIOと同様に生体内の鉄代謝経路に入るものと考えられ，ヘモクロマトーシスなどの鉄過剰症の患者には投与禁忌となっている．

一方，Mn^{2+}は生体内では微量元素として存在し，骨代謝や抗酸化機能に関与している．また，摂取されても胆汁から排泄される．つまり，塩化マンガン四水和物は比較的安全に用いることができる．しかし，硫酸バリウムと同じく腹腔内に漏出すると体外へ排出できず，急性腹膜炎などを引き起こす原因となりうるため，消化管穿孔が疑われる場合には用いることができない．

3 超音波造影剤

組織中を伝播する超音波が空気に触れると，その超音波エネルギーはほぼ全反射されるため，空気側へは伝播しなくなる．この反応を利用したものが超音波造影剤である．

現在市販されているものは，ペルフルブタン(C_4F_{10}；分子量238.03)のマイクロバブルを卵黄ホスファチジルセリンのシェルでコーティングした構造をしている．粒子径が3 μm以下であるため，静脈投与された後は肺毛細血管を通過して左心系に達し全身を循環する．超音波はこのマイクロバブルの表面で効率よく反射するため，血管を容易に描出することができる．

シェル材質のホスファチジルセリンなどのリン脂質は細網内皮系が認識して貪食する作用を有していることから，この造影剤は肝臓ではクッパー細胞に取り込まれる．つまり，細網内皮系を有さない肝臓内腫瘍細胞と正常組織のコントラストを増強し，肝腫瘍の存在を診断することが可能となる．投与されたペルフルブタンは生体内では代謝を受けず，未変化体のままに呼気中にて排泄されるため，重篤な副作用は生じない．しかし，シェル材質が卵黄由来の成分であるため，卵や卵製品にアレルギーを有する患者へ投与した場合はアレルギー症状の発現に留意しなければならない．

3　造影剤の化学的・物理的特徴

1　イオン性造影剤，非イオン性造影剤

X線，MRI，超音波造影剤の多くは血管内に投与される．検査終了後に血液中に残存する造影剤を体外へスムーズに排泄させるには，化学的性質として親水度を高めることが要求される．

親水度を高めるとアルブミンなどの血中タンパク質との結合が阻害されるため，糸球体濾過や尿細管からの排泄が速やかになるだけでなく，細胞膜への透過性が低くなるため組織内への浸潤を妨げることができ，結果として副作用の発現を抑制できる．

造影剤が開発された初期(1950年代から1960年代)には，トリヨードベンゼンのヨウ素が結合していない側鎖(1位)の位置にカルボキシル基(-COOH)を結合させ，さらに水酸化ナトリウムで処理した安息香酸ナトリウムの誘導体が用いられた(図1-5-1 b)．これは水中では $-COO^-$ と Na^+ に容易に電離できるため親水度が増加する．ナトリウム塩よりも安全性が高く，さらに溶解度を高める目的でソルビトール誘導体のメグルミン(図1-5-1 c)も用いられている．このように溶解することで，陰イオンと陽イオンに電離するものをイオン性造影剤とよぶ．

一方，側鎖にカルボキシル基ではなく水酸基(-OH)を含む官能基で置換した物質はイオンに解離することなく，溶解度を高めることができた．このような造影剤を非イオン性造影剤とよぶ．イオン性，非イオン性の分類は，おもにヨード造影剤で用いられているが，MRI造影剤でも使用される場合がある．

2　モノマー，ダイマー

モノマー(単量体)はギリシア語で1を意味するモノ(mono)から派生した言葉であり，重合でつくられる高分子化合物の最小単位となる．このモノマーが2つ重合してつくられる分子構造が**ダイマー(二量体)**である．モノマーと同様に，名称はギリシア語の2を意味するジ(di)から派生している．

ヨード造影剤では，造影効果を高めるため分子中のヨード原子数を増やすことが求められる．通常，モノマー構造ではヨウ素は1分子あたり3原子有するが，ダイマー構造になると2倍の6分子存在する．このため，ダイマー構造のヨード造影剤では，モノマー構造のものの半分の濃度で同等の造影効果を得ることができる．

3　浸透圧

浸透圧は水溶液中の溶質の種類や分子量に依存せず，粒子数のみに比例する．つまり，イオン性造影剤1分子は溶解によって陽イオン，陰イオン2つの粒子が存在するため，高い造影効果を得ようと造影剤分子が高濃度必要になる場合には浸透圧がきわめて高くなる．この問題はヨード造影剤のイオン性

モノマー構造のときにもっとも顕著となり，浸透圧は血漿と比較して5～7倍に達する．浸透圧が高い場合，投与時に血管痛や熱感などの問題が現れるため（詳細は後述），できるだけ浸透圧は血漿浸透圧に近いものがよい．

イオン性造影剤でも粒子数を減らすことができるダイマー構造や，非イオン性モノマー構造によって血漿浸透圧の2倍程度にまで減少し，非イオン性ダイマー構造で血漿浸透圧と等倍になった．

4　粘稠度

液体の粘性を示すもので，この値が大きいものほど“粘り気”が強くなる．**粘稠《ねんちゅう》度《ど》**は溶液の温度，溶液中に溶けている溶質の分子量とその濃度に依存し，温度が低く，また溶質分子量が大きく，濃度が高いほど大きくなる．

粘稠度の大きな物質を投与する場合，細いカテーテルや注射針を用いると大きな圧力負荷が血管にかかり，循環状態に悪影響を及ぼす．

4　造影剤で生じる作用

1　主作用・副作用

主作用（main effect）とは「医薬品の生体に及ぼす作用のうち，医薬品の本来の投与目的となる作用のこと」と定義される．一方，**副作用**（side effect）とは「医薬品の生体に及ぼす作用のうち，主作用以外の作用（医薬品の本来の投与目的ではない作用）で，使用した医薬品との因果関係が否定できないもの」と定義される．副作用のなかでも，生体にとって治療上障害となりかつ有害なものを有害反応（adverse reaction），それ以外の反応を副反応（side reaction）とよぶ．

造影剤の主作用・副作用を考えた場合，検査目的としている血管・組織の病変を描出することが主作用となる．このため，病変描出に適した造影剤の種類や濃度の選択が重要となる．この選択を誤ると病変が描出できないだけでなく，X線を用いた検査であれば無用な被ばくの増加，造影剤（ひいては医療費）のむだ使いにつながる．また，投与後の患者には熱感・血管痛などの局所的なものから，悪心・嘔吐，便秘，アレルギー様症状などの全身症状，アナフィラキシーショック，造影剤腎症，腎性全身性線維症など生命の危険を伴うものまで種々の反応が現れることがある．これが副作用（有害反応）となる．

2　即時型有害反応

造影剤投与中または投与終了直後（～60分）に発生するものを**即時型有害反応**とよぶ．症状は熱感，血管痛，悪心・嘔吐，アレルギー様症状（じんま疹，かゆみ，潮紅，呼吸困難），アナフィラキシーショック（急激な血圧低下，意識消失，心停止）があげられる．多くの場合，患者が検査室内にいる際に発見できるため，診療放射線技師だけでなく医師・看護師が患者の様子を観察し，必要に応じて適切な治療・対応が求められる．

1）熱感，血管痛

高浸透圧の物質が血液中に入ると，生体恒常性（ホメオスタシス）の働きにより血管周囲の組織から水分が血液中に移行する．一過性に局所血流量が増加するため，それを代償する目的で血管が拡張する．急激な血管拡張のため痛みを感じることや，熱運搬の役割をもつ血液が流れこむことで熱を感じるが，症状は一時的である．

イオン性造影剤が血管造影に用いられていたときには高頻度でみられ，非イオン性造影剤の使用増加で発症は減少したため，当初浸透圧が原因と考えられていた．しかし，浸透圧利尿薬として用いられるマンニトール（浸透圧比は血漿の5倍）を点滴静注しても血管痛などはみられないことから，圧力をかけて粘稠性の高い物質を血管内に投与することも原因として考えられる．

2）悪心・嘔吐

嘔吐は「消化管の内容物を強制的に吐出する反射」と定義され，通常は誤って摂取したものを体内で吸収する前に排除する防御反応として考えられて

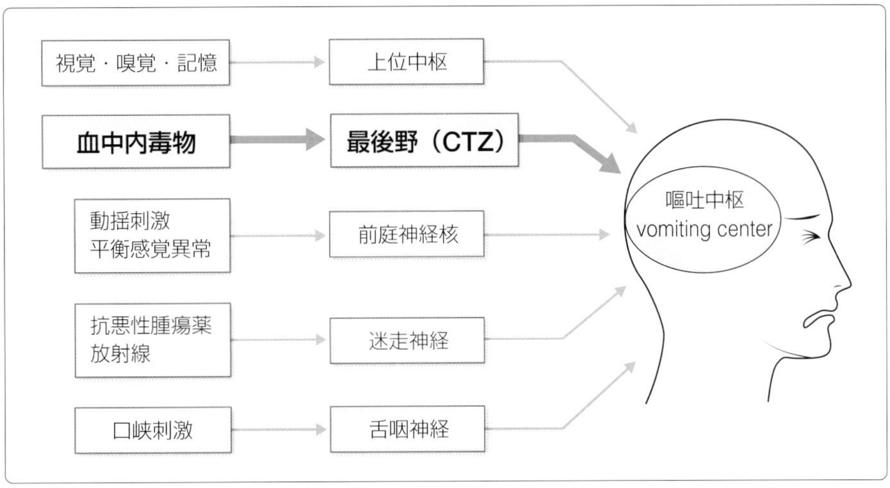

図 1-5-2 悪心・嘔吐の発症経路

いる．一方，悪心は「上腹部に感じる不快感」として嘔吐とは別のものとして定義されている．しかし，悪心は嘔吐の前兆として現れることが多く，きわめて密接に関連した症状である．

防御反応である以上はむやみに止めてはいけないのが原則であるが，激しい嘔吐は水分・電解質の消失につながり，かえって生命の危険を招くので制吐薬を用いる必要がある．

悪心・嘔吐の発症経路はさまざまあることが知られているが，一般的に血液中に入った化学物質は**延髄嘔吐中枢**〔化学受容器引金帯（chemoreceptor trigger zone：CTZ）〕を刺激して悪心・嘔吐を発症する（図 1-5-2）．CTZ にはドパミン D_2 受容体が多く存在するため，D_2 受容体拮抗薬が造影剤による悪心・嘔吐の治療薬として用いられる．中枢性制吐作用と上部消化管の運動機能の正常化を促すドンペリドンや，中枢性制吐作用に加え胃排出の促進作用をもつメトクロプラミドがある．

3) アレルギー様症状

アレルギーとは，体内に侵入してきた特定の物質に対して，過敏にかつ過剰に免疫応答を示し，結果として自らの組織をも傷害して不快な症状（くしゃみ，鼻水，呼吸困難など）を生じる状態をさす．アレルギーを引き起こす原因物質は総称して**抗原**（アレルゲン）とよばれ，細菌やウイルスなどの病原微生物のほか，花粉やほこり，動物の体毛など生体内に取り込まれたタンパク質や化学物質などである．

一般的にアレルギーは抗原の種類，応答する細胞の種類，発症するまでの潜伏時間，発症機構の違いから，Ⅰ～Ⅳ型までの 4 つに分類されるが，造影剤によって現れるアレルギー様症状はⅠ型に属すると考えられる．

Ⅰ型アレルギー反応は以下に示す順序に沿って，数分以内に現れる（図 1-5-3）．

①抗原（アレルゲン）が侵入する．
②抗原に特異的な IgE 抗体がつくられる．
③ IgE 抗体が肥満細胞の細胞膜上に結合する．
④再度，アレルゲンが侵入する．
⑤肥満細胞が IgE 抗体を用いて抗原をとらえ，活性化する．
⑥肥満細胞からケミカルメディエーターが放出される．

ところで，近年造影剤では IgE は介在せず，直接補体（肝臓で合成される血中タンパク質で，抗体によって補体が活性化されると貪食細胞による食作用の促進や細胞膜破壊による抗原排除機能が促進され生体防御を導く）が肥満細胞を活性化させ，ケミカルメディエーターの放出を促進するとも考えられており[3]，議論の対象となっている．

ケミカルメディエーターは細胞間での情報伝達などに使用される化学物質の総称であり，肥満細胞から放出されるものにはヒスタミン，ロイコトリエン，プロスタグランジンがある．肥満細胞はおもに気道・鼻・眼の粘膜や皮膚に多く存在するため，ア

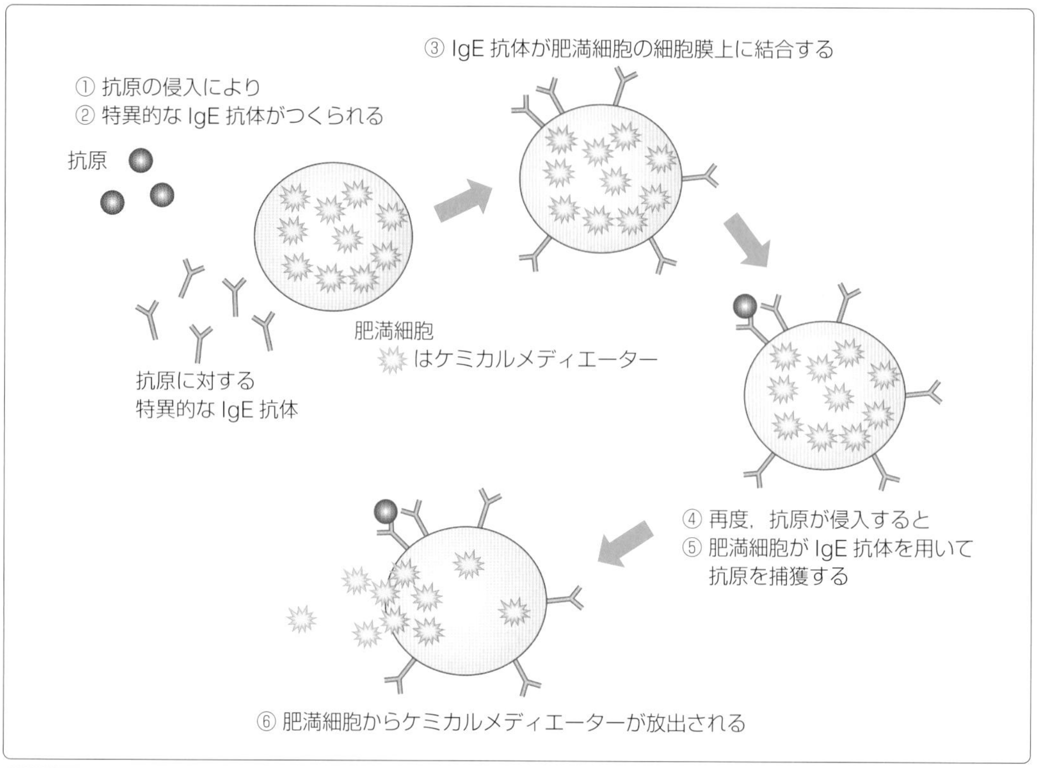

図 1-5-3　**Ⅰ型アレルギー反応の発現順序**

レルゲンとの接触が生じると，ケミカルメディエーターの放出により，以下のように局所での症状が現れる．

眼（結膜）：充血，かゆみ

鼻粘膜：鼻閉，鼻水，くしゃみ気管支：呼吸困難，喘鳴，咳

皮膚：皮膚そう痒，じんま疹，浮腫，紅斑

また，全身で劇的なアレルギー症状が生じるとアナフィラキシーショックが起こり，呼吸困難，血圧低下を呈し，死亡する場合がある（後述）．

もっとも基本的なⅠ型アレルギー治療はアレルゲンとの接触を避けることである．このため，発症リスクが高い患者には造影剤を使用しない画像検査法（非造影 CT，非造影 MRI，核医学検査）を選択する必要がある．しかし，予想せずにアレルギー症状が現れた場合は，症状に対応した治療薬の投与により有害反応症状を緩和するように対処しなければならない．

①皮膚掻痒，眼症状，鼻粘膜症状

肥満細胞から放出されたヒスタミンやロイコトリエンはそれぞれの受容体と結合し，血管透過性亢進や血管拡張による**浮腫**，**鼻閉**，**じんま疹**，**紅斑**などを導く．また，知覚神経（C 線維）上のヒスタミンの受容体（H_1 受容体）が活性化するとそう痒感が発症する．いずれも時間経過とともに症状は治まるが，ヒスタミンやロイコトリエンの遊離を抑制する薬剤，ヒスタミンやロイコトリエン受容体拮抗薬によって有害反応症状を早期に緩和するように対処する．

a．ケミカルメディエーター遊離抑制薬

肥満細胞の膜を安定化させる作用によって，ヒスタミンなどのケミカルメディエーターの放出を抑えて，アレルギーの発症を予防する薬剤である．クロモグリク酸，トラニラストがおもに用いられる．

b．ヒスタミン H_1 受容体拮抗薬

ヒスタミンと H_1 受容体の結合を妨げ，血管透過性亢進や浮腫，鼻閉などを防ぐために使用される薬剤である．H_1 受容体拮抗薬は第 1 世代と第 2 世代に分けられる．

第1世代薬に分類されるジフェンヒドラミン，クロルフェニラミンは脂溶性が高く血液脳関門を容易に通過できるため，末梢・中枢の区別なく H_1 受容体を遮断する．このため，眠気が高頻度に現れる．また，ムスカリン受容体遮断作用による口渇や排尿障害，胃部不快感が現れやすい．

一方，第2世代薬は第1世代薬と比べて，眠気や口渇などの副作用が少ないだけでなく，ロイコトリエンや血小板活性化因子の作用を抑制する抗アレルギー作用も有するため，近年頻用される．ケトチフェン，アゼラスチン，フェキソフェナジン，ベポタスチンがある．

c. ロイコトリエン受容体拮抗薬

ロイコトリエン C_4，D_4，E_4 は平滑筋収縮作用や血管透過性亢進作用を有する．これらロイコトリエンが受容体への結合を阻害するプランルカストは抗アレルギー作用，抗炎症作用を示す．

②気道閉塞，呼吸困難

アレルギー反応により気管支平滑筋の収縮，気管分泌物の増加，気道粘膜や喉頭浮腫が現れると気道閉塞や気道抵抗の増加が生じて，**喘鳴**，**呼吸困難**，**咳などの呼吸器症状**が現れる．これらの症状は生命の危険につながるため早急な対応が必要となる．

気管支平滑筋は自律神経系の支配を受けて弛緩と収縮をする．交感神経系の支配が強まると，アドレナリン β_2 受容体を介して気管支平滑筋が弛緩するため，気道は拡張する．これは，β_2 受容体が刺激されると平滑筋細胞内でセカンドメッセンジャーのcAMPが産生増加され，cAMPがプロテインキナーゼA（PKA）の活性化を介して平滑筋弛緩を導くことに起因している．逆に，副交感神経系の支配が強まるとムスカリン受容体を介して気管支平滑筋の収縮が生じるだけでなく，気道壁からの粘液分泌が促進されるため，気管支の内腔を狭めることとなる．

したがって，気管支閉塞症状が現れた際には，β_2 受容体を選択的作動させるか副交感神経系を遮断することが必要となる．また，cAMPの細胞内濃度を増加させるキサンチン誘導体にも気管支拡張作用があるため，気道閉鎖症状が現れた場合に使用することができる．

a. アドレナリン β_2 受容体作動薬

古くより β 受容体作動薬として用いられているイソプロテレノールは β_2 受容体だけでなく β_1 受容体にも作用をするため，心機能亢進による高血圧や頻脈があるだけでなく，緑内障患者や甲状腺機能亢進症の患者には禁忌であることが問題となっていた．一方，サルブタモールは β_2 受容体選択性が高いために副作用が少ないことから，発作時の症状寛解目的として吸入薬が広く用いられている．しかし，作用時間が5〜20分と短いため，長期の維持管理には向かない．

近年，作用時間が長いプロカテロール，ツロブテロール，フェノテロール，ホルモテロールが用いられるようになってきた．これらの薬剤はガスと一緒に噴霧された薬剤を吸入する定量噴霧式吸入器（pressurized metered dose inhaler：MDI）あるいはドライパウダーを吸入するドライパウダー吸入器（dry powder inhaler：DPI）の中に封入されている．呼吸器のみに薬剤を効かせることができ，全身への薬剤の作用は少なくなる．

b. ムスカリン受容体拮抗薬

ムスカリン受容体のうち呼吸器系には M_3 受容体が多く分布しているため，M_3 受容体拮抗薬は副交感神経系を介した気管支収縮を抑制することができる．β_2 受容体に比べると気管支拡張作用は弱く，即効性も期待できない．しかし，副作用が少なく，作用が長期間続くため維持療法に適するといわれており，気管支拡張薬が使えない患者や他の薬ではコントロールできない小児，肺気腫などを合併している高齢患者にも使用できる．

また，慢性閉塞性肺疾患の気道収縮は，主として迷走神経過活動によって生じるため，ムスカリン受容体拮抗薬のアトロピンやチオトロピウムが治療のため選択される場合もある．

c. キサンチン誘導体

テオフィリン，アミノフィリンなどで代表されるキサンチン誘導体は，cAMPの分解酵素であるホスフォジエステラーゼを阻害するため，結果的に気管支平滑筋でのcAMP濃度を上昇させて，平滑筋弛緩を導く．β_2 受容体作動薬との併用により著明な気管支拡張作用が期待できる．その一方で，安全域が狭く，患者によって至適投与量が異なるため，血中モニタリングによる管理が必要となる．また，キサンチン誘導体が中枢神経系に作用すると不安，不眠，痙攣が生じることにも注意が必要である．

③アナフィラキシーショック

アナフィラキシーとは，短時間のうちに全身で重度なアレルギー反応が生じることであるが，血管周囲のヒスタミンH_1受容体の活動により全身の毛細血管が拡張した場合，末梢での血液貯留に伴って循環血液量が不足し，心拍出量の低下，組織循環能力の低下などの循環機能障害（ショック）を生じる．

アナフィラキシーショックが発症した場合，発症初期であればヒスタミンH_1受容体拮抗薬やケミカルメディエーター遊離抑制薬によって病態の進行を抑制することはできる．しかし，劇的な症状の進行が急速に認められた場合は生命の危機につながるため，一刻の猶予も許されない対応が求められる．

アナフィラキシーはヨード造影剤で発症する場合が多いが，ガドリニウム造影剤，バリウム造影剤でも起こりうるため，撮影モダリティにかかわらず造影検査全般においては注意を払わなければならない．

a．アドレナリン製剤

心筋細胞にはアドレナリンβ_1受容体が多く分布している．アドレナリンがβ_1受容体に結合すると心筋細胞内でセカンドメッセンジャーのcAMPが産生増加され，cAMPがPKAを活性化する．その結果，Caチャネルの開放によるCa^{2+}の流入増大が生じる．Ca^{2+}が細胞内に流入すると心筋収縮力の増加を発現する．また，血管平滑筋細胞にはアドレナリンα_1受容体が分布しているが，α_1受容体にアドレナリンが結合した場合は細胞内の筋小胞体からCa^{2+}が放出され，細胞膜上の電位依存型Caチャネルの開放により細胞外カルシウムが細胞内へと流入され，それに伴い血管平滑筋が収縮される．つまり，一連の反応（心筋収縮力増大と末梢血管の収縮）によりアナフィラキシーによって生じた心機能の低下や停止を速やかに回復させることができるため，アドレナリン製剤の投与が第一選択となる．

アドレナリン製剤投与は緊急性・簡便性を考慮すると，大腿部中央部への筋肉内注射が用いられる．心停止に近い状態であれば静脈ルートによる投与も可能だが，致死性不整脈や高血圧を起こすことがあるため，推奨されない．また，アドレナリン製剤には濃度の異なるものがあるため，使用時には薬剤濃度や投与量，希釈について注意を払う必要である．

b．副腎皮質ステロイド薬

アナフィラキシー発症には二峰性反応を認めるものもあり，8～10時間程度経過した後に再度発症する場合もある．この再発を抑制する目的で副腎皮質ステロイド薬が処置される．

副腎皮質で合成されるステロイドホルモンのうち，糖質コルチコイドは細胞内に取り込まれて，細胞質のステロイド受容体と結合すると，炎症反応に起因するメディエーター（炎症性サイトカインやケモカイン，細胞接着分子など）の産生を抑制する．また，プロスタグランジンやロイコトリエンなどアラキドン酸代謝にかかわる炎症性ケミカルメディエーターの産生も抑制するため，結果として血管透過性亢進が抑制される．

さらに，白血球の遊走低下やT細胞機能抑制による抗体産生能の低下を導き，結果として免疫抑制作用が発揮されるため強い抗アレルギー作用が期待できる．副腎皮質ステロイド薬は副作用の多い薬剤と認識されている．実際，一定量を長期間内服療法あるいは注射剤投与では，免疫抑制作用による易感染性，副腎皮質機能不全，糖代謝の促進による糖尿病，骨量の減少に伴う骨粗鬆症，消化管粘膜におけるプロスタグランジン産生抑制による消化性潰瘍，中枢神経障害，電解質代謝作用による高血圧など重篤な有害反応が現れる場合がある．

副腎皮質ステロイド薬に用いられる薬剤には天然型と合成型がある．天然型は副腎皮質で生合成されて実際に血液内に分泌されるコルチゾールと，前駆物質のコルチゾンがあるが，作用時間も短く，電解質代謝に影響を与えて浮腫，心不全などが現れる場合がある．一方，合成型は化学合成によって得られるもので，このうちプレドニゾロンとトリアムシノロンは電解質作用が少なく，作用時間はコルチゾールよりも長いため，頻用される．また，デキサメタゾン，ベタメタゾンは強い炎症抑制作用と抗アレル

表 1-5-1　造影検査室に設置すべき薬剤

①アドレナリン製剤
②ヒスタミンH_1受容体拮抗薬
③副交感神経系（ムスカリン受容体）拮抗薬
④噴霧式アドレナリンβ_2受容体作動薬
⑤輸液
⑥ベンゾジアゼピン受容体作動薬

ギー作用を長時間期待でき，フルチカゾンやベクロメタゾンは局所作用が強力だが，吸収後に代謝されると不活化するため全身性の副作用は少ない．

④造影検査室に設置すべき薬剤

欧州泌尿生殖器放射線学会（European Society of Urogenital Radiology：ESUR）造影剤安全委員会が出す造影剤ガイドライン[4)]では，即時型有害反応（おもにアナフィラキシーを含むアレルギー症状）による緊急事態に対応するため，表 1-5-1 の薬剤を造影検査室に配備すべきと述べている．ここでは輸液とベンゾジアゼピン受容体作動薬について概説する．

a. 輸　液

0.9%塩化ナトリウム溶液を生理食塩水，血漿に似た電解質組成液（Na^+，Cl^-だけでなく，K^+，Ca^{2+}，乳酸が配合される）を乳酸リンゲル液といい，いずれも細胞外液とほぼ同程度の浸透圧である．このため，投与された液体は細胞内には移動せず，細胞外のみに分布するので，腎血流量，糸球体濾過量を増加させ，排泄を促すことを期待する．

b. ベンゾジアゼピン受容体作動薬

ベンゾジアゼピン受容体を活性化させるとCl^-の流入が促進され，活動電位の発生が妨げられることから神経細胞の興奮が抑制される．この作用を利用して，ベンゾジアゼピン受容体作動薬は抗不安薬，不眠症治療薬，てんかん治療薬，抗痙攣薬として使用されている．

3　血管外漏出，コンパートメント症候群

造影剤は自動注入装置を使用して圧力負荷をかけて投与されるので，血管外に造影剤が漏出することがしばしばみられる．少量であれば疼痛，腫脹，水疱がみられるが，軽症であれば漏出のみられた四肢を挙上し，疼痛・腫脹部を氷嚢で冷やす．疼痛持続や皮膚障害がみられた場合には，副腎皮質ステロイド薬を用いて炎症反応を抑制する．

漏出量が多く，高度の腫脹がみられた場合は**コンパートメント症候群**を生じる危険性があるため，皮膚と筋膜の減張切開を施す必要がある．減張切開までに時間がかかった場合には組織機能の喪失だけでなく，壊死した細胞内に含まれていたカリウムや乳酸が再灌流によって血中へ移行し，高カリウム血症や代謝性アシドーシスをきたす場合もあるため，発症後 12 時間以内に切開術を施行しなければならない．ただし，意識レベルが低い患者の場合，痛みを訴えずに発見が遅れることがあり，注意深い観察が必要である．

4　便　秘

消化管造影検査後のバリウム造影剤は速やかに体外へ排出させないと，大腸で水分が吸収されて固まり，排便困難に伴う**便秘・閉塞・消化管穿孔**の原因となる．検査後は水分をできるだけ多く摂取するよう指示するとともに，積極的な排出を促すため下剤を使用する．

使用する下剤はおもに塩類下剤と大腸刺激性下剤である．

a. 塩類下剤

水溶性無機塩類で，それ自体は消化管からは吸収されない．消化管内に存在すると浸透圧の違いにより，周辺の腸管組織から水分を吸収する結果，腸管が膨んで蠕動運動が亢進する．習慣性が少ないため慢性便秘症治療などの長期投与も可能となる．硫酸マグネシウム，酸化マグネシウム製剤がある．

b. 刺激性下剤

植物由来のセンノシド，センナエキスといったセンナ製剤は大腸粘膜を刺激して，反射的に蠕動運動を促進させる．栄養吸収を妨げないため，便秘治療で頻用される下剤である．習慣性が少ないといわれているが，慢性に使用すると作用が減じるという報告もなされるようになってきた．

5 遅発型有害反応

造影検査終了後60分から数日後までの間に不定愁訴(頭痛，悪心，全身倦怠感)，感冒症状(耳下腺腫脹，咽頭痛，嗄声)，皮膚症状(発疹，かゆみ，じんま疹)，遅発性ショックを発生するものを**遅発型有害反応**とよぶ．発現頻度は，イオン性と非イオン性造影剤との間に明確な差はないが，性差は女性のほうが男性より高いとの報告がある[5]．即時型有害反応と比較して時間が経過しており，また心理的要因など造影剤以外の因子の可能性が否定できないため，造影剤そのものの影響か否か結論が得られていない．

外来患者に造影検査を行う場合には，検査終了後から1週間程度の間は遅発型有害反応の発現がありうることを説明し，症状が現れた場合は速やかに主治医に連絡するように指示するなどの対応が求められる．

6 造影剤腎症

造影剤投与後に一過性の腎機能低下がみられ，コレステロール塞栓など造影剤以外の原因が除外される場合に，**造影剤腎症**(contrast media-induced nephropathy：CIN)と診断される．現在の基準[6]では，ヨード造影剤投与から72時間以内に血清クレアチニン値が前値より0.5 mg/dL以上または25%以上増加した場合をCINと定義する．腎機能低下は可逆的で，血清クレアチニン値の悪化は3～5日後にピークに達した後，7～14日後に前値に戻る．

一般的には，健常人よりも腎機能が低下している患者にヨード造影剤を使用する場合にCIN発症の危険性が高まる．CINの発症機序は，①血管収縮による腎血流量の低下と腎髄質の低酸素状態，②発生した活性酸素による障害が想定されている．現在では検査前に十分量の生理食塩水の輸液と利尿を図ることで造影剤をすみやか速やかに体外へ排泄させることが最善の予防策とされている．

炭酸水素ナトリウムを投与すると，循環血液量が増加して尿量を確保できるだけでなく，尿をアルカリ化することで活性酸素産生を抑制し尿細管障害を抑制できると考えられる．このため，輸液時間が限られて十分量の生理食塩水を投与できない場合には，炭酸水素ナトリウムの投与も推奨されている．しかし，どの程度まで短時間に投与できるかについてはいまだ議論の余地がある．さらに臨床で使用される炭酸水素ナトリウムの注射液には濃度の異なる製剤があるため，使用濃度や使用量について注意を払う必要である．

7 腎性全身性線維症

人工透析を受ける必要のある重篤な腎機能障害患者において，突然四肢や体幹の皮膚に肥厚，硬化，発赤，疼痛が現れ，症状が進行すると関節拘縮，肺・肝臓・筋・心臓など種々の臓器の線維化や致死的症状となる**腎性全身性線維症**(nephrogenic systemic fbrosis：NSF)が報告された．当初は有効な治療法がなく原因不明の難病として扱われていたが，2006年になって，その原因はMRI用ガドリニウム造影剤であることが明らかになった．

腎機能が正常な患者では，静脈投与されたガドリニウム造影剤のほとんどは速やかに尿中に排泄される．このため，ガドリニウム造影剤は腎臓に悪影響を及ぼすことが少なく，造影剤腎症発症のおそれがある腎機能低下患者では，造影MRI検査が造影CT検査に代わる有用な検査として実施されてきた．しかし，重篤な腎機能障害患者では排泄が遅延し，ガドリニウム造影剤が長期間にわたり体内に残存する．この残存したガドリニウム造影剤が数カ月～数年の潜伏期間を経てNSFを発症させる原因となっていた．NSFを発症した患者の皮膚組織中にガドリニウムの沈着物が検出されたとの報告[7]があるため，造影剤から遊離したGd^{3+}による影響が考えられている．とくに直鎖線形構造をしている造影剤分子の場合に発症率が高くなっている．

現在ではキレート剤にマクロ環構造を有するものが開発され，発症率が減少した．これは，キレート剤とGd^{3+}との結合力を高めることで安定な錯体が形成され，遊離Gd^{3+}が減少したためと考えられる．

8　造影剤脳症

造影検査でヨード造影剤を使用した際に意識障害，麻痺，けいれん，失語，一過性皮質盲といった中枢神経症状が現れるケースが散見された．脳血管内治療を行った患者において発症が多いこともあり，ヨード造影剤が治療後の血管を通過する際，血液脳関門が破綻されている部分より脳実質へ漏出し，それによって惹起する化学毒性が発症に関与しているのではないかと指摘されている．ただ，脳血管造影検査だけでなく，心臓血管検査，大動脈撮影検査でも因果関係が否定できない脳症がみられることもあり，2020年7月に厚生労働省は①造影剤の投与量を必要最小限にすること，②異常が認められた場合には適切な処置を行うことを注意喚起するため，ヨード造影剤の添付文書に「重大な副作用」の項目として「**造影剤脳症**」を追記することにした．

5　その他有害反応が現れやすい条件・基礎疾患患者

1　脊髄腔造影検査での使用法における造影剤の危険性

脊髄腔造影（ミエログラフィ）では，腰椎から造影剤を脊髄腔内に投与し，拡散状態をX線で観察するが，脊髄腔内に投与された造影剤は脳脊髄液と交わり，脳室やくも膜下腔へも拡散する．高浸透圧の物質が脊髄腔内に流入すると神経細胞からの脱水に伴う神経変性が生じ，致死症状に至る場合がある．このため，生理食塩水との浸透圧比が2を超える高浸透圧造影剤は「脳・脊髄腔内に投与すると重篤な副作用が発現するおそれがあるので，脳槽・脊髄造影には使用しないこと」との警告が添付されている．

2　経口糖尿病治療薬との併用

経口糖尿病治療薬として用いられるビグアナイド系薬剤のメトホルミンは，乳酸からグルコースを産生する糖新生が抑制され，結果として血糖値を低下させる作用を有する（厳密には，メトホルミンは末梢組織でのインスリン感受性の改善，消化管からの糖吸収抑制作用も有するため，それらが相まって血糖降下作用を発現する）．つまり，メトホルミン投与患者では乳酸利用率が低下している．

本来，乳酸はピルビン酸に変換された後，ミトコンドリア内でATP合成に利用されるが，乳酸量が増加すると代謝しきれず血中内に蓄積するようになり，最終的には血液のpHが下がる乳酸アシドーシスが発症する．乳酸アシドーシスの発症は急激であり，症状が進行して数時間放置すると昏睡状態・死亡に陥るきわめて予後不良の状態である．メトホルミンは通常，未変化体のまま腎臓から排泄されるため，腎機能障害患者ではメトホルミンが長時間にわたり体内に蓄積し作用が増強する．

メトホルミン服用患者に対して造影検査を行うと，CIN発症に随伴して乳酸アシドーシス発症をきたすおそれがあるため，現在は，造影検査後48時間はビグアナイド系薬剤を使用しないように注意喚起の添付文書が出されている．

3　鎮痙剤との併用

消化管検査では，過剰な消化管蠕動運動が検査の妨げとなる場合がある．蠕動運動の抑制にはムスカリン受容体遮断して副交感神経系の活動を抑制するブチルスコポラミン臭化物を筋肉内あるいは静脈内投与する．ムスカリン受容体遮断薬にはアトロピンやスコポラミンもあるが，これらは血液脳関門を通過し，記憶障害や認知機能障害など中枢神経症状を呈する可能性がある．一方，ブチルスコポラミンは生体利用度が1％未満と低く，中枢神経系にほとんど移行しないため，末梢のムスカリン受容体を効率的に抑制して，消化管運動を抑制することができる．しかし，副交感神経系抑制作用により口渇，眼の調節障害や心悸亢進，前立腺肥大による尿閉高頻度に現れる．また，眼内圧が上昇するため緑内障患者には使用できない．

ブチルスコポラミンが使用できない場合にはグル

カゴンを用いることがある．グルカゴンは平滑筋を直接弛緩させるため，消化管運動の抑制が期待できる．しかし，作用時間が短く，検査中に薬効が消失する可能性に留意しなければならない．また，グルカゴンには血糖上昇作用があるため，糖尿病を有する患者には使用できない．

4　鎮静剤との併用

近年，CTの撮影時間は大幅に短縮されているが，撮影時の体動は再撮影を必要とし，結果的に被ばく増加につながる．また，MRI検査は他の検査よりも検査時間が長く，激しい騒音が継続することがあるため，安静を保つことができない患者（とくに乳児および幼児）の検査では不動維持を目的として鎮静剤を使用することがある．

一般的には 抗不安剤として使用されるミダゾラム，静脈麻酔薬のチオペンタール，催眠剤のトリクロホスナトリウム，抱水クロラールが用いられる．いずれも，中枢神経系のGABA受容体が賦活され，神経細胞が抑制されることで鎮静効果を生む．しかし，これらの薬剤では呼吸抑制が生じることがある．

つまり，造影剤によるアレルギーだけでなく鎮静剤の呼吸抑制を確認することが重要になるため，検査中や検査終了後は呼吸数・心拍数・血酸素飽和度・心電図などをモニタリングすることが望ましい．

5　局所麻酔薬との併用

カテーテル挿入の際，血管穿刺部分の痛みを取り除く目的で，局所麻酔薬のリドカインを使用するケースがある．ナトリウムチャネルに結合してナトリウムイオンの透過を低下させ，活動電位の伝導を可逆的に抑制することで神経伝達（とくに痛覚などの知覚に関係する神経）を遮断する．しかし，この薬を使用した場合，アレルギー反応が生じることがある．遅延型アレルギー性皮膚炎が多いが，非常にまれなケースとしてアナフィラキシーショックを起こす．原因として，リドカインに対する免疫反応（特異IgE抗体産生）も考えられているが，保存剤として含まれているメチルパラベンや添加物として加えられるピロ亜硫酸ナトリウムがもつ抗原性によるものも考えられている[8]．局所麻酔薬使用時にアナフィラキシーが発症した場合は，造影剤によるアナフィラキシー発症時の対策と基本的には同じである．造影剤，局所麻酔薬使用時には検査中や検査終了後は患者状態の確認をすることがきわめて重要となる．

第2編 モダリティ別各論

第1章　一般撮影系

1　機器の始業点検・終業点検

一般撮影領域で使用する診断用X線装置は，X線発生装置，X線機械装置，X線画像処理装置からなる．近年，コンピューテッドラジオグラフィ(CR)，X線平面検出器(FPD)を使用したデジタルX線画像が普及し，X線装置はより精密になり，X線管とFPDの上下・左右連動による画像結合，トモシンセシスなど多機能となった．これらの機器を安全に使用するには点検が必須である．点検には定期的な保守点検ならびに日常的な始業点検，終業点検がある．保守点検は，添付文書を参考に製造販売業者に意見を求め点検計画を立案し実施する．

始業点検は，日常検査を開始する前に機器の動作および関連機器(RIS端末，PACSなど)との連携が正常であることを確認する．点検時間は5～15分程度で実施できる項目とする．点検項目は機器の特徴および検査内容を加味して決定する．表2-1-1に始業点検表の例を示す．

終業点検は，受像器，X線管および撮影台を定位置に戻し，撮影補助具の整理整頓，撮影台の清掃を行い機器の電源を切る．一般撮影装置は夜間・休日の緊急撮影に備え，終業点検による正常終了を確認する．

表2-1-1　始業点検表例

第1撮影室始業点検表

点検日																					
担当者																					
検査室内	ドアの開閉，照明																				
	室温																				
清掃	撮影台																				
	更衣室																				
備品の確認	マーク																				
	固定具																				
	プロテクタ																				
	グリッド，分割板																				
	タオル																				
コンソール	正常起動																				
管球	アライメントの確認																				
	照射野ランプ																				
	多重絞り																				
	電磁ロック																				
立位FPD	管球との連動																				
	欠損チェック																				
	電磁ロック(上下左右動作)																				
	グリッド交換																				
臥位FPD	管球との連動																				
	欠損チェック																				
	上下動作																				
	電磁ロック																				
	グリッド交換																				
立位昇降台	上下動作																				
その他特記事項	故障発生記録 etc																				

2 スタッフコミュニケーション

検査種別(モダリティ)単位での医療安全の取組みとして，始業前ミーティングおよび週間ミーティングがある．

始業前ミーティングの目的は，検査開始直前の 5〜10 分ほどでスタッフ間の当日業務に関する情報共有である．内容は，始業点検による X 線機器の動作状況，特殊な検査，ハイリスク患者，スタッフスケジュールを確認する．とくに特殊な検査およびハイリスク患者の対応方法をスタッフ間で情報共有すれば，インシデントやヒヤリ・ハットを低減できる．

週間ミーティングは週に 1 回行い，インシデント，ヒヤリ・ハット報告の確認，X 線機器の不具合および修理状況，検査内容の検討を行う．一般撮影機器は時間外に緊急使用する頻度が高いため，他のモダリティスタッフにもメール配信などを行うことにより情報共有が可能となる．

3 患者確認

患者確認は氏名，生年月日，患者 ID(診察券番号など)によるダブルチェックが基本である．患者氏名・生年月日確認は，本人または付添者よりフルネームでの名乗りが必須である．その際「お名前は○○さんですね」とたずねると，間違っていても「はい」と返答する可能性がある．名乗りが困難な場合は受付票，診察券やリストバンドにて確認する．さらに撮影依頼指示票と患者 ID を確認し，ダブルチェックを行う．

病院情報システム(HIS)や RIS(放射線科情報システム)が構築されている場合，患者 ID をバーコード印字することにより，撮影依頼指示票と受付票やリストバンドの患者 ID 照合がさらに容易となる．

図 2-1-1 に氏名確認例，図 2-1-2 にバーコードを使用した患者 ID 確認例，図 2-1-3 に RIS 端末での ID 確認例を示す．

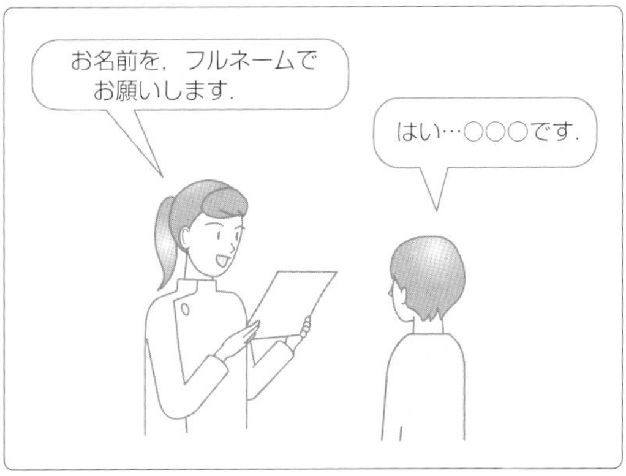

図 2-1-1 氏名確認例
診療放射線技師は「お名前をフルネームでお願いします」とたずね，患者はフルネームで答える．

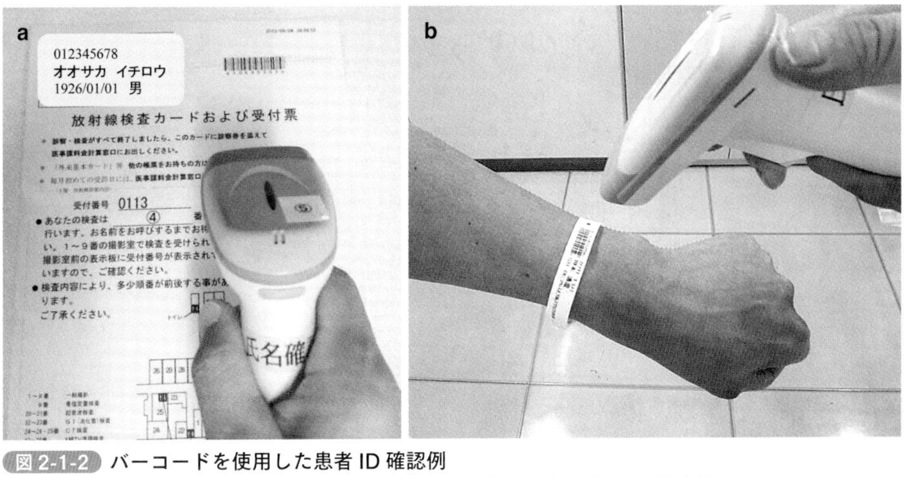

図 2-1-2 バーコードを使用した患者 ID 確認例
a：紙印刷受付票による ID 照合例，b：入院患者リストバンドによる ID 照合例．

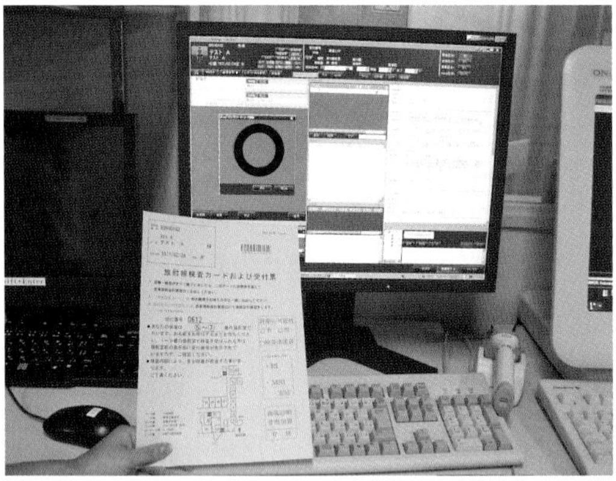

図 2-1-3　**RIS 端末での ID 確認例**

RIS 端末にて撮影依頼指示票と患者 ID をダブルチェックした後，MWM にてコンソールへ患者情報と撮影部位情報を転送する．

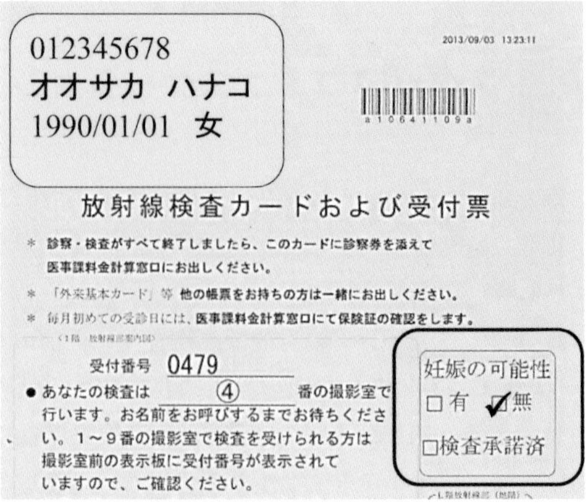

012345678
オオサカ　ハナコ
1990/01/01　女

2013/09/03 13:23:11

a10641109a

放射線検査カードおよび受付票

＊ 診察・検査がすべて終了しましたら、このカードに診察券を添えて医事課料金計算窓口にお出しください。
＊ 「外来基本カード」等 他の帳票をお持ちの方は一緒にお出しください。
＊ 毎月初めての受診日には、医事課料金計算窓口にて保険証の確認をします。

受付番号　0479

● あなたの検査は　④　番の撮影室で行います。お名前をお呼びするまでお待ちください。１～９番の撮影室で検査を受けられる方は撮影室前の表示板に受付番号が表示されていますので、ご確認ください。

妊娠の可能性
□有　☑無
□検査承諾済

図 2-1-4　**妊娠確認例**

15～50 歳の女性で，受付を行うと患者基本情報より，妊娠の可能性チェック欄が受付票に自動的に印刷される．受付にて患者自身が妊娠の有・無および検査承諾済について記入する．

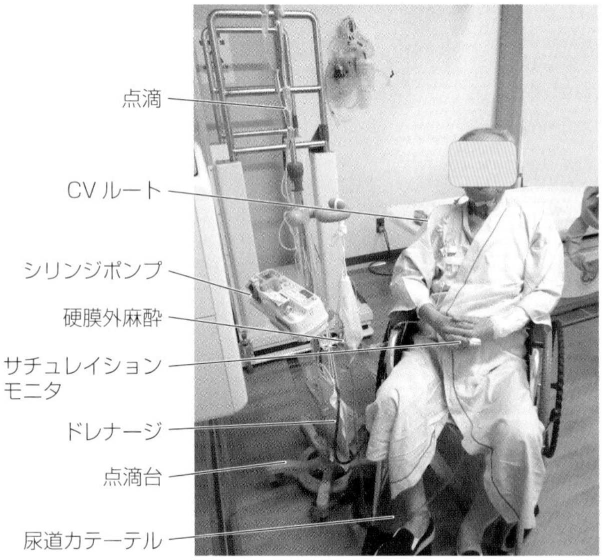

図 2-1-5　**入院患者の手術後撮影の実際**

車いす移動で点滴台を伴う．患者には点滴，CV（中心静脈）ルート，硬膜外麻酔，創部からのドレナージ，尿道カテーテル，指にサチュレイションモニタがある．

4　妊娠確認

X 線検査を行ううえで妊娠確認は重要である．目的は胎児被ばくの防止である．妊娠確認は X 線検査依頼時に主治医が問診し，X 線検査実施直前に診療放射線技師が確認することが基本である．妊娠または妊娠の可能性がある場合は X 線検査を中断し，患者と主治医が X 線検査を実施するか否かをインフォームド・コンセントに基づき決定する．ダブルチェックの実施と妊娠確認記録の保存は医療安全上重要である．

HIS・RIS 連携を使用した例を図 2-1-4 に示す．

確認対象は 15～50 歳の女性で，受付を行うと，患者基本情報から妊娠の可能性についてのチェック

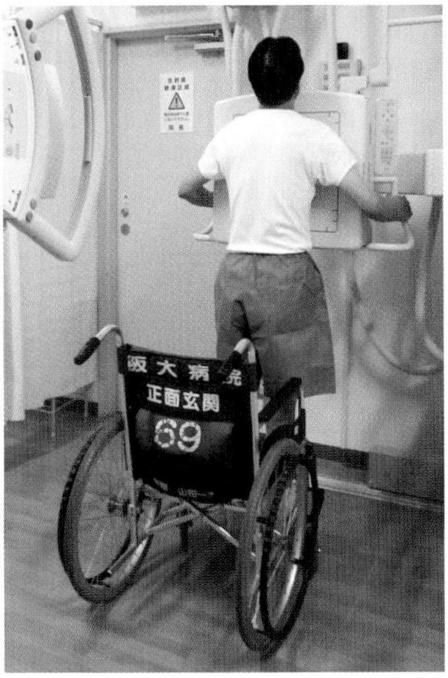

図 2-1-6　車いす移動時の撮影の実際
立位撮影では，転倒に備え背後に車いすを置いたまま撮影することも考慮する．

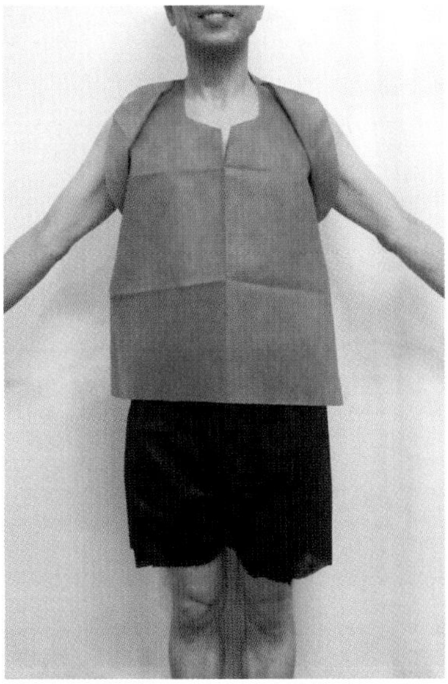

図 2-1-7　ディスポ検査着例
女性胸部用ディスポ検査着と骨盤部用トランクス型ディスポ検査着．

欄が受付票に自動的に印刷される．受付で患者は，妊娠の有・無および検査承諾について記入する．診療放射線技師は X 線検査直前に妊娠確認欄の無または検査承諾済を確認した後，検査を実施する．受付票は 1 年間保存する．

5　胸部・腹部撮影

胸部・腹部単純撮影は，初診時，術前術後，経過観察を行ううえで基本的な撮影であり，頻度も高い．患者の日常生活動作（ADL）はさまざまであり，とくに移動動作は独歩，歩行器，車いす，ストレッチャー・ベッド使用など多種多様である．

体調変化に注意：検査に伴う緊張感，血液・尿などの臨床検査や造影 X 線検査のため絶食で来院し，日常と異なる身体状態にあり，体調の変化をきたしやすいことを理解しておく．さらに，坐位から立位や臥位への体位変換時は意識消失，気分不良などをきたしやすい．

入院患者の術後撮影：経過観察のため，手術後短期間で離床し，点滴・ドレナージチューブの留置，酸素吸入状態で撮影することも多く，体調の急変をきたしやすい．また，車いすから立ち上がる際にチューブ類の脱去事故も発生しやすい．入院患者の術後撮影の様子を図 2-1-5 に示す．

転倒・転落対策：車いすで検査室に入室した場合は，可能な限り車いすを背後に置くことにより，すぐに座ることが可能となり転倒防止に備えて有用である（図 2-1-6）．

検査着の用意：外来患者は普段着で来院するため，衣類の金具，ボタン，プリント，パッド，装飾類，カイロなどが画像の障害陰影となる．脱衣の必要がある場合，専用検査着またはディスポ検査着を用意することにより，プライバシーに配慮し安全に検査が行える．ディスポ検査着例を図 2-1-7 に示す．

術後患者の胸部・腹部の臨床画像例を図 2-1-8 に示す．

6　骨撮影

骨格，関節および靱帯・筋肉などの軟部組織疾患の診断には欠かせない検査法である．骨疾患には骨折，脱臼，奇形，変形，発育状態，腫瘍などがあ

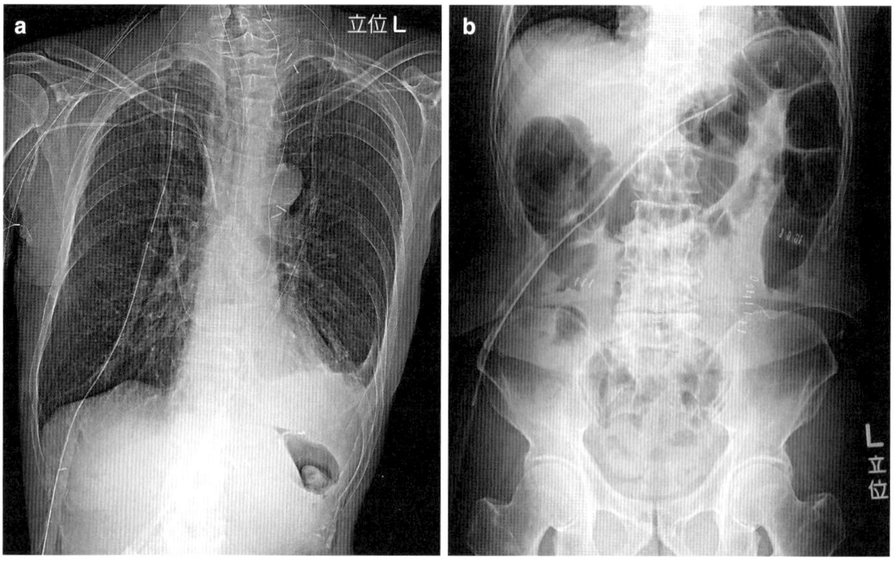

図2-1-8 **胸部・腹部臨床画像**
a：胸部．肺切除手術に伴う胸腔ドレナージチューブ・CV挿入例．
b：腹腔鏡手術（laparoscopic surgery）後ドレナージチューブ挿入例．

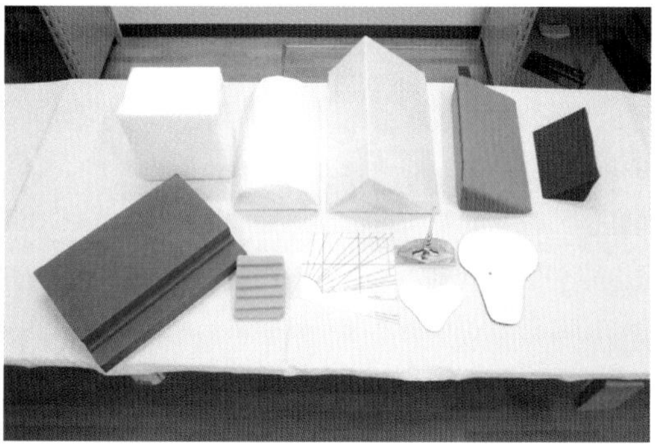

図2-1-9 **撮影補助具例**
発泡スチロール，三角・四角スポンジ，角度計，生殖腺防護鉛など．

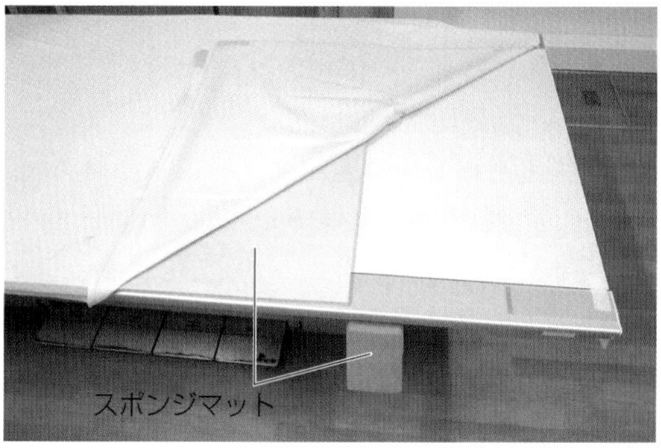

図2-1-10 **スポンジマット例**
独立気泡性ポリエチレンフォームは，緩衝性，断熱性，非吸水性，耐薬品性がある．機器の突起部の防護にも有用である．

る．骨撮影は正面および側面の2方向撮影が基本であり，目的とする骨特有の解剖学的構造を理解する必要がある．

ポジショニング：実際の撮影においては，撮影部位のポジショニングにのみ注意がいきがちであるが，四肢と体幹は一体であり，患者の状態に応じて無理のないポジショニングを行う．ポジショニングで体位変換を行う場合，まず口頭で指示を行い，つぎに患者自身が体位変換を行う．診療放射線技師はその動きを両手で愛護的にサポートおよびコントロールすることで患者のペースで無理なく体位変換ができる．

撮影補助具：ポジショニングの安定性保持，精度確保には補助具は必須である．発泡スチロール，スポンジクッション，タオル，カセッテ支持台，角度計，固定ベルト，砂嚢などがあると便利である．図2-1-9に撮影補助具例を示す．

体温保護：骨撮影はリウマチなどの免疫疾患，股関節や膝関節の術前・術後において撮影部位が全身に及ぶ場合がある．可能なら，上半身と下半身の撮影をそれぞれまとめて行うことにより，脱衣による肌の露出も必要最小限となり体温保護に有効であ

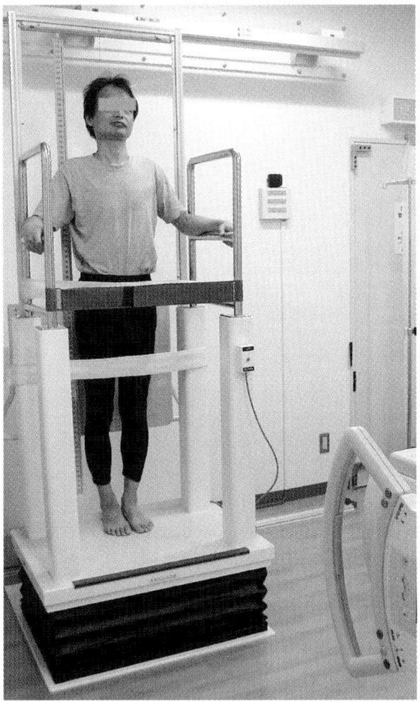

図 2-1-11　立位撮影専用台例
左右に手すり，背面はアクリル板，昇降機能を有する．身体はマジックテープ付バンドにて固定する．ＦＰＤ対応にて照射野サイズ最大 120 × 43 cm まで撮影可能．

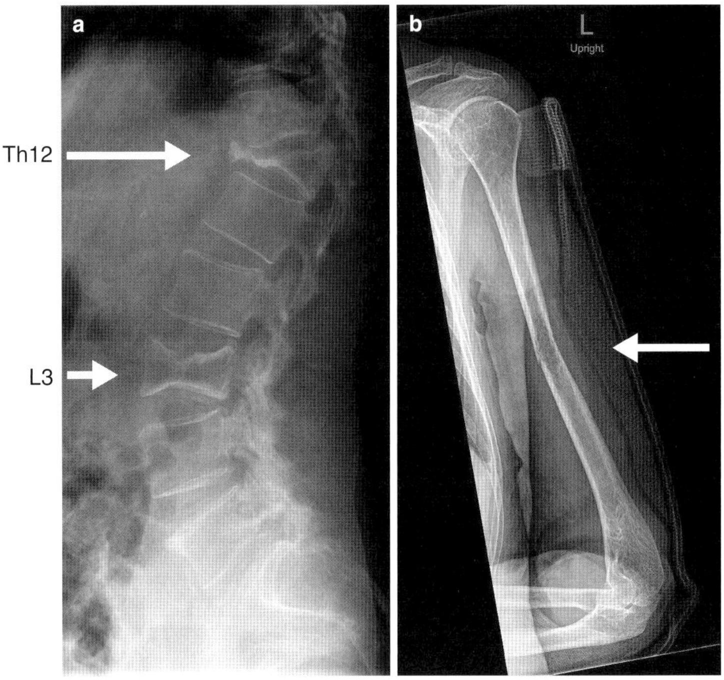

図 2-1-12　骨折症例
a：骨粗鬆症に伴う胸椎（Th12）・腰椎（L3）圧迫骨折例．
b：左上腕骨骨転移腫瘍に伴う病的骨折（←）による固定具装着下撮影例．

る．また，撮影台は硬くて冷たいことが多く，予想外の動きによる打撲や長時間接触により体温低下の危険性がある．画像に障害陰影となりにくい保温マットやスポンジマットを敷くことにより事故を防止できる．図 2-1-10 にスポンジマットを敷いた例を示す．

転倒・転落対策：脊柱や下肢骨の撮影は，関節やアライメント評価のため荷重位撮影が必須である．足関節と足趾の荷重位撮影は X 線中心線の位置まで足底を持ち上げる必要があり注意を要する．さらに，高齢者や術後経過観察撮影は起立位保持が困難で，転倒・転落の危険性が高い．身体の固定や安定した手すりの設置が必要である．図 2-1-11 に立位撮影専用台例を示す．

骨折しやすい状態（病的骨折）での撮影：骨粗鬆症や骨腫瘍により骨自身がもろくなり骨折しやすい状態（病的骨折）では，疾患部位を無理に動かそうとはせずに，固定具装着のまま撮影を行う．

図 2-1-12 に臨床例を示す．

7　小児撮影

小児医療は，新生児から 15 歳までを対象とするのが一般的である．乳幼児（小学校就学前まで）の撮影は成人のように体位や呼吸停止の指示に対して理解や協力が得られないことが多い．恐怖心から暴れたり，泣き叫んだり，予想もつかない動きを突然するものである．乳幼児ではそれが普通であることを前提に撮影に取り組む．同年齢でも成長の個人差は大きく，撮影室への入室の様子や受け答えを観察し，不明な点は付添者（両親など）に確認する．

乳幼児との会話は，目線が同じ高さとなるよう姿勢を低くしてゆっくり落ち着いて話しかけると警戒心を和らげる効果がある．

撮影環境：子どもが親しみやすい環境づくりが必要である．方法としてアニメビデオの放映，キャラクターのぬいぐるみ，シールなど，興味を示すものを準備することで，視線が固定され，撮影が可能となる（図 2-1-13）．

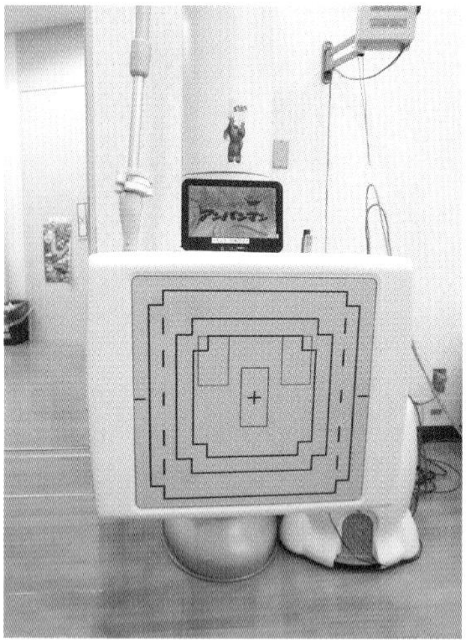

図 2-1-13 小児用撮影室
アニメビデオ放映により子どもが親しみやすくなる．

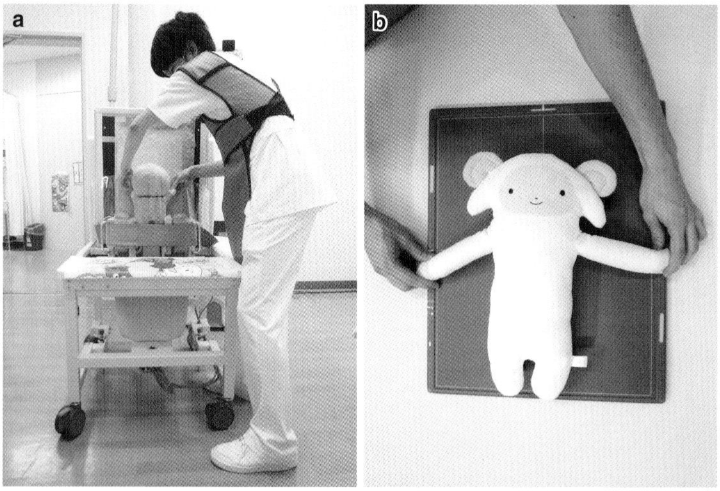

図 2-1-14 乳幼児撮影の実際
a：乳幼児用胸部腹部坐位撮影台．b：ワイヤレス FPD による臥位撮影の実際．

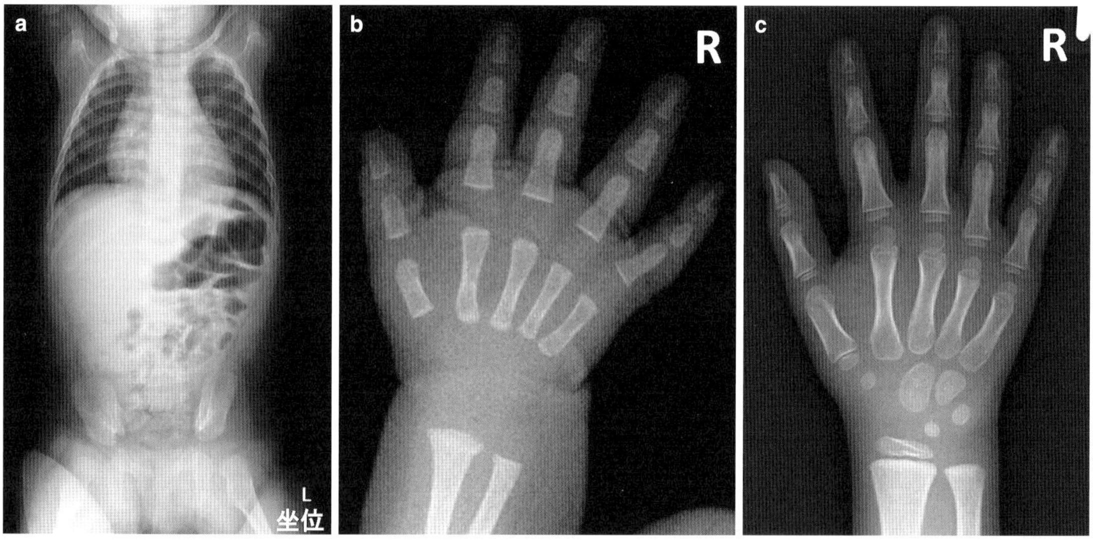

図 2-1-15 乳幼児画像例
a：胸部腹部坐位像．b：手根骨正面像（骨年齢評価：１カ月）．c：手根骨正面像（骨年齢評価：４歳）．

撮影固定具および補助具：小児の胸部撮影は成人と同様に，立位正面後前方向撮影が基本である．2歳未満の乳幼児は体位保持が困難なため専用台で，坐位または吊り下げて介助者が保持する必要がある．また，暴れる子どもは大きめのバスタオルで全身を包み，手足を抑制することにより安全に撮影が可能となる．固定に際しては，家族に固定の必要性を十分に説明し，同意を得たうえで行う．

撮影・撮影機器：胸部は吸気時撮影，腹部は呼気時撮影が基本である．撮影のタイミングは，泣きやんだ瞬間が吸気，泣いているときが呼気であり，その一瞬を逃さず，10 msec 以下での照射時間が望ましい．受像器は画像表示の即時性による拘束時間の短縮，高感度による低被ばく化の点から X 線平面検出器（flat panel detecter：FPD）が有用である（図 2-1-14）．

撮影マニュアルの構築：骨年齢評価，股関節疾患，脊椎変形，内反足，アデノイド肥大，骨代謝疾患による全身骨撮影など，小児特有の撮影方法がある．自施設での撮影マニュアルを構築することにより，撮影意義の理解，撮影方法の統一，再現性の向上，再撮影の低減が図られる．

図 2-1-15 に臨床画像例を示す．

8 乳房撮影

乳房は，おもに乳腺と脂肪組織で構成されている．X 線画像の特徴は，乳腺組織と X 線吸収が近い腫瘤と悪性疾患診断の手がかりとなる微細石灰化を描出することである．これらを効率よく画像化するには，乳房撮影専用機器が必要である．図 2-1-16 に機器例を示す．

ポジショニング：ルーチン検査においては内外斜位方向撮影（medio lateral oblique：MLO）と頭尾方向撮影（cranio caudal：CC）を行う．また，追加撮影として，異常部位を詳細に観察するため，限局した目的部位のみを圧迫および拡大して撮影する．

撮影体位：通常，立位で行うが，立位が困難な患者は坐位で撮影する．

撮影の特殊性に注意：検査対象が乳房であり，素手で接触し，圧迫して撮影する．患者は羞恥心と緊張状態にあり，さらに圧迫による痛みを伴うことが多い．手術により変形した乳房は，ポジショニングのむずかしさと圧迫による痛みが増す傾向にある．

ポジショニングのリスク：圧迫時，圧迫板側の皮膚が引っ張られると，乳腺実質に圧迫圧が十分に伝わらない．不用意な圧迫は皮膚に発赤や皮下出血をもたらす危険性がある．

また MLO 撮影時，検側上肢を水平にし，腋窩深部を撮影台の角に当てる必要がある．その際，肩が水平位まで挙上できることを事前に確認し，困難な場合には無理に挙上しない．

インプラント（豊胸術）が挿入されている場合：インプラント自体を圧迫すると破損するおそれがある．また，機種により自動露出機構（AEC）の検出器にインプラントが重なると乳腺に適正な X 線露

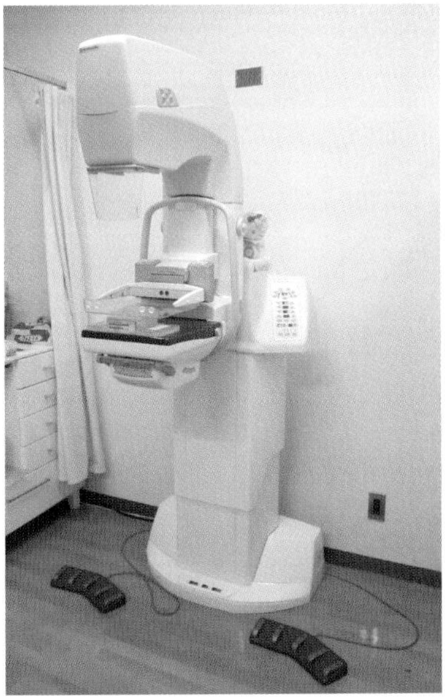

図 2-1-16 乳房撮影専用装置例

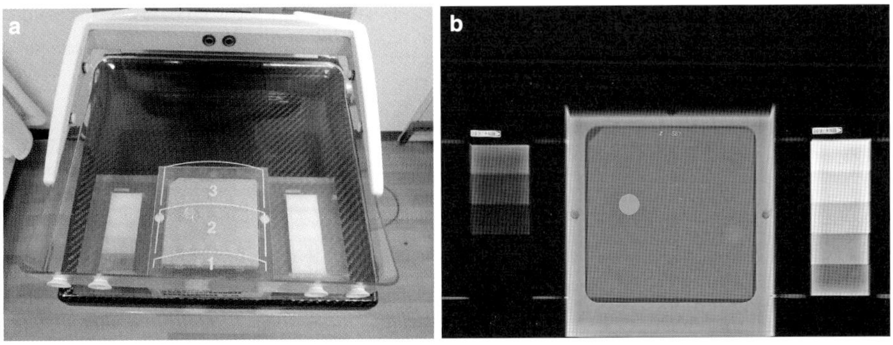

図 2-1-17 品質管理用ファントムとファントム画像例

a：ACR（American College of Radiology）推奨ファントム（中央）とステップファントム（左右）．b：X 線撮影画像．ファントム内模擬資料およびステップファントムの階調を観察評価し記録する．

出ができなくなる．インプラントが挿入されている場合，原則乳腺部分のみを圧迫し撮影を行う．

撮影機器の清拭：肌が接触する部分は検査ごとに皮脂，汗や体液を清拭する．

コミュニケーション：上記特殊性を考慮して円滑に検査を行うには，患者から信頼されることが重要である．清潔感のある身なり，丁寧な説明と応対，観察力，さらに患者の心の声にも傾聴するよう心がける．検査終了後，ポジショニングやコミュニケーション上の知見を患者情報メモとして伝達し，次回以降の検査の情報共有に活用する．

品質管理：マンモグラフィガイドラインに示された品質管理を行う．日常的な品質管理として，始業点検時の米国放射線学会（American College of Radiology：ACR）推奨ファントムとステップファントムによる画像評価例を図 2-1-17 に示す．定期的な品質管理として，X 線出力・半価層測定，AEC の性能，乳房圧迫器の確認などを行う．

9　病室・手術室（ポータブル）撮影

重篤な患者や手術中または手術後確認の患者は，移動型 X 線装置で病室や手術室で撮影を行う．

撮影環境：生命維持装置，保育器，シリンジポンプ，点滴，ドレナージチューブ，尿道カテーテルなどがベッド周りに多数設置されている．さらに手術室では手術器具などの清潔物品や手術野に接触しないよう気を配る必要がある．撮影中にチューブ類が外れたり，清潔物品に触れた場合はすみやかに他のスタッフに事実を報告する．

撮影に際して：患者の容態を十分把握している医師や看護師との共同作業が必須である．

撮影時間は患者容態急変のため 24 時間対応となる．

撮影は不安定なベッド上が多く，画像の左右濃度差が出やすい．

対象となる患者は出生直後から高齢者まで幅広く，十分な研修と知識が必要である．

撮影機器：移動型 X 線装置と CR 装置またはワイヤレス FPD の組み合わせとなる．

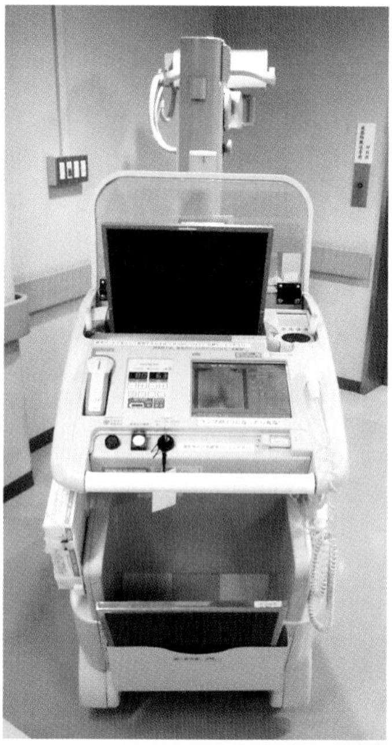

図 2-1-18　移動型X線装置（ポータブル）例
CR 読取装置とコンソールを搭載し，バーコード患者ＩＤ認証，無線 LAN，MWM および MPPS 機能を有する．

CR 装置の場合，撮影検査数に応じた CR カセッテを携行し，撮影終了後，まとめて画像の読取処理を行うため，患者取り違えや二重ばく射のエラーが発生しやすい．患者と撮影済み CR カセッテとオーダーのひもづけが間違いなく確実に行える方策が必要である．

無線 LAN 対応型移動型 X 線装置は CR 読取機搭載型とワイヤレス FPD 搭載型がある．いずれの装置も移動型装置に画像処理コンソールが搭載されている．モダリティワークリスト管理（modality worklist management：MWM）により患者と撮影済み画像とオーダーのひもづけ，モダリティ実施済手続きステップ（modality performed procedure step：MPPS）により検査実施状況と放射線量の情報管理が行える．図 2-1-18 に移動型 X 線装置例を示す．

感染防止対策：重篤な患者を撮影する機会が多く，手洗いや手指消毒，ガウンテクニック，カセッ

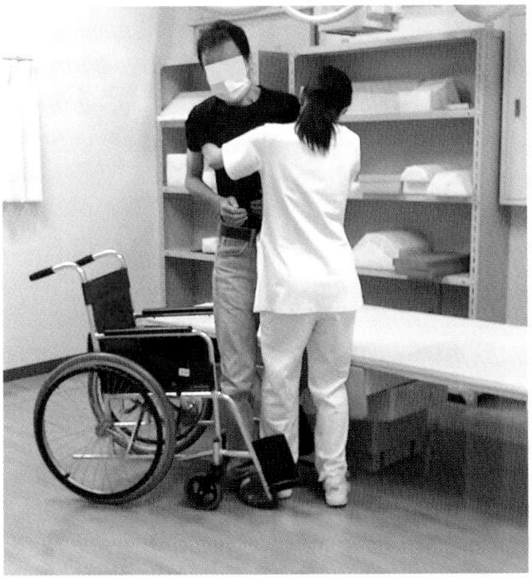

図 2-1-19 **車いすから撮影台への動作介助**
部分介助を行う場合，車いすと撮影台は 30° の角度で接近する．患者の健側下肢は撮影台側とする．

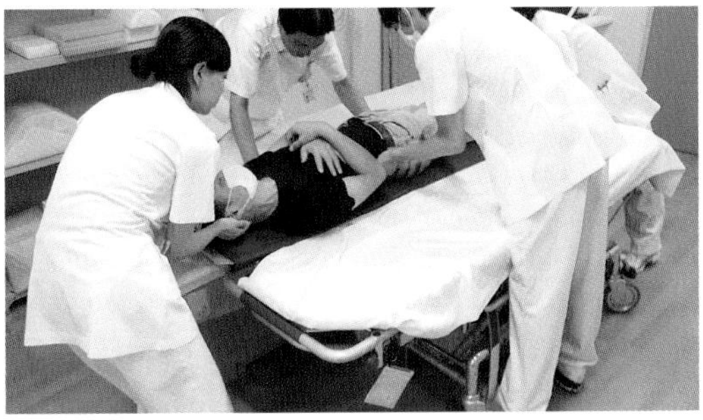

図 2-1-20 **ストレッチャーから撮影台への動作介助**
移動用具（患者の下に敷いたボード）を使用すると，患者もスタッフも楽に移動できる．また，移動速度もコントロールできるため，点滴ルート，ドレナージチューブがあっても安全に移動できる．

テにディスポナイロン袋をかぶせて撮影するなど，撮影器具を清潔に保つ．

10 患者動作介助

外来または入院患者を問わず，患者に身体的障害とくに運動機能障害がある場合，車いすやストレッチャーで検査室へ入室する．

X 線撮影を行うには撮影台への移乗が必要であるが，患者の運動機能について十分理解しないまま動作介助を行うと，転倒・転落，脱臼・骨折など重大な医療事故を招く危険性がある．動作介助を行う前に，患者や付添者に検査内容と撮影ポジショニングを説明し，患者自身が可能な動作や介助動作を互いが確認して行う．

車いすからの移乗：片麻痺で部分介助を行う場合，車いすを撮影台と約 30° の角度で接近させブレーキをかける．その際，患者の健側下肢は撮影台側とする．患者の立ち上がり動作とバランス能力に応じて介助を行う．図 2-1-19 に動作介助例を示す．

ストレッチャーからの移乗：骨折や麻痺により全介助が必要な場合，ストレッチャーやベッドでの入室となる．撮影台へは患者に敷いたシーツや大きめのタオルを複数のスタッフでタイミングを合わせて持ち上げ移乗する．その際，勢いがつきすぎると患者への衝撃も大きく，同時にスタッフの腰への負担も大きくなる．まずリハーサルとして，その場で少し持ち上げ安全を確認する．つぎに，ルート類に注意しながらゆっくり静かに持ち上げ，ゆっくり下すことが重要である．また，ボードとすべりのよいシートを組み合わせた専用移動用具を使用すると，さらに簡単に安全に移乗が可能となる．図 2-1-20 に動作介助例を示す．

介助における注意点：運動の方向やスピードは患者の予測できる範囲で行うと，患者は安心でき，協力も得やすく介助が容易になる．

動作介助訓練：日常業務において動作介助を行うには，専門的な知識の習得と訓練が必要である．訓練はリハビリテーション専門職と共同で行うと，安全で正確な動作介助が習得できる．

第2章 血管系造影検査と血管系 IVR

血管系造影検査と血管系 IVR(interventional radiology；インターベンショナルラジオロジー，画像下治療)は動脈，静脈，門脈とその支配臓器および心臓を対象として，検査と治療・処置を行う．

これらは経皮的にカテーテルを体外から血管内に挿入し，X 線透視下にカテーテルを目的血管に誘導，水溶性ヨード造影剤を投与して連続的に撮影することで，心臓や血管および支配臓器を画像化する．IVR はカテーテルを介して抗がん剤などの薬剤や血流を塞栓する物質を血管内に投与，あるいはステントなどのデバイスを血管内に留置する．IVR は検査から治療・処置が同日に一連の流れとして行われる．

その特徴は，以下のとおりである．

①医師，診療放射線技師，看護師，臨床工学技士などが連携・協働して検査や治療にあたるチーム医療である．放射線診療のなかでスタッフの専門性のきわめて高い領域である．

②放射線診療のなかでもっとも患者への侵襲度が高い．患者は覚醒した緊張状態にあり，局所麻酔下で検査，治療を受ける．

③患者に造影剤などによる重篤な副作用や血管造影やカテーテル治療などに伴う合併症が発生するリスクがある．これらの副作用・合併症に対応できる体制下で実施する．

本章では，これらの医療安全について標準的なワークフローの各ステップでの留意点を解説する．

1 スタッフの医療安全

1 専門性の高い領域，かつ多職種でのチーム医療

医師，診療放射線技師，看護師，臨床工学技士など複数の医療専門職がチームを組んで行う．チーム医療と医療安全は医療の基本である．

①血管造影・IVR 業務における各職種の業務分担と責任を明らかにする．

②決められたルールを遵守する．

③業務のプロセスをスタッフが知っておく．

④高い専門的知識と技術でもって協働し，高い精度を維持しながら効率的に行う．

⑤思いやりのある誠実な心をもち，信頼性の高い協力関係を築く．

⑥患者からしっかり見える存在であること．

診療放射線技師には高度な撮影技術と画像処理能力が求められるだけでなく，放射線被ばく低減の認識をもって患者，スタッフの放射線防護を実践しなければならない．

2 職業感染対策

医療従事者は業務を通して感染の危険と隣り合わせの状態にある．感染防止対策は院内感染マニュアルに従い，標準予防策を行う．患者由来の体液(汗を除く)は感染源として扱い，ばく露のリスクがあるときは，必要に応じて手袋，プラスチックエプロン，マスク，アイシールドなどの防護用具を使用する．

手指衛生は院内感染対策の基本で，以下の５つの場面では手指衛生を実施する．①患者に触れる前，②清潔操作の前，③体液に触れた後，その可能性のある場合，④患者に触れた後，⑤患者の周囲環境に触れた後．そして空気感染，飛沫感染，接触感染の３つの感染経路に応じた予防策を標準予防策に追加して実施する．

観血的な手技である血管造影，血管系 IVR は，針など鋭利器材の針刺し・切創で発生する経皮的血液や体液ばく露が，職業感染の大きな要因である．肝動脈化学塞栓術(transcatheter arterial chemoembolization：TACE）の対象となる肝臓がんの患者の大半は肝炎ウイルス（B 型肝炎ウイルス（hepatitis B virus：HBC），C 型肝炎ウイルス（hepatitis C virus：HCV））の保有者である．

スタッフは実施前にかならず患者の感染症を確認し，感染情報をチームで共有する．緊急入院時の IVR など感染症の事前把握が困難な事例では，原則感染症プラスで対処する．感染症患者の対応は院内マニュアルに従う．

受傷事故は針やメスなどの使用中あるいは終了後の後片づけ，終了後の血液汚染物・感染性廃棄物の廃棄時に発生し易い．床に落ちた鋭利器材などは素手で拾わず，くずバサミなどを使用して受傷の可能性を下げる．

万一，針刺し切創事故が発生した場合は受傷部位を確認して，ただちに流水・石鹼で受傷部位を十分洗浄する．つぎにその程度を評価して汚染源を確認し，院内マニュアルに基づいて対処する．

スタッフは感染症検診を定期的に受診し，かつ各種ウイルスワクチン接種と健康診断を受診して健康管理をする．

3 職業被ばく対策

血管造影検査室など放射線診療を行う室は，外部放射線の線量が法令で定めた値を超えるおそれがある場所として，放射線管理区域に設定する．立ち入る者の被ばく管理を行うとともに，一般人の立ち入りを制限する．

X 線透視下でカテーテル操作を行う医師と患者のそばでケアを行う看護師，そして撮影室内で作業する診療放射線技師，臨床工学技士は放射線被ばくを受ける．これは職業被ばくである．スタッフは法令に基づき放射線診療従事者として登録し，電離放射線健康診断を受診，教育訓練を受け，個人線量計の配布を受けてから，放射線業務に従事しなければならない．

スタッフは X 線防護エプロンを着用，不均等被ばくに対応して個人線量計を正しい位置に装着〔防護エプロンの内側胸部（男性）あるいは腹部（女性）に 1 個，眼の近傍で防護エプロンの外側に 1 個装着〕

表 2-2-1 放射線診療従事者の線量限度

実効線量限度
●平成 13 年 4 月 1 日以後 5 年ごとの期間：100 mSv かつ 4 月 1 日を始期とする 1 年間：50 mSv/ 年 ●妊娠可能な女子（4 月 1 日，7 月 1 日，10 月 1 日，1 月 1 日を始期とする 3 月間）：5 mSv/3 月間 ●妊娠中の女子（本人の申し出などにより管理者が妊娠の事実を知ったときから出産までの間）：1 mSv（内部被ばく）
等価線量限度
●眼の水晶体 令和 3 年 4 月 1 日を始期とする 5 年ごとの期間：100 mSv かつ 4 月 1 日を始期とする 1 年間：50 mSv ●皮膚（4 月 1 日を始期とする 1 年間）：150 mSv/ 年 ●腹部表面（妊娠中の女子　本人の申し出等により管理者が妊娠の事実を知ったときから出産までの間）：2 mSv

して業務する．放射線診療従事者の被ばくは実効線量および等価線量のいずれも線量限度を超えてはならない（表 2-2-1）．

術者は防護メガネの着用と装置に付属した X 線防護具の積極的な使いこなしと手技の進行に応じた透視線量率の使い分けが要求される（図 2-2-1）．

職業被ばくを低減するための実際的な対策を以下に記す．

①透視時間を絶対必要な最小限に抑える．これが患者とスタッフの線量制御のための鉄則である．

②スタッフは防護エプロンを着用・遮蔽板を使用し，線量をモニタしなければならない．また線量が最少となる術者と装置の位置関係を知らなければならない．

③ X 線方向が水平または水平に近い場合，スタッフは線量低減のために検出器側に立つべきである．

④ X 線方向が垂直または垂直に近い場合，管球は患者の下に位置させる．

⑤検出器をできるだけ患者に近づける．

⑥必要な範囲につねに照射野を絞る．

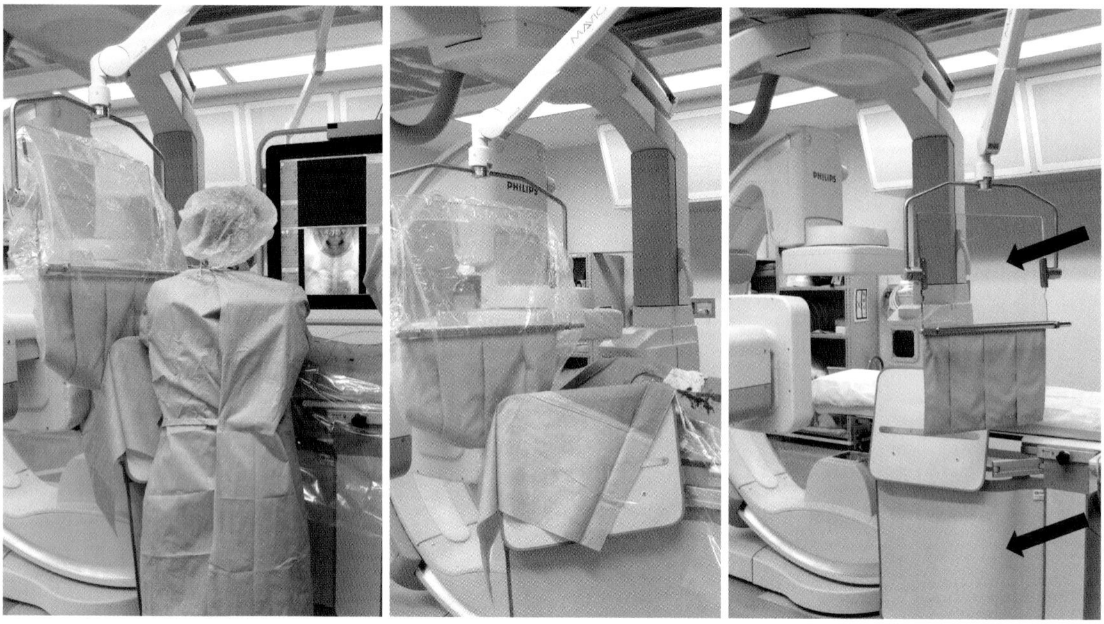

図 2-2-1 **術者用 X 線防護具とその積極的な使用**
術者の上半身を防護する天井懸垂式防護具と下半身を防護するテーブル取付式防護具．これにより患者からの散乱線被ばくを低減する

2 患者の医療安全

1 血管造影・IVR の合併症，副作用など患者の容態急変に対処できる環境整備

血管系造影検査と血管系 IVR にヨード造影剤は必須である．造影剤は検査薬であり治療薬ではないが，医薬品にはかならずリスクが存在する．警告，禁忌，原則禁忌が添付文書に記載されている．造影剤の副作用の発生は予測することができず，また医療行為に伴い合併症はある一定確率で発生する．

スタッフは，血管造影や IVR で造影剤の副作用，造影手技や IVR 手技の合併症が起こるという心構えが必要である．万一，患者に重篤な副作用や合併症が発生した場合でも，患者が最善の治療を受けることができる設備・体制を整備，かつスタッフがこれらに対応できることが必須である．

血管造影・IVR 部門には救急カート，除細動器などの救急器材・薬剤を常備し，壁面には酸素投与などの医療用設備配管，ナースステーションにつながる緊急ブザーなどの設備を設ける．電話機の横には緊急時連絡先一覧を掲示する（図 2-2-2，3）．室内には患者の血圧，心電図，酸素飽和度などバイタルサインを計測表示するベッドサイドモニタを常備し，患者をモニタリングする．

救急カートには気道確保のための物品，呼吸のための物品，循環のための物品，および救急時に必要な薬剤を常備する．そしてスタッフには緊急時対応の教育訓練を定期的に行う．

2 血管系造影検査と血管系 IVR の各ステップでの安全手順と留意点

1）患者受付と血管撮影装置への患者属性の転送

- RIS（radiology information system，放射線情報システム）で血管造影・IVR の予定患者を検索，受付する．検査室名，予定時刻と患者名，依頼内容を確認する．
- RIS でこれから施行する患者を選択，患者属性

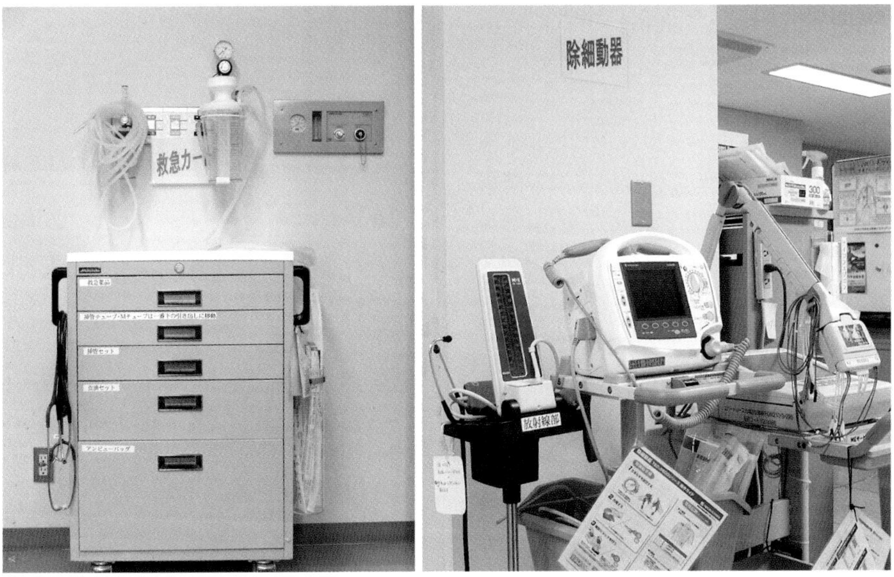

図 2-2-2 **常備する器材・薬剤**
左：救急カート，医療用設備配管，右：血圧計，除細動器，12 誘導心電計

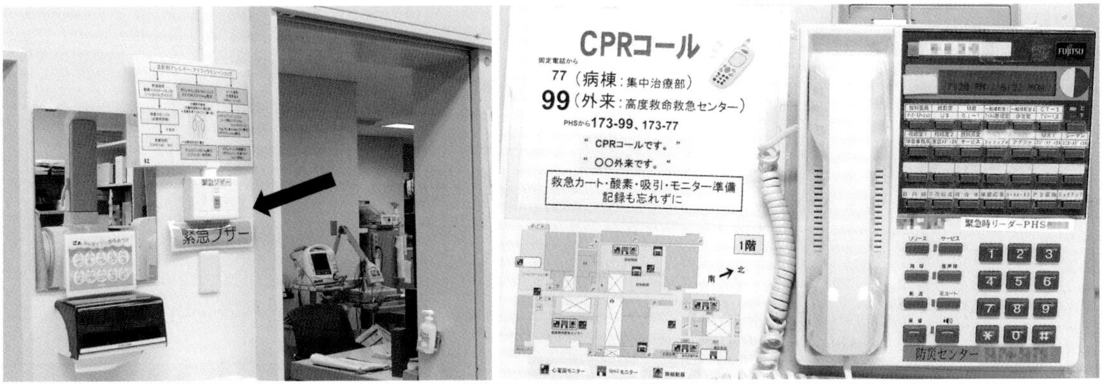

図 2-2-3 **緊急時の応援要請**
左：緊急ナースコール，右：CPR コール．

を血管撮影装置に転送する．装置に表示した患者氏名，ID 番号などを確認する．

- 患者検索はかならず ID 番号で行う．

2)患者入室時の患者確認

- 入室時にかならず患者本人からフルネームで名乗ってもらい，かつネームバンドで確認する．そして血管撮影装置に表示された患者情報と一致しているか再度確認する．この同定と照合はかならず行う．
- 持参した同意書はとくに同意の日付と署名を確認する．
- 予約外の緊急検査・IVR はとくに患者誤認が起きやすく注意する．

3)検査台へ移動

- 患者は検査前 1 食絶食して前投薬を受け，かつ上肢の静脈に点滴ルート確保（血管確保），尿道カテーテルを挿入して出診するため，検査台への移動が困難である．
- スタッフはかならず患者の両側から介助して安全な移動を支援する．
- 患者にはベッドの幅が狭く，動くと転落の危険があると注意を促す．安静が保てない患者には抑制をするなど転落防止策をとる．

4)検査台の環境整備

- 上肢は指先まで腕置台の中に正しく収め，指先が検査台の稼動部に挟み込まれないようにする．
- ベッドサイドモニタのセンサやケーブル，点滴ルートや酸素マスクのチューブ取回しには十分な注意を払う．とくに上肢を挙上した体位と上肢の上げ下ろし時はいっそう留意する．
- ケーブルやチューブの接続部(金属性)は撮影部位の外に配置する．

5)患者説明

- スタッフは患者に挨拶をして，それぞれの立場で説明をする．
- 患者とコミュニケーションをとり不安や緊張の軽減に努める．そして主治医からどのような説明を受けてきたかなど，患者の理解度を知る．
- 入室時の患者の顔色，バイタルサイン，レスポンス，理解度がすべての基本となる．

6)直前ブリーフィングの実施

- 術者からスタッフに検査あるいはIVRの治療戦略が説明される．注意点を確認し看護師が申し送りで得た患者情報を共有，多職種からなるチームとしての体制を整える(表2-2-2)．
- アプローチ部位と使用する造影剤を再確認して開始する．

7)清潔環境維持とスタッフの動線

- 清潔環境下の術者と看護師，診療放射線技師らの動線がしばしば交差する．スタッフが術者や清潔ワゴンなどに接触し，術者や使用する器材などが不潔にならないよう細心の注意を払う．術者のそばを通るときは声をかけるなどコミュニケーションを図る(図2-2-4)．

8)患者モニタリング

- 手技中の診療放射線技師の目線・視野を図2-2-5に示す．スタッフはそれぞれの立ち位

表2-2-2　ブリーフィングで確認すべき患者基本情報

- 病態・疾患
- 既往歴，合併症
- 禁忌情報
- 抗血栓薬・抗凝固剤等の薬剤の使用情報
- 感染情報
- アレルギー
- 腎機能(血清クレアチニン値 eGFR で判断)
- 造影剤副作用歴
- IVR 履歴
- 妊娠の有無
- 体内金属，埋込型心臓ペースメーカー，植込型除細動器の有無

など

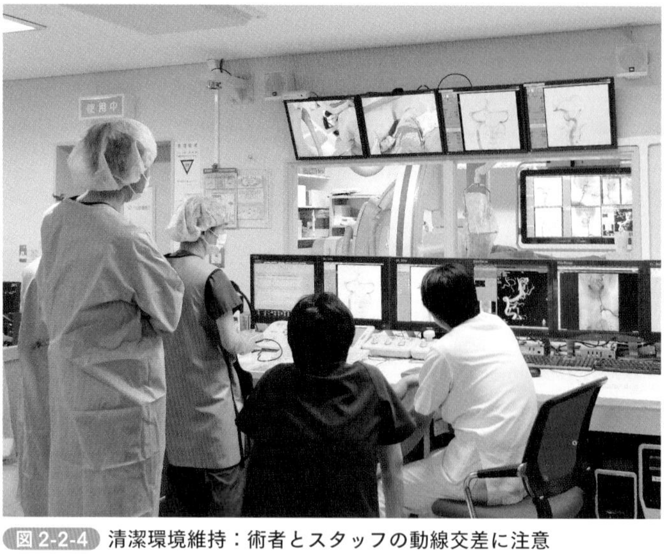

図2-2-4　清潔環境維持：術者とスタッフの動線交差に注意

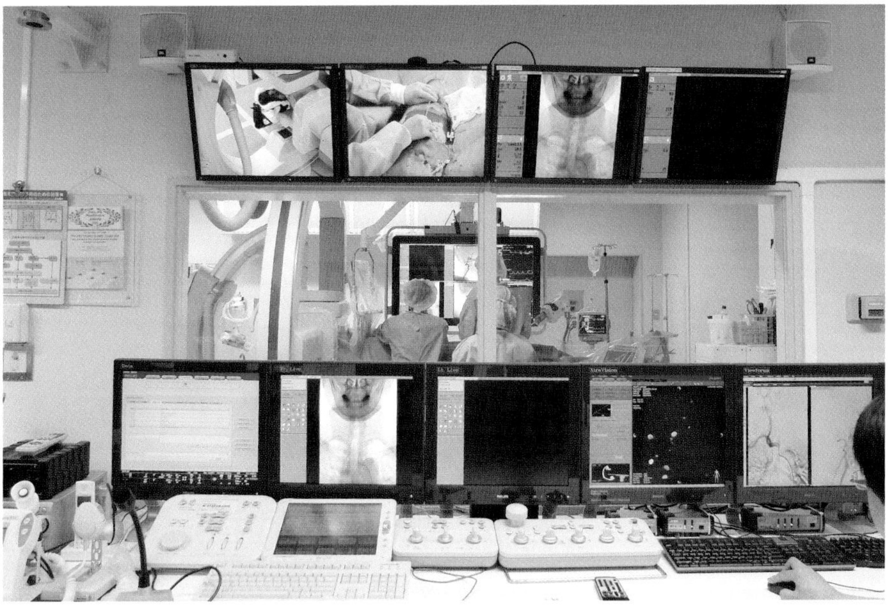

図 2-2-5　診療放射線技師の目線・視野

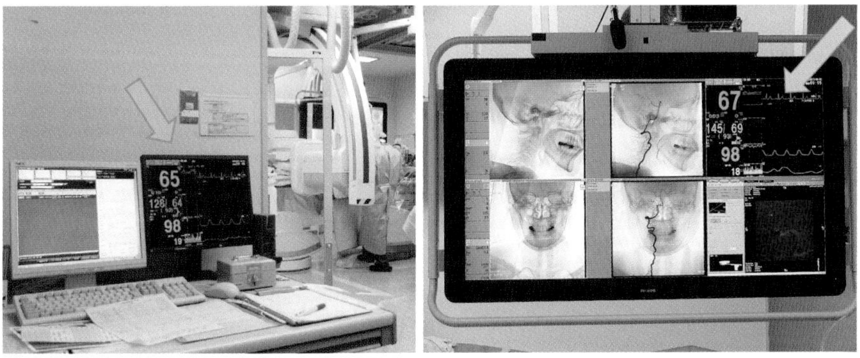

図 2-2-6　術中の患者観察（バイタルサイン）
左：看護師の目線・視野，右：術者の目線・視野．

置で患者を観察する．血圧，脈拍，酸素飽和度，心電図などのバイタルサインにも留意する（図 2-2-6）．患者の様態急変時はすみやかに他のスタッフに伝える．

9）穿刺時

- 術者は穿刺部位を触診，X 線透視でその部位を確認することで安全な穿刺に移行できる．

10）透視下のカテーテル操作支援

- 照射野を絞る，検出器を患者に近づける，適宜，低線量率モードを用いる，術者用防護具を積極的に使用するなどをして患者からの散乱線を低減し術者の被ばくを抑える．

11）造影撮影

a．造影剤の試験注入

- 最初の血管造影時，施行医は希釈造影剤を少量試験注入してカテーテル先端位置と造影血管を確認すると同時に患者を深く観察し，かつ異常の有無を問いかける．

b．位置合わせ

- 透視下で術者と診療放射線技師が協働して行う．検出器や X 線管球が患者あるいは透視モニタ，術者用防護具と接触・干渉しないよう確認しながら行う．斜位や側面での撮影そしてバ

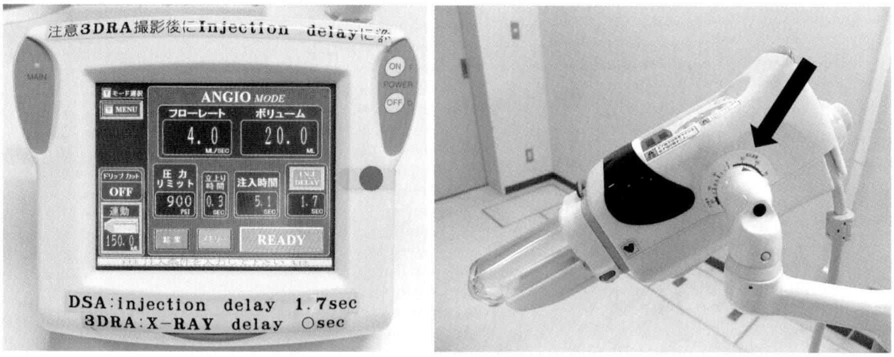

図 2-2-7 造影剤自動注入装置の準備
左：注入条件の設定，右：注入姿勢（シリンジ先端部をかならず下向きにする）．

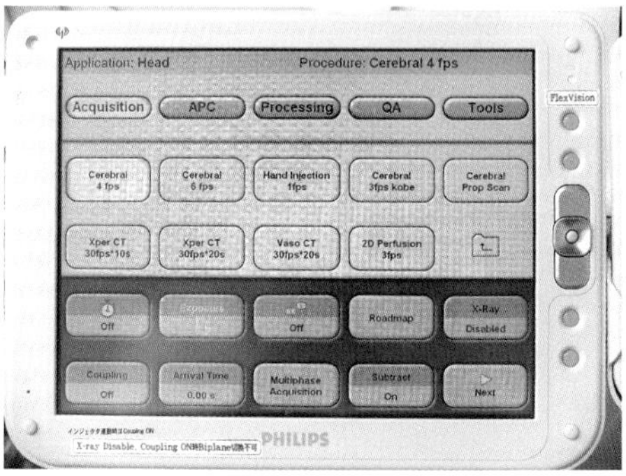

図 2-2-8 撮影プログラムの選択と確認

イプレーン撮影や回転撮影〔3D-RA（3-dimension rotational angiography）やCBCT（cone beam CT）〕時は慎重に行う．

- とくに回転撮影時は装置の衝突防止機構が解除されるため，直前のCアームの始点・終点の軌道確認はいっそう慎重に行わなければならない．

c．造影剤注入準備

- 造影剤自動注入装置を使用した造影剤の血管内投与は空気塞栓を引き起こす気泡混入に十分注意する．カテーテル先端が目的血管から逸脱することがないようにシリンジ，延長チューブ，カテーテルを確実に接続し，かつ慎重に気泡抜きをする．
- 造影剤注入条件は術者の指示を復唱して注入量，注入スピードを設定する（図 2-2-7）．設定ミスに注意する．リザーバーなど留置カテーテルの造影では最大圧力をカテーテルの耐圧以下に下げ，破損のリスクを回避する．
- 回転撮影終了後は注入条件をかならず初期値に戻す．

d．撮影プログラムの設定

- 造影プログラムは造影する血管と造影剤注入条件に応じて選択する（図 2-2-8）．血流速度が速く造影剤投与量の多い心臓や大血管などは時間分解能を高めた高速収集モードで，分枝血管の超選択的造影などは低速収集モードを選択する．選択ミスに注意する．

e．撮影内容の患者説明

- とくに最初の造影撮影時は患者に入念に説明し理解・協力を求める．造影剤注入と同時に熱感が発生するがすぐに収まること，体を動かしてはいけないこと，胸腹部では呼吸停止下での撮影であり息の止め方と止めている時間の目安などを患者の理解度に応じた表現で説明する．

12）造影撮影

- 撮影は造影剤注入条件，撮影プログラムなどを指差し・声出し確認後，患者に的確な指示を出して開始する．動脈相，毛細血管相，静脈相を撮影するが，腫瘍性病変では腫瘍濃染像が観察できる静脈相後期まで撮影する．
- 撮影後はかならず患者に声をかけてリラックスさせ，異常がないか観察する．

13）造影時・IVR時の患者観察

- 造影撮影直後，とくにIVRでの薬剤注入直後，

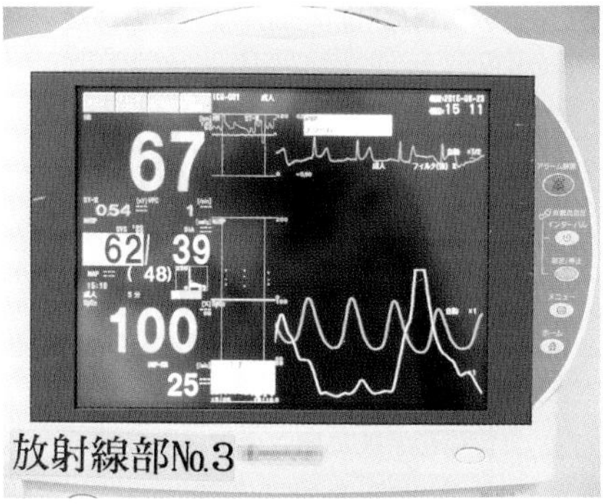

図 2-2-9　**手技中の患者観察**(バイタルサインの表示例)
- 画面左の数値表示
  心拍数，血圧値，酸素飽和度，呼吸数
- 画面右の波形表示
  心電図，脈波，呼吸曲線

デバイス留置直後はバイタルサインの監視を徹底する(図 2-2-9)．患者の表情を観察し患者の訴えを聴取して患者の状態変化の有無を評価する．

14)画像支援

- カテーテル操作の支援画像を手技の進行に応じてそのつど作成しリファレンスモニタに表示する．血管撮影装置の有するさまざまな機能を使いこなすことが要求される．

15)薬剤管理

- 造影剤など使用した薬剤は検査・IVR 終了までアンプル，空瓶を保存する．
- 薬剤はかならず看護師と診療放射線技師でダブルチェックして患者に投与する．
- 薬剤投与は薬剤名，投与量，投与時間などを看護記録に残す．

16)終了時

- 術者のカテーテル抜去を確認して，足元のフットスイッチ移動し誤って踏まれないようにする．同時に X 線装置上で X 線ブロックして不要な被ばくを防止する(図 2-2-10)．
- C アームおよびモニタを退避し患者周囲に空間を確保する．患者や周辺機器と干渉しないように近接操作で退避する．

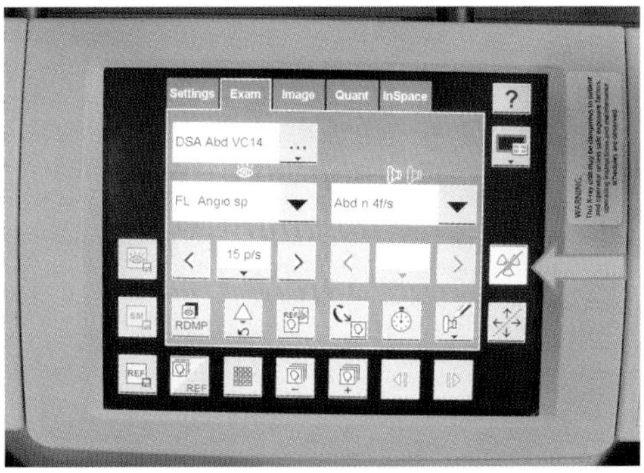

図 2-2-10　**不要な被ばくを防止する X 線ブロック**

17)検査台からの移動と患者退室

- 患者は静脈ルートや尿道カテーテル留置に加え，止血のため穿刺部の圧迫固定がなされている．患者の移動時，穿刺部位を曲げないように(穿刺部位からの再出血を防ぐ)する．スタッフは感染防止の手ぶくろを着用して移動を両側から介助する．
- 退室時に患者にねぎらいの言葉をかける．

18)画像処理と PACS 転送，RIS 入力

- 撮影した画像は部位の左右表示をかならず明示する．必要な画像処理を施して検像後，画像を PACS(picture archiving and communication system；画像保管伝送システム)に転送する．
- RIS に照射録情報，患者の被ばく線量記録ならびに会計情報を入力する．
- RIS から PACS に転送した画像が閲覧できることを確認する．

19)造影剤副作用報告書の作成

- 副作用発生時は RIS の実績入力画面に造影剤の名称，副作用の症状，処置内容などを入力する．造影剤副作用報告は電子カルテに反映する．

20)装置管理と線量管理

患者に安心して清潔環境下で血管造影・IVR を受

けていただくため，スタッフは始業時と終業時にX線装置，造影剤自動注入装置と医療機器などのユーザー点検を実施，そしてX線検査室内を整理，整頓，清掃して患者の入室に備える．

X線装置などの機器はメーカーによる定期点検を実施して設置時の性能を維持するとともに，診断参考レベルを活用した防護の最適化，線量管理が必要となる．

3 患者観察，副作用と臨床症状

スタッフは患者とのコミュニケーションを密にとることで様態急変の徴候をより早期に発見することが可能となる．患者の顔色・表情・訴えに留意して自覚症状，意識状態，呼吸状態などを観察する．また，モニタに表示される血圧，酸素飽和度，心拍数，心電図などのバイタルサインを注視する（図2-2-9）．アラームには迅速に対応する．

造影剤副作用の徴候には，①患者の表情，態度，②くしゃみ，③咳，④生あくび，⑤冷汗，⑥顔面蒼白などがある．とくに重篤な副作用の前兆は生あくび，冷汗，顔面蒼白で，これらはショックの前兆であり，生あくび，冷汗は急激に血圧が低下した徴候である（表2-2-3）．

応援要請をする重篤な症状は心肺機能停止，意識低下，意識消失，脈拍微弱，呼吸困難などである．血圧が低下すると徐脈，頻脈，顔面浮腫・気管支痙攣などの症状が出てくる．アナフィラキシー発症時の症状は急激な血圧低下，気道狭窄，じんま疹などである．

血管造影手技やIVRの代表的な合併症と症状を表2-2-4，2-2-5に示す．

4 副作用・合併症発生時の対応

院内・部門での取り決めに従い，事態に応じて①まず近くの人を呼ぶ，②部内他部署のスタッフに応援を依頼する，③患者が心肺停止状態に陥ったときなど重症時はためらわずCPR（cardiopulmonary resuscitation；心肺蘇生）コールする．

CPRコールの判断は術者が行うが，スタッフがその必要性を術者に確認することもある．電話で直接医師にCPRコールであること及びCPR発生場所を的確に伝える．その後，部内放送でCPRコールを周知し，廊下に出て専門医チームを誘導する．

表2-2-3 造影剤副作用の初期症状・前駆症状

- 急激な血圧低下でみられる初期症状：
  あくび，顔面蒼白，冷汗，便意
- 呼吸困難，チアノーゼなどでみられる初期症状：
  嗄声，咳嗽，息苦しさ
- その他の初期症状：
  悪心，嘔吐，くしゃみ，発赤，瘙痒感，
  じんま疹，不用意な体動，顔面紅潮など

表2-2-4 血管造影手技に伴う合併症と症状

穿刺部位	●血腫 ⇒ 疼痛 ●仮性動脈瘤 ⇒ 拍動性腫瘤 ●動静脈瘻 ⇒ 下肢虚血，心不全
局所以外	●血栓・塞栓症： 四肢血管 ⇒ 末梢の疼痛 脳血管 ⇒ 梗塞症状，痙攣発作 ●血管攣縮 ⇒ ほとんど無症状 ●内膜損傷・血管閉塞： 四肢・脳血管 ⇒ 虚血症状 腹部血管 ⇒ 一過性疼痛 ●血管穿孔・破裂 ⇒ 血圧低下

表2-2-5 IVRに伴う合併症と症状

- 肝動脈化学塞栓術：疼痛，悪心·嘔吐，上腹部不快感
- 血管塞栓術：塞栓臓器の梗塞
- 血管形成術：疼痛，末梢の虚血症状

専門医チーム到着までは血管造影・IVRチームが適切な救命処置を行わねばならない．

診療放射線技師はすみやかに下記の行動をとる．

①声を出し応援を要請する．ナースステーションへの通報．

②患者周囲に空間を確保する．Cアームを退避，検査台を下げ後進して心臓マッサージに備える．透視モニタを検査台から離す．

③X線ブロックして不要な被ばくを避ける．

④救命処置に必要な機材を搬入する．

表 2-2-6　インシデント事例

①血管撮影装置と患者の接触事故
- 検出器が患者に接触
- 側面用 C アームの出し入れ時に挙上した患者上肢に接触
- 患者の足が寝台からはみ出し，テーブルサイドコンソールに接触，C アームが暴走して検出器が患者に接触
- チューブ，点滴ルートなどが寝台の長手方向移動時に寝台可動部に巻き込まれ断裂

②血管撮影装置と周辺機器の接触事故
- 回転撮影の回転軌道確認時に C アームが腕置き台，モニタ，防護具に接触
- 同時 2 方向撮影時に C アームが腕置き台，モニタ，寝台防護具に接触

③血管撮影装置の操作ミス
- 撮影プログラムの選択ミス
- 造影剤自動注入装置との連動・非連動を誤る
- 透視保存したつもりができていなかった

④造影剤自動注入装置の操作ミス
- 造影剤注入条件の設定ミス（最大圧力，注入量，注入率，ディレイタイムなど）
- カテーテル・延長チューブの接続不良による造影不良

⑤清潔環境を損なう
- 術者にスタッフが接触して不潔になる
- 患者の手が穿刺部位に触れた
- 清潔シーツに C アームが接触した
- 下肢造影で濃度補償フィルタ設置時に清潔シーツを不潔にした

⑥画像にアーチファクト・障害陰影出現
- チューブ・ケーブルとその接続部の照射野内への入り込み

⑦装置の異常
- 装置が起動しない
- 突然，透視，撮影ができなくなる
- 落雷による瞬間的な停電の発生，機械室の空調停止
- 周辺機器の増加に伴うコンセントの電源容量超過

⑧画像が PASC・RIS・電子カルテで観察できない
- 画像転送ミス
- ネットワーク障害の発生
- 装置の画像識別子が重複構造に誤設定
- PASC 転送後の画像確認を失念

⑨画像・レポートとオーダー・患者名・施行日などの不一致
- 患者誤認
- RIS から血管撮影装置へのオーダー誤転送
- レポート作成時のオーダー誤選択

⑩針刺し・切創事故
- 手技中に針刺し切創事故，血液や抗がん剤のばく露が発生
- 終了後の後片づけで発生，とくに時間外

⑪患者移動時
- ベッドの固定不十分（未然に察知し，患者転落を防止）
- X 線ブロックを忘れ，ベットの車輪がフットスイッチに接触しスタッフが被ばく

⑫警鐘事例
- ハイブリッド手術室で，誰も操作していないのにもかかわらず透視の X 線が照射された．（X 線ブロックをしていなかったため，物品ワゴンがフットスイッチに乗り上げて X 線が照射されたものと思われる）

3 インシデント事例と対応

表2-2-6の事例は過去に経験あるいは報告されたインシデント事例の一部で，放射線技師業務に直結した事例である．始業時点検で防げなかった装置の突発的な故障，人の行動に起因するヒューマンエラーである思い込み，安全確認の不徹底，スタッフ間の連携不良など，さまざまな背景要因がある．

病院，放射線部門として，医療安全と放射線安全に係る事故事例，警鐘事例などの情報を日本病院評価機構，医薬品医療機器総合機構，監督官庁ならびに学術団体や職能団体などから収集し，それらを分析・評価してスタッフへ周知，共有することが重要である．人は誰でも間違う，機械は故障することを前提に，真の事故原因をつかみ安全を確保する方向に改善策を立てスタッフを教育・指導しなければならない．

安全対策の心構え

①患者の安全を第一に考える．
②患者の訴えをよく聞く．
③懇切丁寧な説明を心がける．
④正確な指示・伝達を心がける．
⑤指示・伝達の確認会話を習慣づける．
⑥職種間の連携を心がける．
⑦ダブルチェックを励行する．
⑧診療記録はわかりやすく正確に記載する．
⑨患者およびスタッフの被ばく低減に努める．
⑩危険予知のアンテナを高くする．

NOTE

国際放射線防護委員会 (International Commission on Radiological Protection：ICRP)

専門家の立場から放射線防護の理念と基本原則を検討し，その成果を勧告および報告書として公表している非営利の国際学術団体である．主委員会のほか，それぞれ放射線の影響，放射線被ばくによる線量，医療における放射線防護，委員会勧告の管理実務への適用を担当する4つの専門委員会から構成される．基本勧告は各国の放射線関連法令と運用の基準になっている．ICRP勧告・報告書の日本語版PDFが(公社)日本アイソトープ協会のHP上で無償公開中である．

Publication	85	IVRにおける放射線傷害の回避
Publication	103	国際放射線防護委員会の2007年勧告
Publication	120	心臓病学における放射線防護
Publication	117	画像診断部門外で行われるX線透視ガイド下手技における放射線防護　など

第3章　非血管造影検査系(非 IVR 含む)

1　TV 透視装置の動き

TV 透視装置は，検査台の起倒動，昇降動，左右動，X 線平面検出器(flat panel detector：FPD)やイメージインテンシファイア(image intensifier：I.I.)など検出器の前後動，C アームのスライド，回転，長手動などの動きが可能な装置である(図 2-3-1)．これらの動きによる，患者や周辺機器への接触，患者の転倒，チューブ類の抜去事故などに注意を払う必要がある．

2　非血管造影検査における診療放射線技師の役割

1　検査前

- C アームの近接センサあるいは接触センサが正常か，固定具が確実に設置されているかなどの確認を行う．
- TV 透視検査室で行われる検査には，さまざまな装置(超音波診断装置，内視鏡装置，電気メス，生体情報モニタなど)が使用されるので，コンセントの出力を十分に確保し，たこ足配線

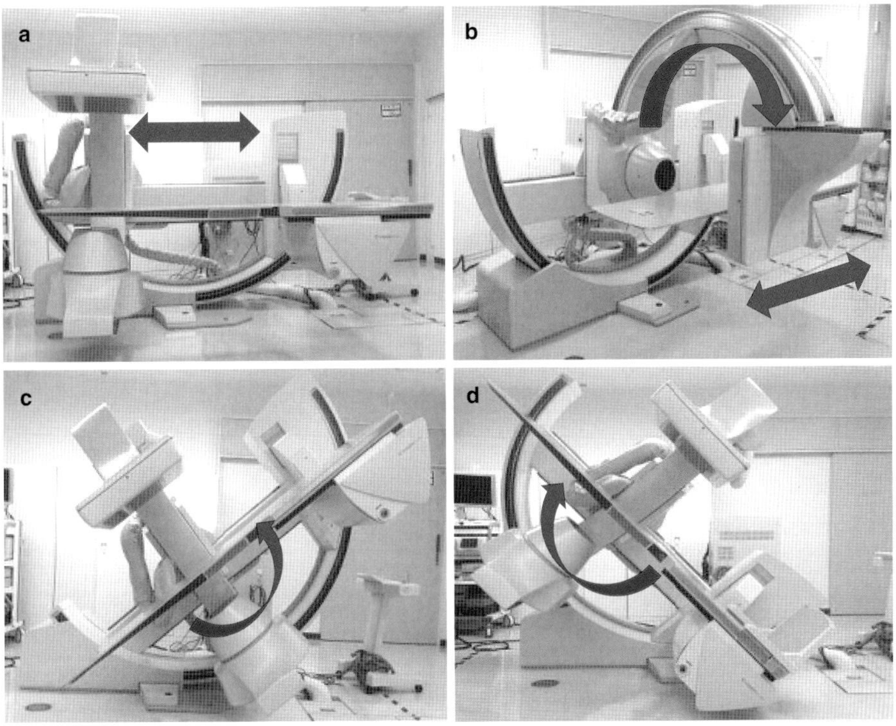

図 2-3-1　さまざまな動きをする TV 透視装置—C アーム型 TV 透視装置の動作の例
a：正面(アンダーチューブ方式)，b：側面，c：逆傾斜位(頭低位)，d：立位．

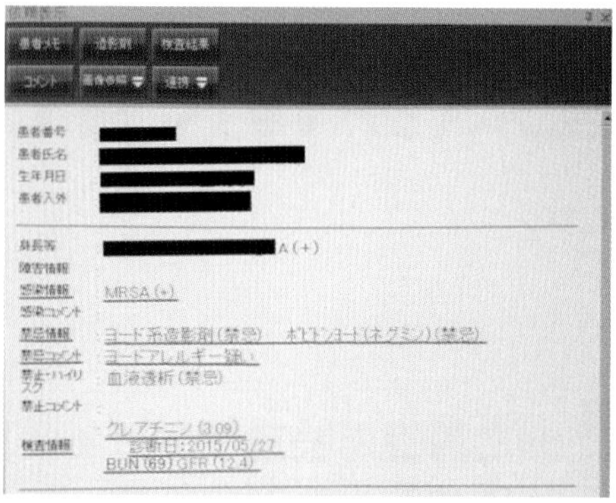

図 2-3-2　RIS に表示される患者情報

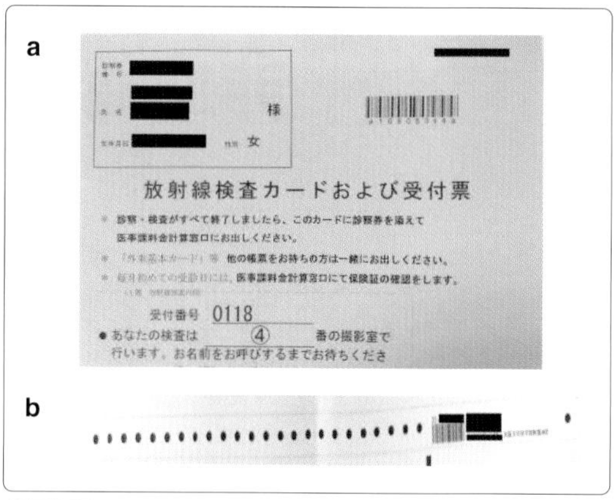

図 2-3-3　受付表(a)，ネームバンド(b)

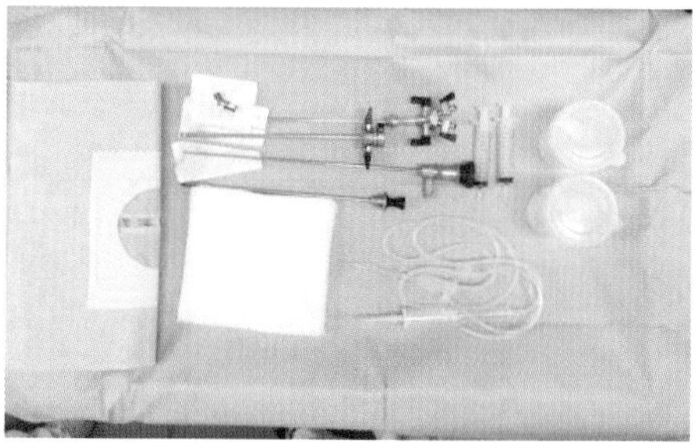

図 2-3-4　清潔下使用される膀胱鏡セット

は避ける．

- 電子カルテや放射線科情報システム(radiology information system：RIS)などから，患者の禁忌情報・感染情報・過去画像などを確認しておく．造影剤を使用する検査では，ヨード禁忌の有無や最新のクレアチニン値などの確認も必要である(図 2-3-2)．
- 医師・看護師と検査目的の確認や検査手順の打合せを行う．
- 患者確認は，可能な範囲で以下のチェックを心がける．

①患者自身に名前をフルネームで名のってもらう．
②受付票あるいはネームバンドなどで目視による患者名確認を行う．
③受付票やネームバンドにバーコードがついている場合は，バーコードリーダーでの確認も行う(図 2-3-3)．

- 看護師とともに，問診票・申し送り票などを確認する．
- 安全な検査施行のため，患者に検査方法を説明する．たとえば，息止めの必要性や，検査体位(立位・足の開閉・前屈後屈は可能か，背臥位・腹臥位は可能か，長時間同じ姿勢を保てるかなど)について説明し，検査中，患者の協力が得られるかどうかの情報取得が必要である．
- TV 透視装置の可動域を考慮し，患者に接続されているチューブ類の長さは十分であるか，チューブ類が抜去されたり挟まれたりすることはないかなどの確認をする．
- 患者がベッドから検査台，検査台からベッドに移動するときは，患者に接続されているチューブ類や生体情報モニタの接続ケーブルなどに注意しながら，ベッドと検査台の隙間に患者が転落しないように注意する．このためには，ベッド，検査台がいずれも固定してあるかの確認や，患者移動用スライダーの利用などがあげられる．
- 検査直前には，タイムアウト*の施行が有用である．

＊タイムアウト：検査や手術に携わる医療スタッフが一度手を止め，患者氏名・診断名・手術部位・手術内容などを確認すること．

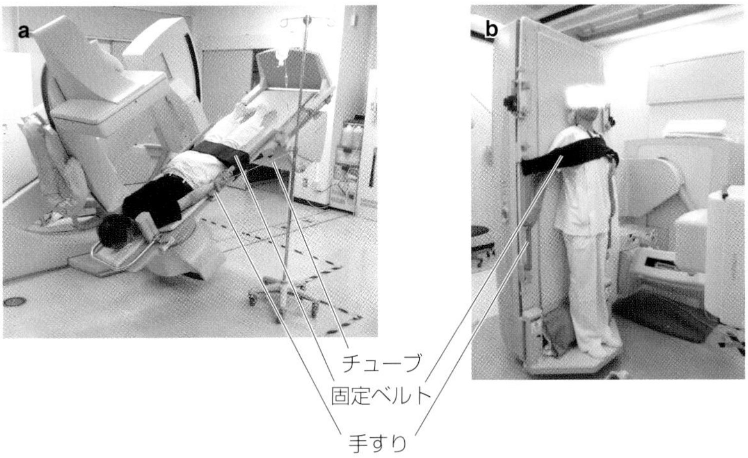

図 2-3-5 逆傾斜位（a），立位（b）

2 検査中

- X 線透視を用いる検査は，C アームや検査台を移動させながら行われることが多い．移動させるときにはつねに，患者の手やチューブ類を巻き込まないように注意する．同時に，「台を動かします」などの声かけを行うことにより衝突防止に努め，患者や医療スタッフの安全を確保する．
- 検査や治療は清潔下で行われることが多い．清潔物品への接触などに留意し，感染予防に努める（図 2-3-4）．
- 検査台を傾斜させるときには，転倒・転落のリスクが伴う．検査台の手すりを握ってもらうなど，患者自身での体位保持を依頼する．それでもなお，転倒・転落のリスクがあると判断すれば，医療スタッフが検査室で患者に付き添い，介助を行い，場合によっては固定ベルトを使用する必要がある．患者に接続されているチューブ類にも注意を払う．（図 2-3-5）．
- 医師・看護師だけでなく，診療放射線技師を含め，検査に携わる医療スタッフ全員で“患者の様子”を監視する．これは，生体情報モニタによる血圧・脈拍の監視や，咳・くしゃみ・頭痛・嘔気・嘔吐・四肢の知覚・運動異常などの監視などがあげられる．
- 造影剤や他の薬剤によるアナフィラキシーショック時の対応を医療スタッフ間で確認しておく．一次救命処置（basic life support：BLS）として，診療放射線技師の役割とは何かについて確認しておく．たとえば，CPR（cardio pulmonary resuscitation；心肺蘇生）コール，救助要員の誘導，自動体外式除細動器（automated external defibrillator：AED）の設置場所の確認，挿管・心臓マッサージなどを行うためのスペースの確保などがあげられる．緊急時の迅速な対応のために，緊急時シミュレーションなどへの定期的な参加は重要である．CPR コール番号を電話機の近くに掲示しておき，状況と発生場所をはっきりと伝えることが求められる（図 2-3-6）．

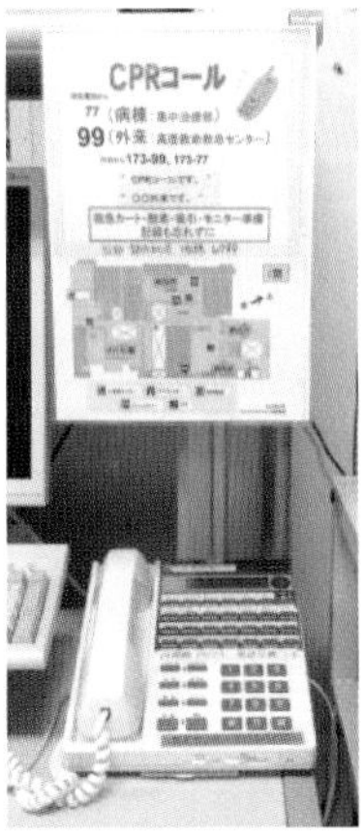

図 2-3-6 CPR コール番号掲示

- 検査が円滑にかつ安全に完了するように，医療

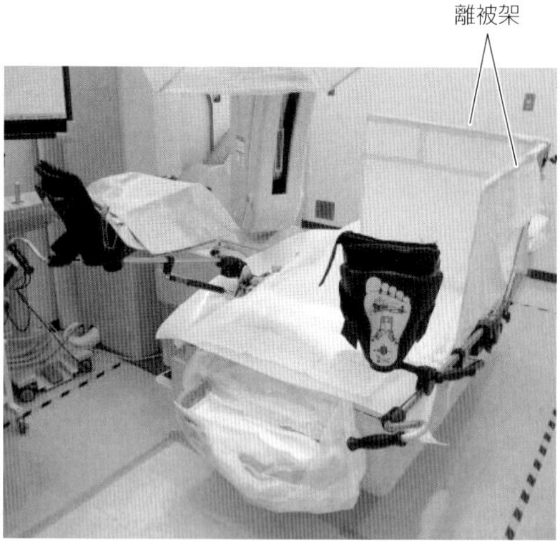

図 2-3-7 泌尿器系の検査セット

スタッフや患者に必要な環境を整える．たとえば，医師が検査しやすいようなスペースを確保したり，産科婦人科系・泌尿器系の検査の際には，目隠し用のカーテンや離被架を使用して患者の恥ずかしさを和らげるための環境づくりに配慮する必要がある（図 2-3-7）．

- 検査に適したX線透視のパルスレート調整やX線絞りを用いて，患者・医療スタッフの被ばく低減に努める．
- TV透視検査室には血管用，消化管用，腔内用などさまざまな種類の造影剤や薬剤が常備されている．造影剤は，検査目的，検査部位に適したものを使用しなくてはならない．造影剤の種類を間違わないように，医師・看護師・診療放射線技師のダブルチェックやトリプルチェックが有用である．脊髄腔造影の際，誤った造影剤の使用により死亡事故例が発生している（後述の事故事例参照）．

3 検査後

- “患者の様子”の観察を怠らない．また，薬剤によるアレルギー反応にも注意する．
- 検査中何か異常があれば，電子カルテやRISにコメントを残し，つぎに検査があるときの事故防止につなげる（図 2-3-8）．
- 更衣室での着替え時にも転倒などの事故が発生する場合がある．たとえば，疼痛緩和のために検査の前に処置した仙骨麻酔により，検査終了後，更衣室にて転倒した事例がある．

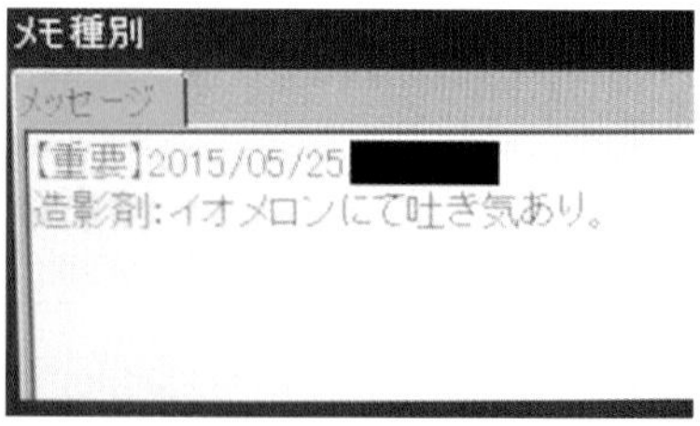

図 2-3-8 RISの患者に関するメッセージ欄

- 検査室の清掃やTV透視装置のアルコール除菌を行い，感染の拡大防止に努める．

3 おもな非血管造影検査

1 気管支鏡下肺生検

肺がんの確定診断を行うためには，原則として病理診断が必要である．胸部X線写真やCT検査（computed tomography）などの画像診断で異常が発見された場合に病理診断が行われる．病理診断のために，経気管支肺生検（transbronchial lung biopsy：TBLB），経気管支生検（transbronchial biopsy：TBB），経気管支肺吸引細胞診（transbronchial needle aspiration cytology：TBAC），気管支肺胞洗浄法（bronchoalveolar lavage：BAL）などが行われる．近年では，気管支鏡検査の正診率向上，がん組織の検体採取量の増加を目的として，超音波気管支鏡（endobronchial ultrasound：EBUS）を用いた気管支鏡検査が行われることも多い．

TBLBの検査手順と診療放射線技師の役割を表 2-3-1に示す．

- 肺生検は多少なりとも出血を伴う検査であることを認識し，医師・看護師とともに生体情報や患者の様子に注意する．
- 緊急事態に備え，CPRコールの心構えをしておく．

表 2-3-1　TBLB の検査手順と診療放射線技師の役割

TBLB	検査手順	診療放射線技師の役割
検査前	●医療スタッフは，肺結核の感染予防として，N95 微粒子用マスクを着用する(図 2-3-9) ●生体情報モニタの電極やカフを装着し，前投薬を行う ●喉頭麻酔スプレーを行う	●リドカインショック*の発生に注意を払う
検査中	●患者は検査台に仰臥位となる ●気管支鏡を口から挿入し，目的の部位まで進める ●気管支鏡，生検鉗子が目的の部位へ到達しているか，正面・側面・斜位の X 線透視で確認する ● X 線透視を確認しながら，生検鉗子で細胞を採取する ●細胞採取が終了したら，気胸の有無を X 線透視で確認する	●患者に検査中の注意点を説明する(気管支鏡が口から挿入され，会話が困難な状態なので，検査中にコミュニケーションがとれるように“はい”“いいえ”“異常あり”のサインを決めておく(例：手を上げる，手をふる，ブザーを渡すなど) ● C アームを回転させながら X 線透視を確認する際，患者・医療スタッフまたは周辺機器への接触に注意する ●生体情報モニタや患者の意識を確認しながら，気管支鏡で異常出血がないか確認する．意識の確認は，患者に声かけを行い，先に決めていたサインにてコミュニケーションをとる ●医師とともに，診療放射線技師も気胸の有無を確認する(図 2-3-10)
検査後		●生体情報モニタや患者の意識を確認する ●必要に応じて，経時的に胸部 X 線撮影にて気胸の確認を行う

* リドカインショック：局所麻酔薬として使われるリドカインにより呼吸抑制，意識消失や急激な血圧低下などが起こり，ショック状態に陥ること．

2　中心静脈栄養ルート

末梢静脈からの点滴では，輸液が長期間に及んだ場合や，高濃度の輸液・特殊な薬剤の投与を行った場合に血管炎を起こすことがある．その結果，血管閉塞，周囲組織の炎症をきたす．それに対し，中心静脈(直接心臓に流入する大きな静脈：上大静脈・下大静脈)は，径が太く血流が豊富であり，血管炎を起こしにくいため，特殊な輸液や薬剤投与を安定して行える．中心静脈ルート留置の種類としては，CV カテーテル(central venous catheter)留置，CV ポート留置，PICC (peripherally inserted central catheter)留置などがあげられる．

CV カテーテル留置術の検査手順と診療放射線技師の役割を表 2-3-2 に示す．

3　脊髄腔造影

脊髄腔造影(myelography)は，おもに腰椎から造影剤を脊髄腔内に注入し，患者の体位を変換したり検査台を動かしたりしながら，造影剤を頸部から腰部まで移動させて髄腔内を観察するものである．椎間板ヘルニア，変形性脊椎症，脊髄腫瘍，動静脈奇形，損傷や外傷による脊髄損傷などの形態的病変の診断に用いられる．

脊髄腔造影の検査手順と診療放射線技師の役割を表 2-3-3 に示す．

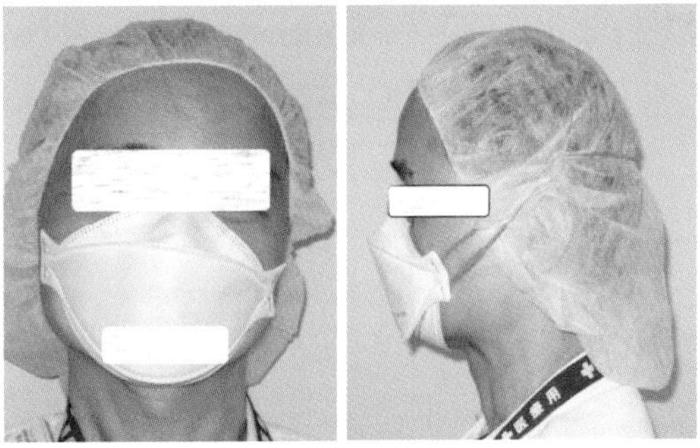

図 2-3-9　N95 微粒子用マスク

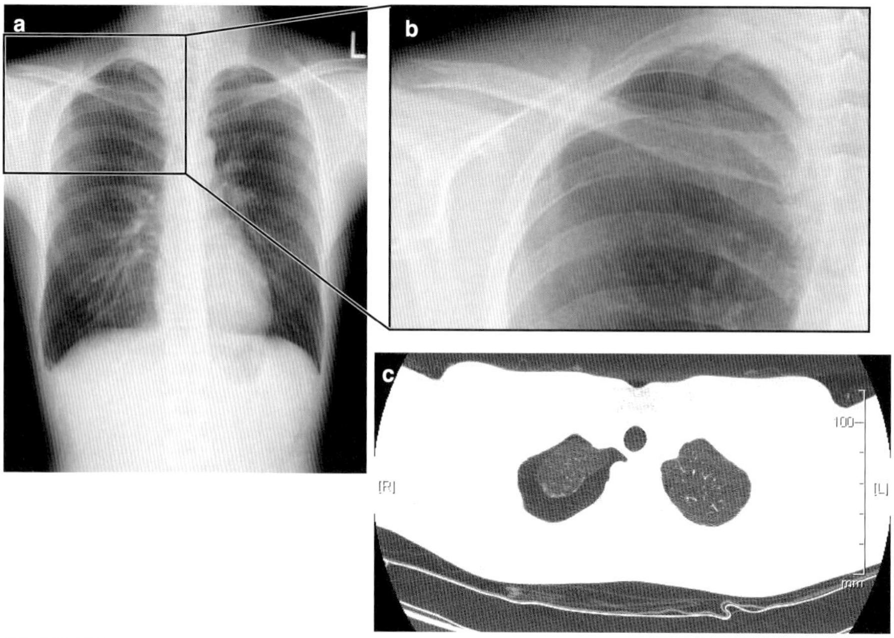

図 2-3-10 **気胸の胸部正面 X 線像(a，b)と CT 像(c)**
b は a の一部の拡大像.

表 2-3-2 **CV カテーテル留置術の検査手順と診療放射線技師の役割**

CV カテーテル留置術	検査手順	診療放射線技師の役割
検査前		●造影剤を使用する場合があるので，皮膚の様子を含め，“患者の様子”を観察しておく ●清潔下での処置となるので，感染防止に努める
検査中	●超音波診断装置を用いて頸部あるいは腕の静脈の穿刺部位を確認し，血管を穿刺する．穿刺部位からのワイヤ挿入が困難，あるいは円滑でなければ，静脈の血管造影を行い，血管走行を確認しながらワイヤを進める ●ワイヤづたいにカテーテルを進め，目的の位置にカテーテルを留置する ●カテーテルを針糸で皮膚に固定する直前にもう一度カテーテルの位置を X 線透視などで確認する ●カテーテルが動かないように針糸で皮膚に固定する	●ワイヤを進めるときには，ワイヤの先端を X 線透視で追従し，ワイヤが誤った方向に侵入しないか，血管を破って血管走行から逸脱しないか，医師とともに注意して観察する ●カテーテルの先端位置を，医師とともに確認する
検査後		●すべての処置が終了した後，胸部 X 線撮影にてカテーテルの位置と気胸の有無を確認する(図 2-3-10，11)

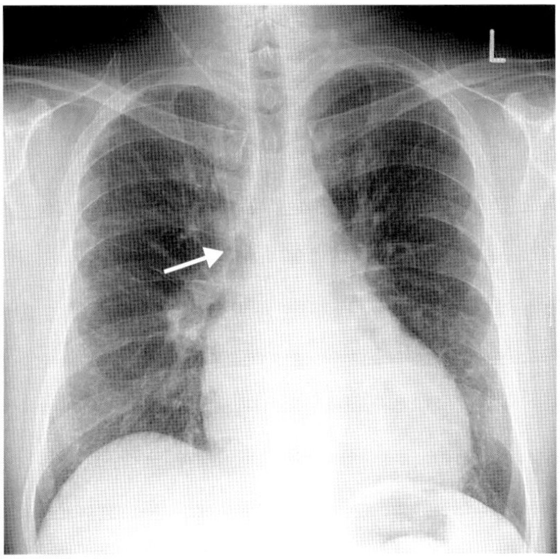

図 2-3-11 CV カテーテル留置後の胸部正面 X 線像
矢印は，CV カテーテル先端位置.

4 泌尿器系検査

泌尿器系の臓器に異常をきたしたときに，造影剤を順行性あるいは逆行性に注入して尿路の形態を観察したり，泌尿器系疾患の症状改善のためにカテーテルを留置したりする.

泌尿器系の検査には，腎尿管膀胱単純撮影(kidney，ureter and bladder：KUB)，順行性検査として，点滴(静注)腎盂造影(drip infusion pyelography：DIP)，静脈性腎盂造影(intravenous pyelography：IVP)，順行性腎盂造影(antegrade pyelography：AP)，逆行性検査として，逆行性腎盂造影(retrograde pyelography：RP)，膀胱造影(cystography：CG)，排尿時膀胱尿道造影(voiding cystourethrography：VCG)，チェーン尿道膀胱造影(チェーン CG：chain-CG)などがある．逆行性腎盂造影の検査手順と診療放射線技師の役割を表 2-3-4 に示す.

泌尿器系や産科婦人科系の検査は，検査部位，検

表 2-3-3 脊髄腔造影の検査手順と診療放射線技師の役割

脊髄腔造影	検査手順	診療放射線技師の役割
検査前	●検査前の絶食，容態急変時の対応のために静脈ルートを確保する ●検査中は，検査台と C アームを頻繁に操作して動かすので，あらかじめ周辺機器や点滴台の位置を確認しておく．可能であれば，静脈ルートはヘパリンロックすることが望まれる(図 2-3-12)	●検査台の固定具がしっかり固定されているか，ぐらつきや緩みがないか確認する(図 2-3-13) ●検査前の準備で，造影剤の種類が間違いないか確認する(図 2-3-14) ●検査前の“患者の様子”を観察しておく
検査中	●患者は検査台の上に側臥位あるいは腹臥位の体位をとる ●穿刺部を消毒後，側臥位の場合，患者は前屈位の体位をとる ●X 線透視下でスパイナル針を腰椎から穿刺する．脊髄腔内への穿刺確認は脊髄液の採取にて行われる ●脊髄液の確認後，検査台を少し立位に傾斜させ，造影剤をゆっくり注入する．造影剤は水溶性の造影剤(イソビスト®，オムニパーク® など)を使用する ●造影剤注入完了後，抜針して撮影を開始する．検査台をさまざまな角度に傾斜させながら，造影剤を目的の部位に流し込む．目的に合わせ，背臥位，腹臥位，側臥位の姿勢をとり，正面，側面，斜位，前後屈撮影など行う	●X 線透視中，ベッドや C アームを移動させる場合があるが，針を穿刺しているのでかならず声かけをし，医師が了承してから検査台を動かす ●転落の可能性がある場合には，転落防止用の固定ベルトを装着する(図 2-3-5 参照) ●C アームや検査台を操作しながら造影剤を目的の部位に流し込み，タイミングをみて撮影する(図 2-3-15) ●逆傾斜とする場合，患者が検査台から転落する可能性があるため，患者の姿勢保持には十分な注意が必要である．場合によっては医療スタッフが補助に入る
検査後	●脊髄腔造影検査終了後，脊髄腔造影 CT 撮影を行い，より正確な診断を行う	●副作用はないか確認する

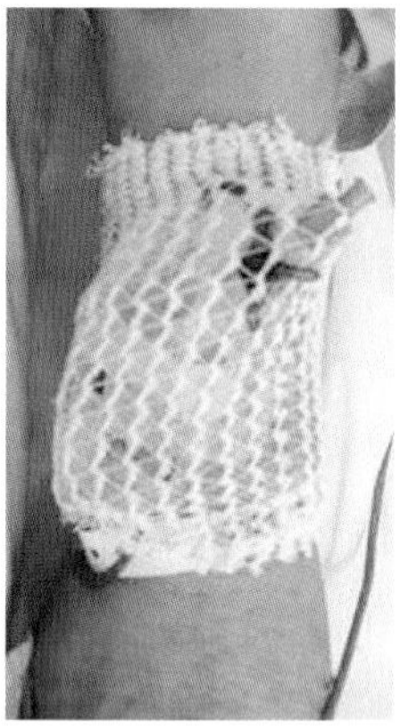

図 2-3-12 左橈骨部からの静脈ルートをヘパリンロック

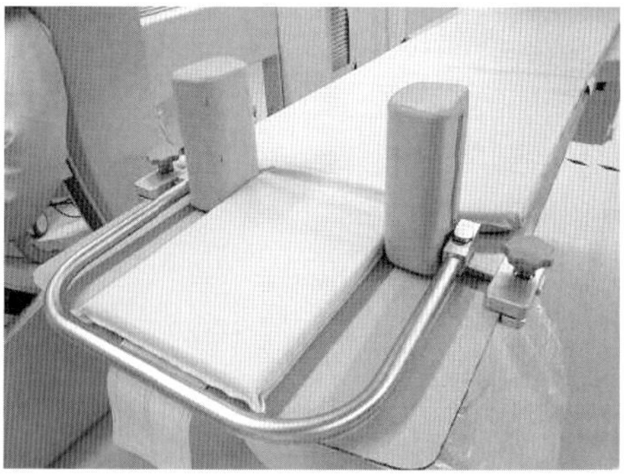

図 2-3-13 検査台の固定具の一例（逆傾斜位時に用いる肩当て）

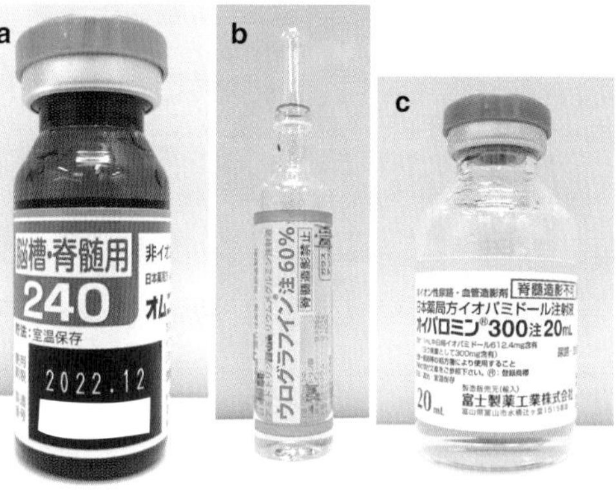

図 2-3-14 造影剤
a：非イオン性造影剤オムニパーク®240 注 10mL（第一三共）.
b：ウログラフィン® 注 60%（バイエル薬品）—脊髄造影禁止（血管内投与禁止）.
c：オイパロミン®300 注 20mL（富士製薬工業株式会社）—脊髄造影不可（血管造影剤）.

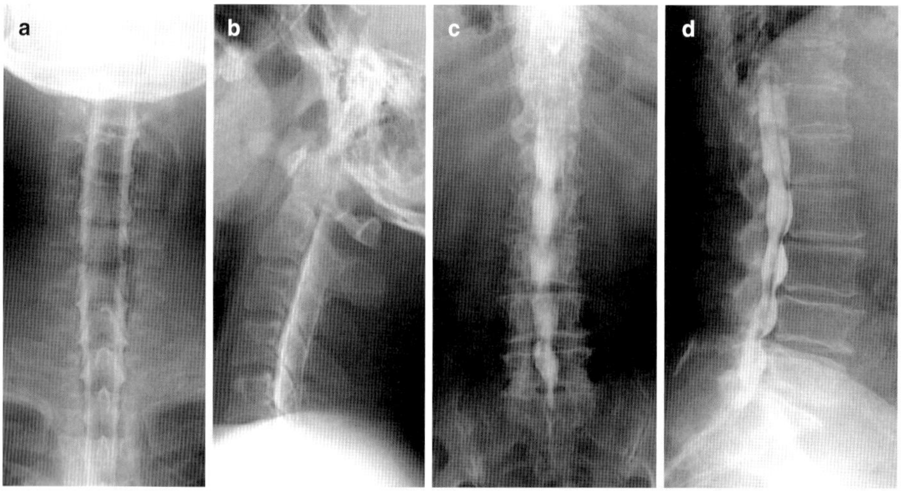

図 2-3-15 脊髄腔造影
a：頸髄正面，b：頸髄側面，c：腰髄正面，d：腰髄側面.

表 2-3-4 逆行性腎盂造影の検査手順と診療放射線技師の役割

逆行性腎盂造影	検査手順	診療放射線技師の役割
検査前	●患者には，疼痛緩和のためにボルタレン® 坐薬挿肛あるいは仙骨麻酔*を行い，検査に対応する検査着を着用してもらう	●砕石位をとるためのセットを準備する ●検査時間や検査方法の説明，また患者にとって恥ずかしい検査であると思われるので，目隠し用のカーテンや離被架を設置して，検査室の環境に配慮する(図 2-3-7 参照)
検査中	●患者は検査台の上に砕石位の体位をとる ●膀胱鏡を尿道から膀胱まで逆行性に挿入する ●膀胱がカメラにより観察できるようになると，尿管より逆行性にワイヤを腎臓まで進める．このとき，X 線透視を用いる ●ワイヤ伝いにカテーテルを挿入し，カテーテルから腎盂尿を採取する．また，腎盂・尿管を造影する ●水腎症の場合，腎機能を温存するために尿管ステント(ダブル J またはシングル J カテーテル)(図 2-3-16)を留置，交換，抜去する	● KUB の X 線撮影する ● X 線透視でワイヤを追従する際には，C アームや検査台を動かす．「台を動かします」などの声かけをしてから操作しなければ，術者に衝突したり，固定している膀胱鏡が動いてしまう可能性があり，危険である ●腎盂や尿管が造影されるタイミングをみて，呼吸停止下で X 線撮影する ●尿管ステントを留置した場合は，留置後に X 線撮影する(図 2-3-17)
検査後		●仙骨麻酔*により，立位が不安定になり転倒する場合がある．診療放射線技師も転倒防止のために介助にあたる．更衣室でも同様の注意を払う

* 仙骨麻酔：硬膜外麻酔の一種であり，仙骨裂孔または仙骨孔を通じて局所麻酔薬(リドカイン)を注入し，仙骨盤領域の検査・手術の疼痛を緩和する．副作用として，神経症状と麻痺が出現することがある．

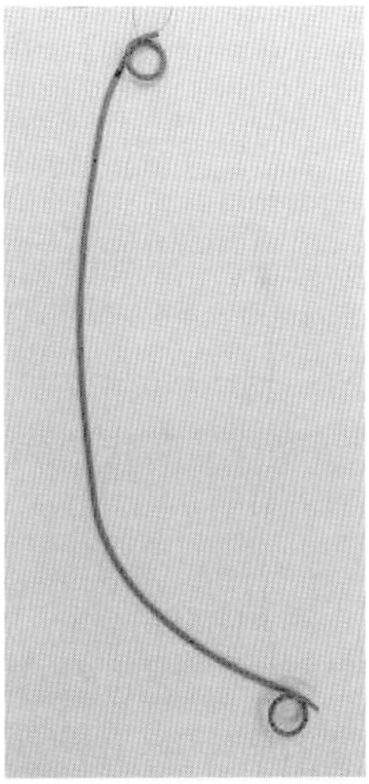

図 2-3-16 ダブル J カテーテル

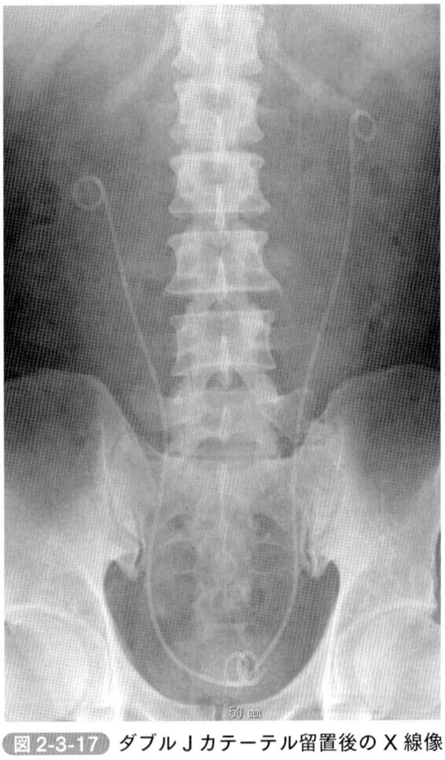

図 2-3-17 ダブル J カテーテル留置後の X 線像

表 2-3-5 PTBD の検査手順と診療放射線技師の役割

PTBD	検査手順	診療放射線技師の役割
検査前	●容態急変時に備え，静脈ルートの確保が必要である ●生体情報モニタの電極やカフを装着する ●患者は検査台に臥位となる ●検査に痛みを伴うので前投薬として鎮静薬や鎮痛薬，精神安定薬などを使用する ●穿刺部位を清潔にし，消毒する	●超音波診断装置を準備する ●腹部穿刺前の状態を X 線撮影する
検査中	●穿刺部位をリドカインにて麻酔をかける ●エコーガイド下で肝内胆管を目的に穿刺する ●X 線透視下でドレナージチューブを胆管内に挿入し，閉塞部近傍に留置し，停滞している胆汁を体内に排出させ黄疸症状の改善を図る ●間違いなく目的の胆管にドレナージチューブが留置されているか確認するために，チューブから造影剤を注入し，胆管とドレナージチューブの位置関係をみる	●X 線透視で，胆管の造影像を確認する ●ドレナージチューブ留置後に X 線撮影する（図 2-3-18）
検査後		●ドレナージチューブのずれ，逸脱はないか，定期的・必要時に X 線撮影にて確認する

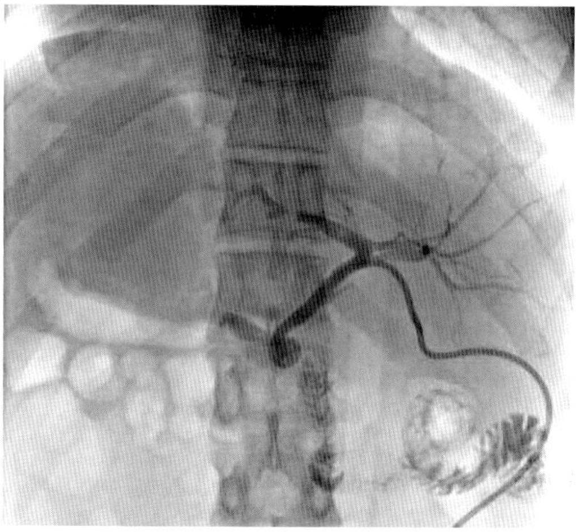

図 2-3-18 PTBD ドレナージチューブ留置後の造影 X 線像

査方法により，患者にとっては恥ずかしいものなので，できれば検査台の向き，目隠し用のカーテン，離被架，排尿時の恥ずかしさを和らげるための調光可能な室内灯，BGM などさまざまなことに配慮する必要がある．

5 非血管系 IVR：肝胆道系ドレナージ，膿瘍腔ドレナージ，局所治療

TV 透視検査室では，さまざまな非血管系 IVR ドレナージ術が行われる．肝胆道系ドレナージ術には，経皮経肝胆道ドレナージ術（percutaneous transhepaticbiliary drainage：PTBD），経皮経肝胆嚢ドレナージ術（percutaneous transhepatic gallblader drainage：PTGBD），経皮経肝胆道ステント留置術（percutaneous transhepatic cholan-giostenting），経皮経肝胆道内瘻術（percutaneous transhepatic biliary endoprosthesis：PTBE）などがあり，膿瘍腔ドレナージには，経皮的肝膿瘍ドレナージ術（percutaneous transhepatic abscess drainage：PTAD）などがある．また，さまざまな局所治療法も行われ，経皮的エタノール注入法（percutaneous ethanol injection therapy：PEIT），経皮的マイクロ波凝固療法（percutaneous microwave coagulation therapy：PMCT），ラジオ波焼灼療法（ra-diofrequency ablation thera-py：RFA），凍結療法，硬化療法，骨セメント注入法などがある．

PTBD の検査手順と診療放射線技師の役割を表 2-3-5 に示す．

4 事故事例，対処事例

医療事故を未然に防ぐために，過去の事故事例やインシデントレポートは重要な情報である．以下に，その例を数点あげる．

事故事例 1：胃の X 線検査中，検査台から落下し女性死亡

2015 年 5 月 8 日，群馬県沼田市恩田町で，検診用の X 線撮影車で胃の検査を受けていた女性(58 歳)が検査台から落下し，頭を検査台と車の壁に挟まれて死亡した．検査台は可動式で，女性は検査台にうつぶせになり，頭が下になるように検査台を傾けた際に滑り落ちたという．

事故事例 2：脊髄造影検査におけるウログラフィン® 誤使用による死亡事故

2014 年 4 月，足腰の痛みを訴えて検査入院した女性患者(当時 78 歳)の脊髄の造影検査を行った際，脊髄への投与が禁止されている造影剤「ウログラフィン®」を誤って使用した．女性患者はけいれん発作を起こして意識を失い，約 6 時間後に死亡した．

ウログラフィン® は尿路や関節などの撮影に使われる造影剤で，脊髄に使用すると重い副作用を生じるおそれがある．

事故事例 3：中心静脈栄養の医療事故

2014 年 7 月，入院中の女性患者(60 歳代)に対し，栄養補給目的で首からカテーテルを挿入した．その処置の際，カテーテルが誤って血管外に挿入され，これがもとで患者は一時心停止状態となり，低酸素脳症の後遺症が残った．

事故事例 4：仙骨麻酔を行い，検査終了後に転倒した医療事故

泌尿器系の検査を行うために検査台で仙骨麻酔を行った．検査はとくに問題なく順調に終了した．検査台から降りる際に一度は自身の脚で立つも，その後脱力し転倒した．その際，頭部を打撲した．処置室で足腰に異常がなくなるまで待機してもらい，検査室を退室した．頭部 CT や X 線撮影で打撲した部位を確認するも，とくに異常がなかったので，帰宅してもらった．

第4章 消化器系透視検査系

近年の医療界における透視下処置・治療は多種・多様化し，術者の症例数が相対的に減少することにより，患者安全の担保を維持する必要性が生じている．これに対して厚生労働省より，放射線技師を含む多職種連携によりカバーする旨の通知が発せられた．平成22年4月30日付医政局長通知(医政発0430第1号)「医療スタッフの協働・連携によるチーム医療の推進について」において，診療放射線技師が実施することができる業務の具体例として，

①画像診断における読影の補助を行うこと．

②放射線検査等に関する説明・相談を行うこと．

が示され，診療放射線技師が積極的に関わることが望まれるとしている．

さらに，平成27年3月31日付医政局医事課長通知(医政発0331第2号)「診療放射線技師法及び臨床検査技師等に関する法律の一部改正の施行等について」において，業務範囲が見直され，新たに以下の3項目が追加された．

①静脈路に造影剤注入装置を接続する行為，造影剤を投与するために当該造影剤注入装置を操作する行為，当該造影剤の投与が終了した後に抜針及び

②下部消化管検査のために肛門にカテーテルを挿入する行為，当該カテーテルから造影剤及び空気を注入する行為

③画像誘導放射線治療のために肛門にカテーテルを挿入する行為，当該カテーテルから空気を吸引する行為

(「造影剤を投与するために造影剤注入装置を操作する行為」とは，造影剤注入装置のスイッチを押す行為のみを指すものであること．また，「造影剤を投与するために造影剤注入装置を操作する行為」においては，造影剤の血管からの漏出やアナフィラキシーショック等が生じる可能性があるため，診療放射線技師は，医師や看護師等の立会の下に造影剤注入装置を操作するものであること．)

これら近年の動向からは，①放射線技師の診断・処置・治療への積極的関与と，②(医師特権の緩和による)放射線技師の業務範囲拡大が意図されていると意訳できる．しかし，責任意識の乏しいスタッフが関与・分担することは安全な医療を妨げることとなり，患者の安全にはまったく貢献できない．放射線技師による有用な医療関与・分担の実現には多大な努力を要する．厄介なことにこの努力過程において，幾多の信頼関係の壁に遭遇する．この壁を乗越えるためには，①スタッフ(とくに医師)間での責任の共有，②科学的根拠に基づく発言，③自身の症例数の積極的確保の3つを積み重ねる必要がある．かならず信頼関係は向上し，より高い患者の安全性を担保できよう．

本章でこれから解説することは，上記に対する解答の“わずか一部”であることを理解し，より多くの専門書から，より多くの根拠を修得することを期待する．上述の業務範囲拡大の項目「②下部消化管検査のために肛門にカテーテルを挿入する行為」についても詳述する．また，当モダリティにおける医療裁判の事例を示す．

1 胃透視・注腸検査

1 バリウム投与

1)禁忌とその理由

①消化管の穿孔またはその疑いのある患者〔消化管外(腹腔内など)に漏れることにより，バリウム腹膜炎などの重篤な症状を引き起こすおそれがある〕

②消化管に急性出血のある患者〔出血部位に穿孔

を生じるおそれがある．また，粘膜損傷部などより硫酸バリウムが血管内に侵入するおそれがある〕
③消化管の閉塞またはその疑いのある患者〔穿孔を生じるおそれがある〕
④全身衰弱の強い患者
⑤硫酸バリウム製剤に対し過敏症の既往歴のある患者

2)慎重投与とその理由

つぎの症例には慎重投与が望まれる．
①消化管に瘻孔またはその疑いのある患者〔穿孔を生じ，消化管外に漏れるおそれがある〕
②穿孔を生じるおそれのある患者〔胃・十二指腸潰瘍，虫垂炎，憩室炎，潰瘍性大腸炎，腸重積症，腫瘍，寄生虫感染，生体組織検査後間もない患者など〕
③消化管の狭窄またはその疑いのある患者〔腸閉塞，穿孔などを生じるおそれがある〕
④腸管憩室のある患者〔穿孔，憩室炎を生じるおそれがある〕

3)基本的な注意点

①他の医薬品に対し過敏症の既往歴のある患者，喘息，アトピー性皮膚炎など過敏症反応を起こしやすい体質を有する患者では，ショック，アナフィラキシーが現れるおそれがあるので，投与に際しては問診を行い，観察を十分に行うこと．
②消化管内に硫酸バリウムが停留することにより，まれに消化管穿孔，腸閉塞，大腸潰瘍，大腸炎，憩室炎，バリウム虫垂炎などを引き起こすことが報告されており，とくに高齢者においては，より重篤な転帰をたどることがあるので，つぎの点にはとくに留意すること．

a．患者の日常の排便状況に応じた下剤投与を行うこと．

b．迅速に硫酸バリウムを排出する必要があるため，十分な水分の摂取を患者に指導すること．

c．患者に排便状況を確認させ，持続する排便困難，腹痛などの消化器症状が現れた場合には，ただちに医療機関を受診するよう指導すること．

d．腹痛などの消化器症状が現れた場合には，腹部の診察や画像検査(単純X線，超音波，CTなど)を実施し，適切な処置を行うこと．

e．心臓に基礎疾患を有する患者，高齢者では，不整脈・心電図異常が現れることが報告されているので，観察に留意すること．

f．誤嚥により，呼吸困難，肺炎，肺肉芽腫の形成などを引き起こすおそれがあるので，誤嚥を起こすおそれのある患者(高齢者，嚥下困難，喘息患者など)に経口投与する際には注意すること．誤嚥した場合には，観察を十分に行い，急速に進行する呼吸困難，低酸素血症，胸部X線による両側性びまん性肺浸潤陰影が認められた場合には，呼吸管理，循環管理などの適切な処置を行うこと．

このように重篤な症状を引き起こす場合もあるので，バリウム検査といえど，事前の問診およびコミュニケーションが肝心である．

2 鎮痙薬

消化管造影(胃透視・注腸検査など)では，蠕動運動を抑制するために，抗コリン薬を筋注あるいは静注する．

1)禁忌とその理由

①出血性大腸炎の患者〔腸管出血性大腸菌(O157など)や赤痢菌などの重篤な細菌性下痢患者では，症状の悪化，治療期間の延長をきたすおそれがある〕
②緑内障の患者〔眼内圧を高め，症状を悪化させることがある〕
③前立腺肥大による排尿障害のある患者〔さらに尿を出にくくすることがある〕
④重篤な心疾患のある患者〔心拍数を増加させ，症状を悪化させるおそれがある〕
⑤麻痺性イレウスの患者〔消化管運動を抑制し，症状を悪化させるおそれがある〕
⑥本剤に対し過敏症の既往歴のある患者

2)重篤な副作用

①血圧低下に伴い失神する，意識消失する.
②チアノーゼがみられる.
③呼吸困難になる，胸内苦悶がある.
④冷感がある，嘔吐する.
⑤顔が赤くなる，かゆみがある，じんま疹がでる.
⑥しびれる，動悸がする，息切れする .
⑦アナフィラキシー様症状などがある.

患者に対しては十分な観察が不可欠であり，初期症状の時点で対応することが肝心である.

3)検査施行前の鎮痙薬処置が望ましくない症例

そのほか，検査施行前の鎮痙薬処置が望ましくない症例として，アカラシアの疑い，強皮症の疑いなどがある．これらの場合は最初の一口のバリウム服用で下部食道括約筋(噴門付近)の狭窄程度や食道の可動性の程度を確認することが重要となる．これらが正常であることが確認できれば，鎮痙薬処置した後通常の食道造影検査を施行する.

3　注腸検査用カテーテル

下部消化管造影検査の際に，造影剤を下部消化管に注入するために3管分離逆止弁付き2連バルーン注腸カテーテル(以下，Yチューブ)が用いられる(図2-4-1)．ここではYチューブを使用した検査手順について述べる.

1)Yチューブの構造

Yチューブは，3管分離カテーテルチューブ，内側(先端)・外側(後部)バルーン，先端キャップ，造影剤注入チューブ，空気注入チューブ，排泄チューブ及びバルーン空気注入チューブ(2本)から構成され，造影剤注入チューブ，空気注入チューブ及び排泄チューブのそれぞれには逆止弁が設けてある(図2-4-1)．先端部の内外側2連バルーンにより，肛門の内側と外側から弾力的にカテーテルを固定し，逆止弁により常時清浄な造影剤と空気の注入と排泄液の排泄が行える仕組みになっている．Yチューブは連結チューブを介して，自動注腸機に接続することにより，遠隔操作での注腸検査を可能とする.

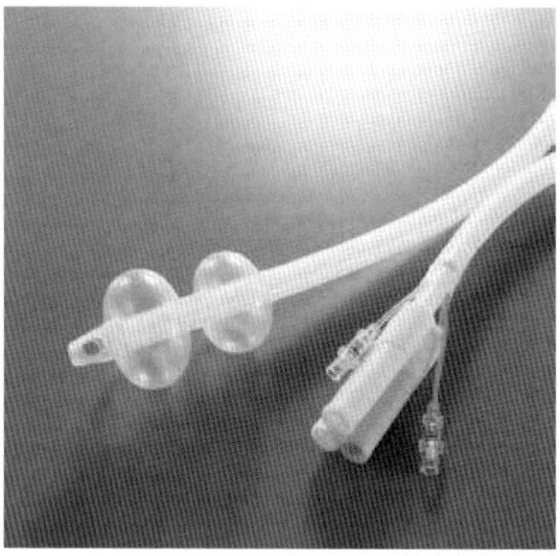

図2-4-1　Yチューブの外形
クリエートメディック社HPより.

2)Yチューブの肛門挿入手順

①前もって図2-4-2の(e)および(f)からシリンジで空気を注入し，バルーンの膨らみ具合を確認しておく．ほとんどのメーカーのバルーン空気注入チューブは内外側でチューブの長さと色が異なっており，膨らますバルーンを間違わないように医療安全に配慮した設計がされている.
②患者に検査の手順や注意点に関して説明をする.
③患者には左側臥位で膝を抱える姿勢をとってもらう.
④Yチューブ挿入前に直腸指診を行い検査に支障がないかを確認することが望ましいが，他人に肛門周囲を晒し，異物を挿入されることは，たとえその相手が医療従事者であっても，それを嫌と思わない患者はほとんどいない．したがって，注腸検査前の直腸指診に関しては消化器科とも協議し，院内で取り決めをしておくべきである．診療放射線技師に限らず直腸指診を行う場合は基本的に，「いきなり直腸診を行わない」，「肛門診察の必要性を十分に説明し同意を得る」，「患者プライバシーの十分な確保が可能な環境を整備する」など配慮が必要である.
⑤その後，Yチューブならびに肛門に潤滑ゼリーあるいはキシロカインゼリーを塗り，慎重に肛

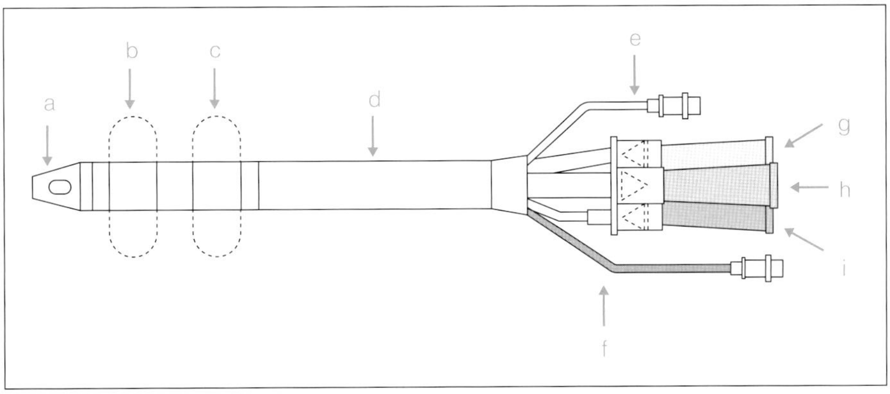

図2-4-2　Yチューブの基本構造
a. 先端キャップ　b. 内部(尖端)バルーン　c. 外部(後部)バルーン　d. カテーテルチューブ　e. 内部(尖端)バルーンバルーンインフレーションチューブ(青)　f. 外部(後部)バルーンインフレーションチューブ(透明)　g. 空気注入チューブ　h. 排泄チューブ　i. 造影剤注入チューブ

門から5 cm程度挿入し，(b)内部(先端)バルーンを膨らませ，手前に引いて抜けないかを確認する．注入空気量は約30 mLだが，膨らみ具合は手順①で確認した空気量を参考にしながら患者にも疼痛を感じないか確認する．肛門の緩い患者の場合は適宜空気量を増加する．

⑥(b)内部(先端)バルーンを膨らませたら，(c)外部(後部)バルーンが肛門の外にあることを確認し，後部バルーンを約20 mLの空気で膨らませ，チューブの固定具合を確かめる．

⑦(g～i)のチューブを接続し，セット完了となる．

⑧X線透視下で少量の空気を(g)から注入し，直腸が膨らむことを確認し，造影検査を施行する．

⑨検査終了後，直腸内の造影剤，空気などの内容物を(h)排泄チューブより吸引排泄する．各バルーン空気注入チューブ弁(e，f)に注射筒を挿入し，内側バルーン，外側バルーンの順で空気を抜き取り，Yチューブ本体をゆっくり肛門より引き抜く．

3)画像誘導放射線治療に関する肛門カテーテル挿入と吸気

2015年の診療放射線技師法の改正により，画像誘導放射線治療(image-guided radiotherapy：IGRT)の際に，「肛門を確認の上，肛門よりカテーテルを挿入しカテーテルより空気の吸引を行うこと」が業務として追加された．これは前立腺がんのIGRTの際に直腸の空気を吸引し，照射中に前立腺が移動しないようにするために行われる．カテーテルは前述した注腸造影検査のYチューブの半分以下の径のもので柔らかい素材(ネラトンカテーテルなど)が用いられるため，挿入はさほど困難なものではなく，手技も空気の吸入のみである．ただし，患者は照射のため背臥位をとっており，注腸検査より羞恥心を感じやすいので，慎重な配慮が必要である．

2　消化管内視鏡検査

1　鎮静薬投与下検査のリスク

胃より深く内視鏡を進める手技，あるいは経肛門手技においては，通常，患者の苦痛軽減のために鎮静薬投与下に検査を施行する．鎮静薬のなかで比較的安全なベンゾジアゼピン系(ドルミカム®など)の使用が多い．その作用機序については，第1編5章「造影剤の薬理作用と副反応」を参照のこと．

鎮静薬の投与は，患者容体急変のリスクが増大を想定する必要がある．呼吸抑制および呼吸停止を引き起こすことがあり，速やかな処置を怠ったがため，死亡または低酸素脳症に至った症例が報告されている．バイタルサイン(血圧・脈拍・酸素飽和度・心電図）の正常値の認識は最低限の義務であり，異常値からのメッセージの受信とその対応のバリエーションの習得が，とっさの判断力・行動力を生む．この時，最終判断は医師の範疇であることを忘れてはならないが，局所的な意思疎通を豊かにし，むだのない的確な対応を導く重要なスキルであることは理解しておいてもらいたい．また，拮抗薬をはじめとし，血管昇圧/降圧薬など薬剤の知識・高濃度酸素投与の知識・心臓マッサージおよび除細動の知識など，必要なスキルはあげればきりがない．緊急器材（酸素吸入器，吸引器具，挿管器具など）および救急蘇生薬（昇圧薬など）は実利的配置され，訓練された環境を維持していないと，混乱状態では機能しない．

鎮静薬による副作用は嘔気・悪心，嘔吐，発汗を軽症とし，薬物依存，無呼吸，呼吸抑制，舌根沈下，アナフィラキシーショック，心停止，心室瀕拍，心室内頻脈，悪性症候群などの重篤なものまで想定しておく必要がある．

2　気道確保困難の既往

経口的手技において，終始気道が確保可能であることが必須となる．日常も含め，過去に呼吸困難を起こした既往の有無に関してすべて周知された環境下で検査は行わなければならない．頭頸部に対する放射線治療の既往も重要な情報である．

3　身体的観察

高度肥満，開口障害，小口・小顎，巨舌，短頸，頸部後屈制限などの情報取得が手技的に重要となる．あわせて長時間体位を維持するために障害となる腰椎骨折，股関節異常などを察知できるか否かで，検査環境の質の優劣が変化する．

4　リドカイン（キシロカイン®）ショック

経口的内視鏡検査において，口腔粘膜や咽頭粘膜に対する摩擦による痛みを緩和するために，リドカイン塩酸塩が多くの場合，表面（局所）麻酔薬として

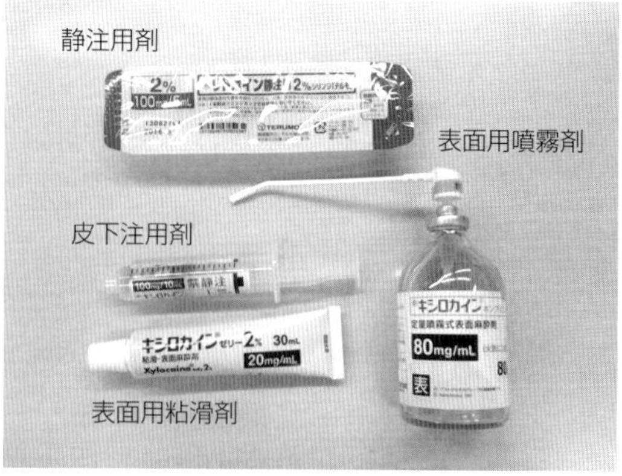

図2-4-3　おもなキシロカイン®製剤

用いられる．当薬の代表薬であるキシロカイン®の薬名をとったキシロカインショックという俗称がむしろ有名である．図2-4-3にキシロカイン®製材の一部を示す．

リドカインの作用機序は第1編5章参照のこと．その副作用はまれとされているが，不整脈，血圧低下，呼吸抑制，意識障害などの重篤なショックに至ることが問題となる．原因がアレルギー反応の一種とされているため，既往の検索が大切であるが，バイタルサインはなおのこと，咽頭・喉頭の腫れ，顔のむくみ，せき，くしゃみがとまらないなどの小さな症状の観察を怠ってはならない．

既往・症状に気づいた場合は，作用機序の違う局所麻酔薬に変更しなければならない．

5　消化管穿孔

ファイバースコープにより消化管に与える人為的な合併症として，消化管穿孔があげられる．消化管穿孔はファイバースコープのループ解除・直線化などの作業下に起こりやすい．腫瘍は破れやすくなっているため，癒着した消化管を無理やり伸展させることは危険な行為である．放射線技師は，内視鏡検査に比較的疎遠である．ループ解除・直線化による穿孔のメカニズムを理解しておくとよい（図2-4-4）．

準備予防策としては，CTなど過去の検査から病変の存在・位置・性状を，カルテから手術歴・術式や現在の患者主訴を，生化学データからは炎症や感

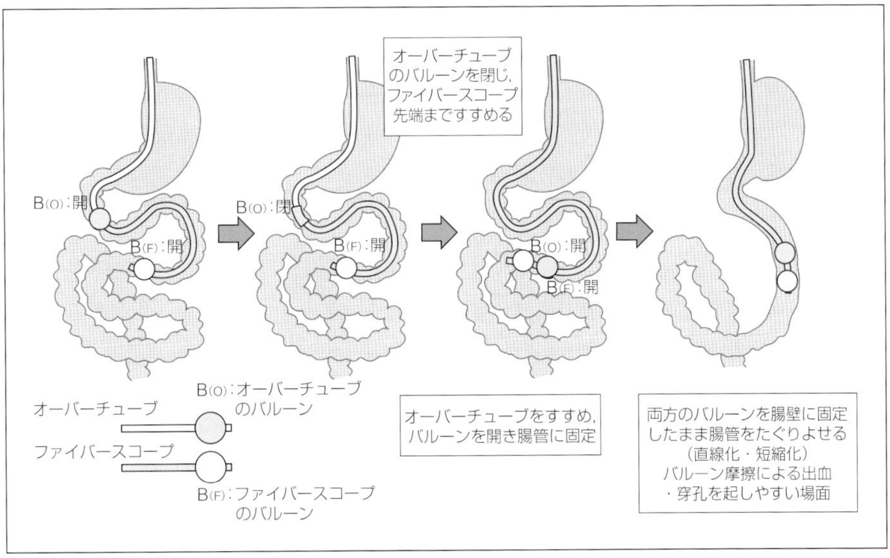

図 2-4-4　内視鏡操作－消化管の直線化

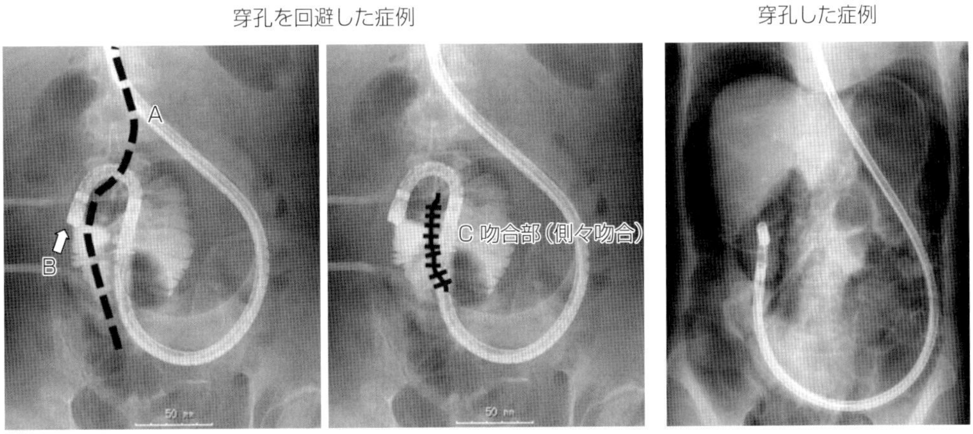

図 2-4-5　直線化すると危険であった術後症例（左，中）と消化管穿孔直後の腹部 X 線写真（右）

回避症例の流れ：①手術術式不明瞭のまま，口側より DBE 開始，② B 点で先進に難渋し，A のように直線化したいがままならない，③透視診断にて解剖的異変を内視鏡スコープに同期する腸管から察知した，④造影示唆，⑤ C 点は吻合部（機能的端々吻合）で癒着がみられた，⑥過度の直線化操作を回避し腸管の穿孔を未然に防ぐことができた．

染の有無・レベルの情報を準備して臨まなければならない．

検査中の危険回避として，透視診断を怠ってはいけない．死角に対するファイバースコープの進行に対しては，消化管造影にてマッピングを行い，有情報下に検査を進行することが安全担保策となる．消化管穿孔は突然発症する激痛が特徴（鎮静下では，急激なバイタルサインの変化）で，穿孔部から食物残渣や消化液が腹腔内などに漏れ炎症を起こしたり，瘻孔を形成する．ガスの流出についても同様である．消化管穿孔回避症例ならびに穿孔直後の腹部 X 線写真を図 2-4-5 に示す．

“明らかに消化管外のもやっとした広範囲の透亮像”を検出した場合，検査をいったん中断し，周知・検討する必要がある．穿孔と判断した場合は，ただちに緊急 CT を撮り（CT がすぐに撮れない場合は，水平線束（立位・側臥位正面位）の X 線撮影），可及に緊急手術（外科手術・内視鏡手術）か保存療法

(穿刺針により減圧のうえ絶食)かの判断を行う.

6 消化管出血

内視鏡による出血も合併症のひとつである. 準備として, 患者の出血のリスクファクターを確認できていることは必須である. リスクファクターとして高血圧, 血管病変, 血液抗凝固薬・抗血栓薬の既往, 化学療法や放射線治療の既往などがあげられる.

消化管出血は, アクティブな潰瘍への侵襲や内視鏡の過度の直線化手技などの摩擦によって起こる. 組織診・吸引細胞診などの生検手技後は, 止血状況を十分確認しなければならない.

出血量に応じて, すぐさま内視鏡的止血術(ファイバースコープ自身による圧迫, バルーンカテーテルを用いた圧迫, クリップによる閉鎖, アルゴンプラズマ凝固法(argon plasma coagulation : APC), 止血薬の散布・注入)へと移行するが, それでも出血が止まらない場合, 輸血, 緊急手術, 緊急IVR(interventional radiology)への移行を想定した行動をとる必要がある. この間の血圧管理は怠ってはならない.

7 バルーン拡張術のリスク

内視鏡的バルーン拡張術は, 先天的な消化管狭窄や腫瘍による圧排により狭窄した消化管を, 内視鏡下にバルーンカテーテルを狭窄部に配置し膨張させることで口径の改善をはかる治療法である. なかには括約筋を切断し開放する術式(内視鏡的乳頭バルーン拡張術, 幽門輪の拡張解放)もある(図2-4-6).

バルーン拡張術に伴う合併症として, もっとも多いのは拡張部位からの出血と, 拡張部位の穿孔である. 対応は上記2-5)「消化管穿孔」および2-6)「消化管出血」を参照のこと. 有害事象として, バルーンの破損も起こりうる. その予防策として, 添付文書によりバルーンの性能(とくに耐圧性能)を熟知しておくこと, 処置前に滅菌蒸留水にて予定圧まで拡張させ正常機能を確認する.

狭窄部の拡張は, 直前の消化管造影で, 狭窄長・狭窄径・狭窄の硬さ(圧迫撮影による)を評価したうえで施行するのが望ましい. 拡張時には, バルーンの膨張に希釈した造影剤が使用する場合, その粘張により拡張性能を損なっていないことを確認しなければならない.

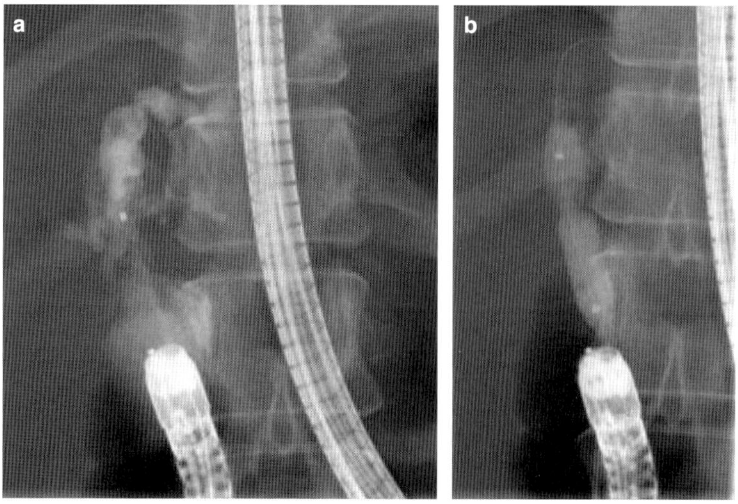

図2-4-6 内視鏡的バルーン拡張術
バルーンカテーテルを用いた胆管拡張の一例
a : 拡張直前の胆管造影
b : バルーン拡張時(バルーン内には造影剤を使用)

8 金属ステント・金属クリップ

消化管領域においても金属ステント(図 2-4-7)は，治療適用がある．各製品におおむね共通している禁忌症例は，重篤な腹水を有する症例，血管性疾患，凝結障害を有する症例などである．

金属ステントの有害事象には，腫瘍縮小などによるマイグレーション(位置ずれ・脱落・迷入)，誤留置，破損・キンク(折れ曲りやねじれ)，留置不全，展開不全などがある．

合併症には，出血，穿孔，疼痛，炎症，感染があり報告は少ないが死亡例もある．

金属クリップ(図 2-4-8)は，止血および病変部のマーキングの目的で使用し，数週間で脱落することがほとんどである．

金属ステント・金属クリップに共通する問題点として，処置後の MRI 検査への配慮があげられる．体内金属の存在の情報を MRI 担当サイドに発信し，撮像に際し見落としを起こさないルールを互い確立しなければならない．発信すべき情報は，金属ステント・金属クリップの種類・留置日・留置場所・留置個数である．金属ステント・金属クリップのカタログおよび添付文書を共有することで，さらに意思疎通を高められる．MRI 撮像時の有害事象については，第 2 編 5 章「MRI 検査」を参照されたい．

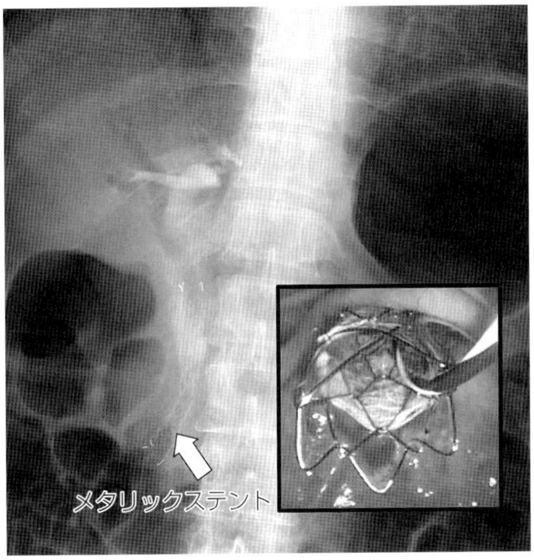

図 2-4-7 メタリックステント
総胆管狭窄に対して留置されたメタリックステント．Vater 乳頭より 1cm ほど顔を出している．

3 内視鏡的逆行性胆管膵管造影 (ERCP)

ERCP (endoscopic retrograde cholangiopancreatography) において，前述の内視鏡検査のリスクにあわせて，術後に急性膵炎が高い頻度で合併

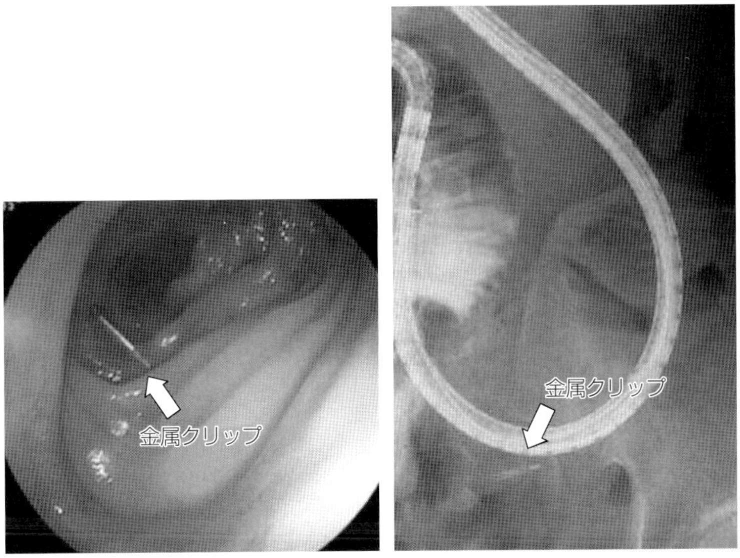

図 2-4-8 金属クリップ(小腸マーキングの例)

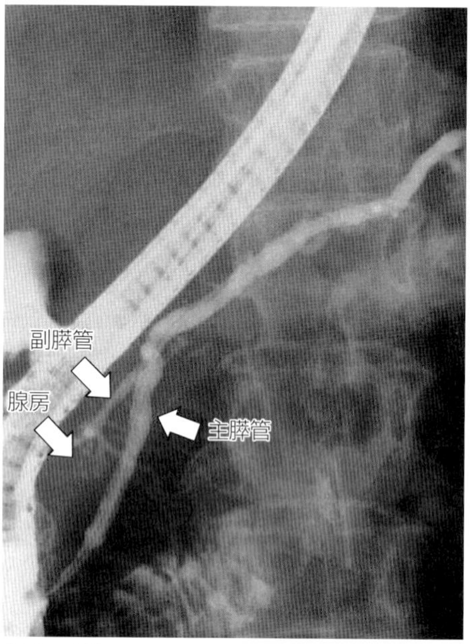

図 2-4-9 **腺房が造影された膵管造影**

膵管造影の注入圧が高いと，まず細い分枝まで造影される．さらに圧入を続けると腺房が造影される．急性膵炎に対する危険信号である．

し，消化管出血や敗血症，ショックを誘発する重篤な場合の報告もあるので注意を要する．2007 年から 2011 年までの全国 800 施設のアンケート調査によると，0.84〜1.18%に急性膵炎が発症し，うち重症膵炎は 0.09〜0.14%であった．

検査後血液検査により，膵酵素(アミラーゼ等)の血中濃度で管理を行うが，発熱・激痛・血圧低下・意識障害等の症状には適切に対応しなければならない．

原因は主として膵管内での過度のカテーテル・ガイドワイヤー操作や造影剤の圧入にあるが，胆管検査単独の場合にも Vater 乳頭への刺激，留置したチューブステントによる乳頭圧排により膵液が十二指腸に流出できないことで発症する．

検査中の，粗雑なカテーテル操作や不必要な造影剤圧入の管理が透視診断の役割であり，放射線技師の技量により急性膵炎発症率は低下できる．リスクメッセージとして分枝膵管の過度の描出があげられるが，図 2-4-9 では腺房細胞までもがクリアに描出されている．造影後，長時間，造影剤が停滞している状況も，スタッフが共有しなければならないリスクメッセージである．

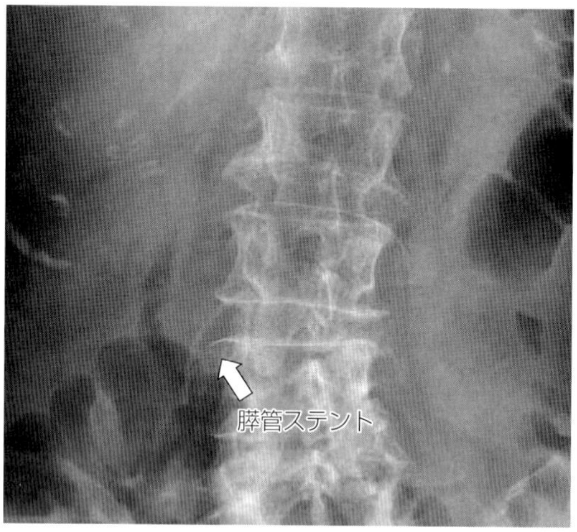

図 2-4-10 **腹部単純 Xp 下の膵管ステント**

予防として，脱落型の膵管ステント(図 2-4-10)を一時留置する選択肢があるが，「急性膵炎診療ガイドライン 2015」では，ERCP 後膵炎高危険群(Sphincter of Oddi dysfunction 確診あるいは疑診例，ERCP 後膵炎の既往，カニュレーション困難例，バルーン拡張例，乳頭切開施行例，内視鏡的バルーン拡張術施行例，乳頭膨大部切除術施行例)に限定して留置すべきであると推奨範囲を限定している．

4 イレウスチューブ留置

イレウス(ileus)の治療法は，腸管壊死の有無により緊急外科手術と経鼻的ロングチューブによる保存療法におおむね大別され，後者は X 線透視下で施行する機会が多い．イレウスチューブは，挿入時に用いるガイドワイヤーとあわせて，かなり硬めのチューブ群となる．他の消化管チューブに比べてハイリスク要素としてチューブの詳述を加える．また添付文書については NOTE「添付文書の記載内容に反した診療行為は違法？」(☞ p.95)で解説する．

1 身体的情報

鼻腔径，左右鼻腔の優位性，鼻腔・咽頭粘膜の出血傾向，頭頸部および食道の放射線治療既往の熟知

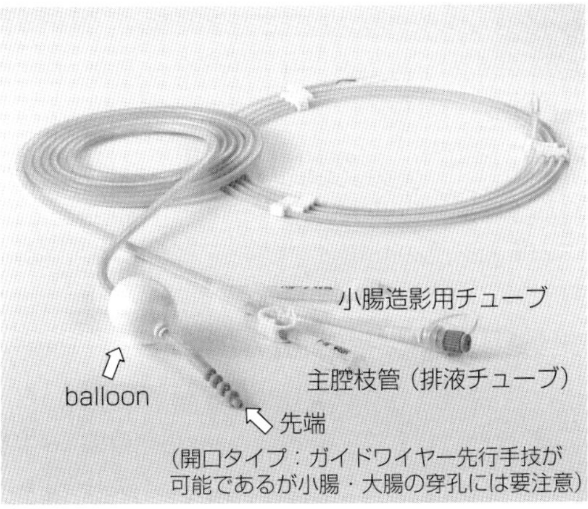

図 2-4-11 イレウスチューブ
富士システムズ株式会社 HP より著者作成.

は安全性向上に役立つ．長時間化が稀ではない手技では，患者の苦痛を軽減する準備は，安全への寄与は大きい．

2 リドカイン（キシロカイン®）ショック

鼻腔粘膜や咽頭粘膜に対する摩擦による痛みを緩和するために，リドカイン塩酸塩が多く用いられる．留意点は前記 2「消化管内視鏡検査」と同様である．

3 イレウスチューブ

イレウスチューブは，ポリ塩化ビニルを素材とした（図 2-4-11）に示す構造である．

前述のとおり，「危険なチューブ」であり，スタッフ全員がそういった材料の知識を共有することも，安全性向上に対する寄与率は大きい．

製品は，使用直前に開封し，すぐさま，亀裂やひび割れ等がないことを確認する．チューブの内装およびをよびガイドワイヤーの外装は互いの滑りをよくするために親水コーティングされたものが多く，直前に開封された生理食塩水あるいは蒸留水でフラッシングする必要がある．雑に水道水を用いると不純物質であるカルシウム等がコーティングを阻害し，チューブトラブルの原因となる．チューブの消毒や清潔のためにアルコール製剤・アセトン製剤を用いることも破損の原因となる．

先端より数 cm 手前にバルーンがついている．これは，自然抜去の防止や消化管蠕動にチューブの先進を制御する用途で，素材はシリコーン樹脂で加工されている．バルーンの拡張には蒸留水をかならず用いる．造影剤や生理食塩水の使用はバルブの作動異常の原因となり，バルーンが閉鎖できないためにチューブを抜去できないといった大事故に至る場合がある．

4 合併症

合併症として，消化管穿孔・出血，腸重積，腸内容物吸引による脱水，電解質平衡異常等が起こりうる．また，かなり硬めのガイドワイヤーを使用するため，チューブ外に先行させて操作するような局面では慎重さを求められる．とくに小腸・大腸の構造は繊細である．透視診断によるリスクの察知は重要な役割であることを自覚してほしい．

5 チューブアレルギー

まれではあるが，患者がチューブ素材に対するアレルギーを示すことがあるのでチェックを要する．

5 経腸栄養チューブ留置

経腸栄養は，小腸から自身の栄養吸収の回路を使用する栄養方法である．留置するチューブの安全管理はイレウスチューブとほぼ同様であるため，「添付文書一読」以上の詳述は割愛する．

処置結果に対する安全確認として，チューブからの造影検査を行った場合，①腸蠕動による造影剤の先進の確認，②胃・食道への逆流がないことの 2 点は確認が必要である．

6 その他

1 術後解剖の熟知

消化管外科手術の特徴に，4-3「イレウスチューブ」および図 2-4-5 で触れたとおり，正常解剖とかけ離れた形態をとっていることがあげられる．準備としてかならずカルテを閲覧した後，検査・処置に臨むべきである．手術情報の欠落した状態での検査は事故につながり兼ねない．病変部位切除後のつなぎ合わせを再建という．胃全摘後の再建の標準モデルであるルーワイ(Roux-en-Y)法を図 2-4-12 に示す．形態ばかりでなく，利点・欠点，造影像での吻合部の位置，さらに CT 像でその走行を追える等，高いスキルを目指し，多くの再建を理解してもらいたい．

2 身体拘束

検査台からの患者転落や，体動が原因の受傷の予防に身体拘束を行うことが少なくない．しかし，身体拘束は訴訟(例：最高裁平成 22 年 1 月 26 日判決(民集 64 巻 1 号 219 ページ))となりかねない行為であることを留意しなければならない．厚生労働省が設置した「身体拘束ゼロ作成推進会議」は，平成 13 年 3 月，「身体拘束ゼロへの手引き－高齢者ケアに関わるすべての人に」を発表し，身体拘束が許容される「緊急やむを得ない場合」を，①切迫性(本人または他の利用者などの生命または身体が危険にさらされる可能性が著しく高いこと)，②非代替性(他に代替する方法がなく，拘束の方法自体も，本人の状態などに応じてもっとも制限の少ない方法により行われるものであること)，③一時性(身体拘束などが一時的なものであること)の 3 項が満たされる場合との判断基準を示した．是非の境界は難しい問題であるが，身体拘束した事実と理由をカルテに記すことは重要である．

3 トータルマネージメント

本章は，「放射線技師の安全」からはやや逸脱する内容もあったであろう．このモダリティはとくに，多職種一体で検査・処置を行う．形式的役割分担と各個守備では「良質の患者の安全」は得られない．高いコンセンサスと技術のもと，誰が，今何ができるのか，相互に連携できるチームでありたい．

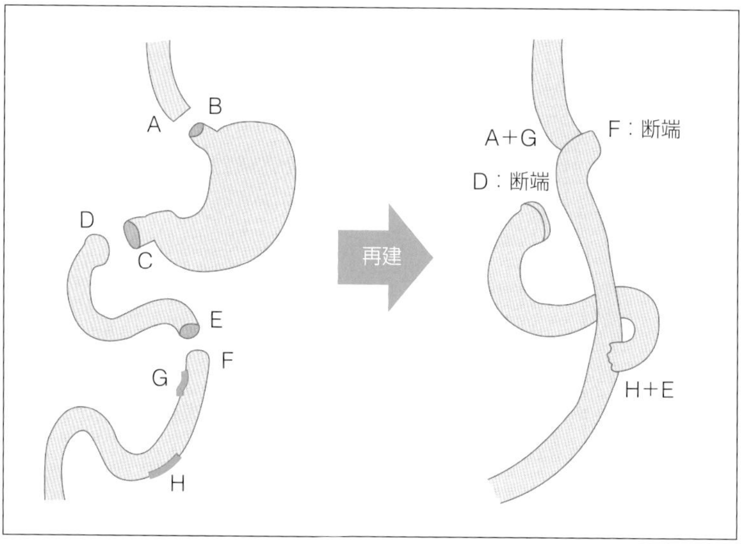

図 2-4-12 胃癌全摘後の再建(Roux-en-Y 再建)
胃癌全摘後 Roux-en-Y 法にて再建したモデルである．縫合不全の可能性としては 4 カ所あるが，頻度的には A-G 吻合部のリークがもっとも多い．

7 医療過誤裁判の事例

注腸検査用カテーテル挿入不良による医療過誤裁判の事例（東京地方裁判所 平成13年(ワ)第4589号損害賠償請求事件）

概要：患者が注腸造影検査を受けた際，担当看護師が，バルーンカテーテルを誤って腟に挿入してしまった．バリウムが大腸に注入されなかったため，カテーテルの挿入状況を確認したところ腟への誤挿入が確認され，腟内にバリウムが注入されていた．担当看護師はふたたびバルーンカテーテルを患者の肛門に挿入・固定しようとしたが，また同じ過誤が行われてしまった．3回目でようやく検査は遂行された．患者は，被告病院を設置する国に対し，損害賠償請求訴訟を提起した．

判決：患者側請求認容損害賠償額110万円

裁判所見解：看護師の2回目の手技に対する注意力不足と2度続けて過誤を受け，バリウムを注入された部位が腟であること考慮した患者の大きな精神的苦痛に慰謝料を認めた．

ERCP後膵炎の対応を怠った事例（長崎地裁佐世保支部 平18.2.20判決）

内視鏡的逆行性膵管造影検査を受けた患者が急性膵炎を合併して死亡した場合，担当医師に経過観察義務違反等の過失があったとして，病院側の使用者責任が認められた事例である．

NOTE

添付文書の記載内容に反した診療行為は違法？

添付文書は，製造業者あるいは販売業者が責任の逃げ口に，わずかなランダムエラーを注意事項として記載していることが少なからず存在する．結果として，医療行為の制限や緊急事態回避の妨害を招くことがある．

添付文書の記載内容に反した診療行為に対する裁判がかならず敗訴する訳ではない．とくに緊急回避に「合理的理由」に基づき行った添付文書の記載内容に反した医療行為は，その合理性が認められれば過失は問われない．

たとえば，イレウスチューブおよびガイドワイヤーは，互いの滑りをよくするために親水性仕様である旨を前述した．しかし，長時間手技によりコーティングを失ったイレウスチューブおよびガイドワイヤーが吸着事故を起こす頻度は少なくない．この場合，チューブ内にオリーブ油を注入し，ガイドワイヤーの滑りを回復させる行為は十分合理性があると考え，著者は行っている．

誤解を防ぐために，①添付文書は必読，②添付文書は原則順守のこと．

第5章 MRI検査

1 MR装置の安全基準[1]

MR装置は，1980年代にX線被ばくのない新たなモダリティの装置として，それぞれの国の安全基準に基づいて実運用が開始された．しかし，さまざまな高機能を有する装置が開発されるに至って，静磁場による吸引以外に人体が影響を受ける危険性がないかの疑問が呈されるようになり，静磁場強度の上限値，傾斜磁場強度変化率(dB/dt)，高周波比吸収率(specific absorption rate：SAR)の基準値などの統一規格の必要性が論じられ，1990年にIEC(International Electrotechnical Commission)にMR装置の安全性に関するワーキンググループ(SC62 B/WG21)が組織され国際規格化が始まった．

1995年に発行されたMR装置の個別規格IEC-60601-2-33の現状での最新版は，2015年に発行された第3.2版である．国内版もJIS Z4951(2017 磁気共鳴画像診断装置 - 基礎安全及び基本性能)として2017年3月1日に改訂された[2]．

このようにMR装置には，メカニズムに起因する①強力な静磁場による吸引，②高周波(RF：radio frequency)エネルギーによる発熱，③急激な変動磁場による神経刺激，④コイルの歪による騒音，⑤クエンチによる酸欠(窒息)の5つの危険因子についての安全確保が必要である．なお静磁場，変動磁場，ラジオ波については，操作モードとして制限値(安全基準)を設けている．

1 静磁場の安全規格

生理学的影響として，磁場内で患者や操作者が急激に頭を動かしたときに感じるめまい，ふらつき，口内の金属臭，磁気閃光などが知られている．患者が磁場内に入ったときには，急激に頭を動かさないように指示する．この現象は一過性であるので磁界から出れば消失する．近年になって3T(テスラ)装置が普及したものの，健康に悪影響を及ぼした事例が報告されていないことから通常操作モードが3Tに引き上げられた(表2-5-1)．

また，心臓ペースメーカが0.5 mT未満の静磁場で影響を受けないとの検証から，0.5 mT(5ガウスライン)以上の区域を立入り制限区域としている．さらに，エックス線管やシンチレーションカメラなどの電子機器は0.1～5 mT以上で磁場の影響を受けるので，磁場が漏洩しないように磁気シールドを施す必要がある(図2-5-1 a)．

表2-5-1 静磁場の安全規格(操作モード)

操作モード	静磁場強度	患者への影響
通常操作モード	$B_0 \leqq 3T$	いかなる出力も患者に生理学的ストレスを引き起こす可能性のある限界値を超えない
第一次水準管理モード	$3T < B_0 \leqq 8T$	いくつかの出力が患者にはなはだしい生理学的ストレスを引き起こす可能性のある値に達する
第二次水準管理モード	$8T < B_0$	いくつかの出力が患者に重大なリスクを与える可能性のある値に達する

認証基準は現行とおり第一次水準管理操作モードで4Tまで

(JIS Z4951 磁気共鳴画像診断装置—基礎安全及び基本性能．2017)

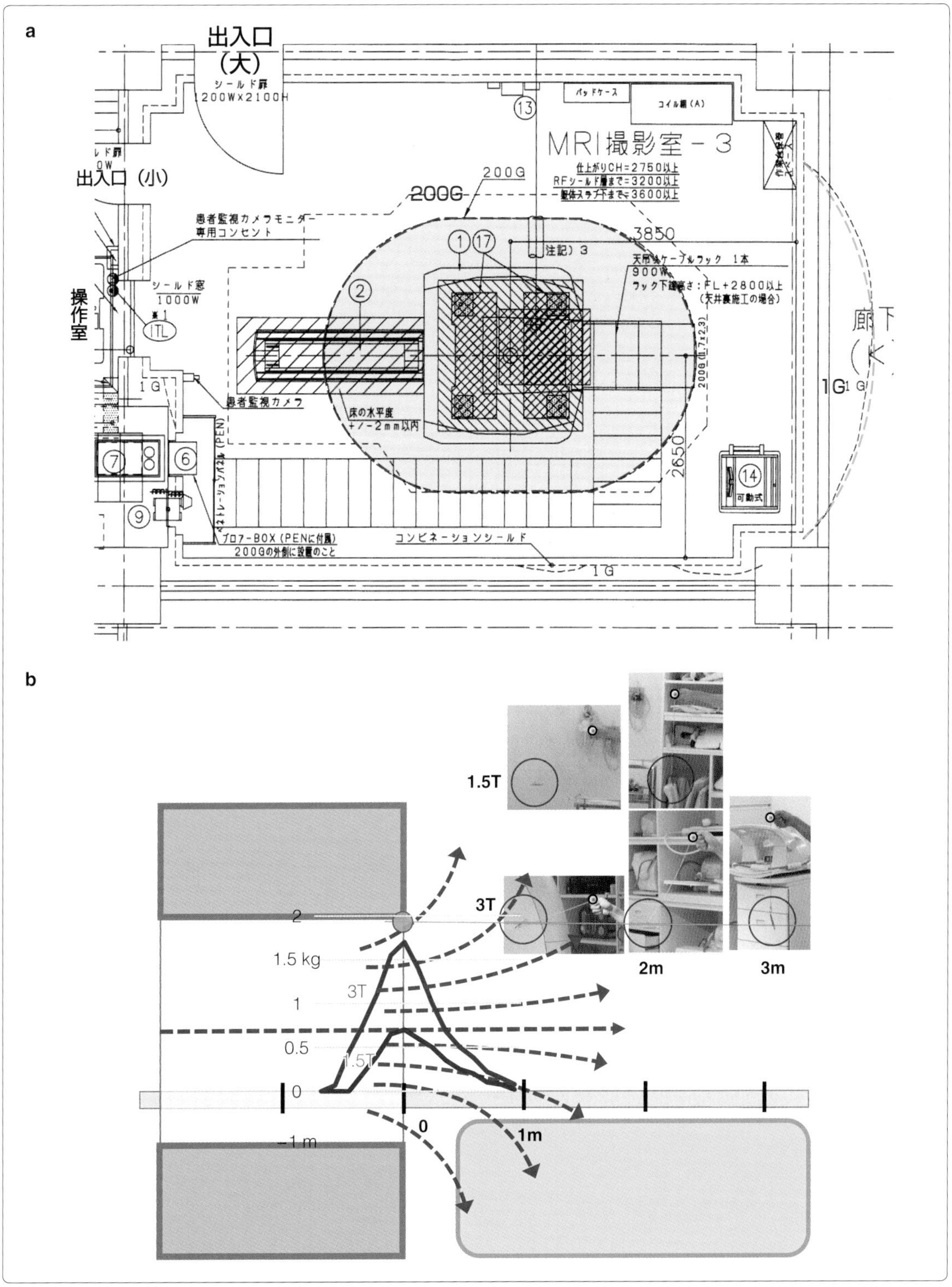

図 2-5-1　事故を未然に防ぐ方策と緊急時の備え

a：MR 装置の漏えい磁場（1G=0.1mT）.

b：水平静磁界の磁束密度の分布と最大偏向角点．35g の磁性体の吸引力の変化．3T：赤，1.5T：紫．100g の磁性体の 3T と 1.5T の距離による偏向角の違いを示す．（神戸大学病院川光秀昭氏の資料を改変）

表 2-5-2 高周波磁場(ラジオ波)の安全規格(操作モード)

a：体温上昇の上限値(℃)

	体内深部温度上昇	体内深部温度	局所組織温度
通常操作モード	0.5	39	39
第一次水準管理モード	1	40	40
第二次水準管理モード	＞1	＞40	＞40

b：SAR の上限値(ボリューム送信コイルの場合)(W/kg)

	全　身	身体部分	頭　部
通常操作モード	2	2～10	3.2
第一次水準管理モード	4	4～10	3.2
第二次水準管理モード	＞4	＞(4～10)	＞3.2

c：局所 SAR の上限値(局所送信コイルの場合)(W/kg)

	頭　部	体幹部	四　肢
通常操作モード	10	10	20
第一次水準管理モード	20	20	40
第二次水準管理モード	＞20	＞20	＞40

(JIS Z4951 磁気共鳴画像診断装置─基礎安全及び基本性能．2017)

2　高周波磁場(ラジオ波)の安全規格

RF 送信コイルからの高周波の照射によって，高周波エネルギーが誘導加温によって人体に熱が伝わり体温が上昇する．体内深部温度の上昇を通常操作モードで 0.5℃以下，第一次水準モードで 1℃以下に制限している(表 2-5-2 a)．

実際には MRI 中に体内深部温度を測定することは困難なので，成人に 4 W/kg の SAR で高周波を照射すると体内深部温度が 1℃上昇することをもとに高周波の出力から SAR を推定して上限を決めている．SAR の上限は照射される部位や，送信コイルによって異なるので，それぞれについて規定がある(表 2-5-2 b,c)．SAR は 6 分間の平均値で表すが，短時間に高 SAR を出力し 6 分間の平均値が上限値内であっても，任意の 10 秒間の出力が規定値の 2 倍を越えてはならないと決めている．

3　傾斜磁場の安全規格

傾斜磁場コイルにパルス状の電流を流すと時間変化をする磁場(dB/dt)が生じ，ファラデー(Faraday)の法則にしたがって患者の体内に電場を誘導する．傾斜磁場が誘導する 10 kHz 以下の電場は，患者の末梢神経や心臓に刺激を与える可能性がある．電場の大きさは傾斜磁場システムと患者の大きさに依存し，撮像中心から離れた傾斜磁場が強くなった末梢神経に電流が流れることによって刺激を受ける．

末梢神経への刺激は傾斜磁場の切り替えが原因で，神経系が刺激される感覚に個人差がある．すべての操作モードで期外収縮や心臓不整脈を誘発する心臓刺激(心細動)を与えてはならない．また，耐えられない末梢神経刺激の発生を最小にしなければならないと規定している．

4　騒音の安全規格

騒音は，傾斜磁場コイルに流れる電流によるローレンツ(Lorentz)力によってコイルが高速で歪むことから発生する音であり，人間の耳に聞こえる音を取り出した聴感補正(A 補正)をかけた dB(A)(デシベル A)で表示する．静かな乗用車や普通の会話は 60 dB，電車が通るときのガード下が 100 dB，飛行機のエンジン近くが 120 dB である．

MR 装置は，架台内の患者の位置で 140 dB より高いピーク音圧レベルの騒音を生じてはならないと規定している．飛行機のエンジン近くより20 dB（10倍）高い140 dBまで許容しているが，99 dB（A）を超える可能性がある場合には，99 dB（A）以下に下げるように耳栓やイヤーマフによる聴力保護が必要である．

この基準は，職業的に長時間騒音にさらされる人が永久的に難聴にならない限界値が24時間の平均値で80 dB（A）であることをもとに，1時間以内のMRIを想定して99 dB（A）という規格値を採用している．

5 クエンチ（quench）に関する安全基準

超伝導磁石では，冷媒（液体ヘリウム）が減って磁石内部温度が上昇したり，緊急減磁装置を作動させたり，外部から衝撃（地震など）が加わると超伝導状態が破綻し，電位差が生じ電流が流れる常伝導状態となる．電圧と電流によって生じた抵抗による熱によって周囲の液体ヘリウムがヘリウムガスに気化（0℃，1気圧で約700倍）する．この現象をクエンチといい，約20秒で減衰するように磁石が設計されているが，大量のヘリウムガスが検査室内に充満すると，酸素欠乏や凍傷の危険があるため屋外への排気設備を備えなければならない．また，検査室内の酸素濃度を18%の許容値以上になるように換気が必要である．

2 MR装置の原理に関わる危険性[3)]

1 静磁場による力学的作用

静磁場中の鉄などの強磁性体には，吸引力（attracting force）と回転力（torque）が働く．吸引力は，磁場の強さと磁場の空間的な変化率の積に比例し，静磁場強度が高く，強磁性体の質量が大きく，マグネットに近いほど磁石の中心に向かって強く引き寄せられる．その結果，不注意で持ち込まれた酸素ボンベや点滴台，車いす，掃除機，工具などによる被検者や医療従事者に傷害を与える事故が発生している[4)]．

磁石の吸引力は，磁石の線材に近いほど磁束密度が密になり勾配も急峻になるので，ガントリの入口付近がもっとも強くなる（図2-5-1 bの緑マーク）．逆に磁場均一性のよい磁石中心部の吸引力はほぼゼロである．3 Tで行った35 gの磁性体の挙動を例示する（図2-5-1 b）．入口付近で最大約50倍の1.7 kg（1.5 Tでは最大25倍の875 g）の吸引力が働き，中心部に近づくと急激に吸引力が弱まり，遠ざかると徐々に吸引力が弱くなる[5)]．漏洩磁場の強さはコイルの軸方向およびその直角方向において磁場中心からの距離の3乗に反比例するが，アクティブシールドによってさらに距離が離れると急激に吸引力は弱くなるため，ガントリに近づかないと吸引力を感じないので吸引力を侮って事故に至るケースが増えている．

静磁場による回転力は，磁力線の方向に強磁性体の長軸が揃うように働く力で，磁場強度の2乗に比例する．この力は磁石中心部でもっとも強く働き，強磁性体の動脈クリップや断片が患者の体内で移動して周囲の組織を損傷する危険性がある[5)]．

2 RFによる発熱

RFによる発熱作用によってMRI中に被検者の体温が上昇するが，SARによって管理する．静磁場強度に比例し共鳴周波数が高くなれば，その2乗に比例して人体内で高周波は熱に変わるのでSARは，①静磁場強度の2乗に比例して高くなる．②高周波強度の2乗に比例して高くなる．③RFパルスのduty cycle（単位あたりのパルス数）に比例する．④被検体の半径の2乗に比例する（電気伝導度が高いと被検体内での高周波損失が大きくなる）．⑤被検体組織の電気伝導率に比例する．などの特性を持つが，SARで規制される撮像条件を遵守していれば体温上昇によって人体に傷害を与えることはない．

しかしながら体温上昇だけでなく，衣服や化粧品，装飾品，体内金属など身体内外に導電性金属が存在すれば電流の集中が起こり発熱の危険性がある．また，手指同士やコイル，ボア，ケーブルとの接触によって電流ループが形成され，そのループに

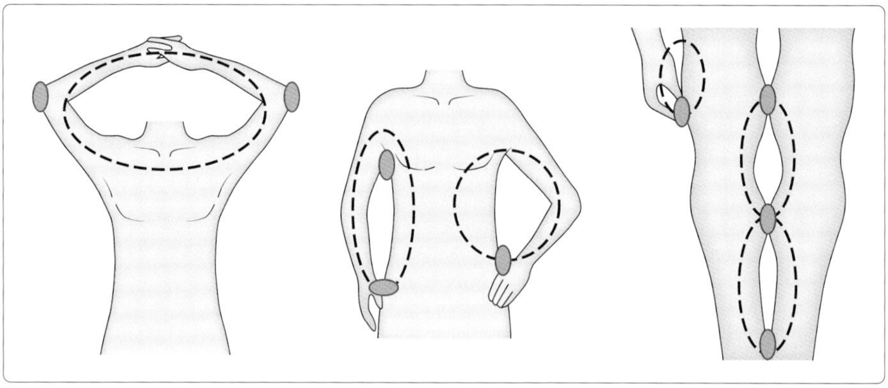

図 2-5-2 人体に形成される電流ループの例
赤マークの接触面が小さいと火傷を発症する危険性がある．

沿って流れた高周波電流に面積の小さい接触部分があると抵抗が生じ，そこから発熱し火傷を与えた事例が発生している（図 2-5-2）．

また IEC60601-2-33 には，熱病，心不全，発汗能力の低下など体温調節機能が低下している患者に対して，通常操作モードを超えて検査を実施する場合にはとくに注意を払うように記され，体温上昇が 1℃以下の場合であっても，①熱付加の増大に対する適応能力の低下した患者，②高齢，肥満，高血圧の患者，③利尿薬，精神安定剤，鎮痛剤，血管拡張剤を服用している患者（これらの薬物は耐熱性を低下させる），④乳幼児（体温調節機能が未発達）や妊婦（熱拡散能力の低下），の場合に有害事象が発生する可能性があると記されている．

3 変動磁場による神経刺激

IEC などの代表的な規制値 $dB/dt < 20$ T/sec（傾斜磁場パルスの立ち上り時間 $T > 120\ \mu$sec の場合）を通常の撮像条件で超えることは少ないが，被検者が末梢刺激に敏感な場合は，エコープラナ法（echo planar imaging：EPI）など超高速に強い変動磁場を加えると神経刺激を感じる場合があるので，静磁場コイルの辺縁付近に脳や心筋，心外膜が存在し，それに電極やワイヤが埋め込まれている際には注意する．変動磁場が人体に与える刺激は，個体差や心的要因が介在するので評価は難しい．

4 傾斜磁場コイルによる騒音

騒音は，傾斜磁場コイルに流れる電流によるローレンツ力によって発生するので，理論的には磁場強度が高くなるほど大きくなるが，コイルの固定技術や静穏パルスシーケンスの開発によって低減している．しかし，すべての装置とシーケンスに装備されているわけではない．

騒音は，患者を不快にするだけでなく，可逆性の聴力損失を起こすことや，高い音に過敏な被検者が強い騒音によって永久聴力損失を起こす可能性の報告もあるので，騒音を低減させる耳栓やイヤーマフなど何らかの対策が必要である（図 2-5-3 ①）．とくに，標準の騒音防護具が着用できない乳幼児や高齢者，麻酔下の患者（筋弛緩作用によって耳の反射が低下）には弱音のパルスシーケンスを用いるなどの対策を施す．

5 クエンチによる窒息

自然クエンチの発生はきわめて少なく，発生後もヘリウムが室外に排気されれば被検者に害を及ぼすことはない．しかし，排気口近くに遮蔽物の建設や鳥が巣を作っていると，排気が阻害されるので定期的にチェックする．クエンチを起こした場合，被検者の救出が最優先であるが，ヘリウムが室内に漏洩した場合は，漏洩の状況と酸素濃度によって対応が異なる．

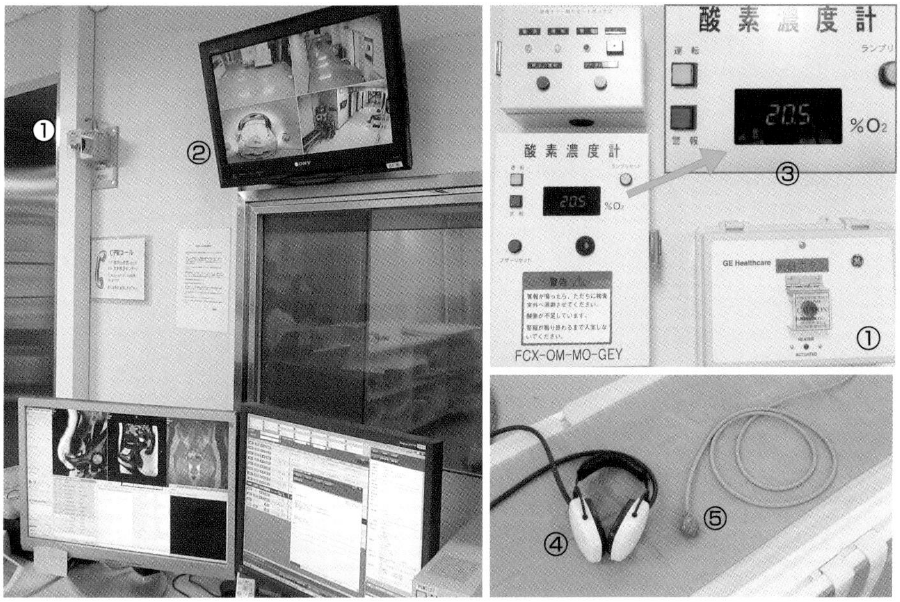

図 2-5-3　患者監視システム
①緊急減磁ボタン(クエンチボタン)，②患者監視モニタ，③検査室内酸素濃度計，④イヤーマフ(ヘッドホン)，⑤エマージェンシーコール．

ヘリウムが霧状の雲となって天井近くに現れて，酸素濃度計(図 2-5-3 ②)が 18%以上なら普通に入室し，被検者を検査室外に退避させる．

ヘリウムが大きな霧状の雲となっている場合は，外部に排気されずに検査室内に大量漏洩していることを示し，検査室の気圧も高くなっている．検査室の扉を開ける前に，操作室の窓や扉を開放する．検査室の外開きの扉を開けるときには，検査室内の加圧によって勢いよく扉が開くかもしれないので注意する．酸素濃度計が 10%以下の時の入室は，酸素濃度の上昇を待ち被検者を検査室から退出させる．退出後は，クエンチが停止し排気が確認できるまで入室しない．

地震や大規模災害で超伝導状態のまま非難する場合は，検査室内に消防士や救援者が立入らないように施錠し，「退出済」のシートを扉に貼っておく．任意によるクエンチは，地震や火災の際においても最後の手段であるので，状況を判断可能な熟練者の決断による(図 2-5-3 ③)．

3　MRI 検査の安全対策

1　環境整備

MRI 室は，電磁波雑音が周囲から入り込まないよう，逆に MR 装置の電磁界が他装置に影響を及ぼさないように磁気シールドの施された閉鎖空間である．被検者をその閉鎖空間に数 10 分間の静止を求め留め置くので，検査中の被検者のモニタによる観察(図 2-5-3 ④)とマイクを通じた会話，緊急時の通報手段は欠かしてはならない(図 2-5-3 ⑤)(☞ p.29「緊急ブザー」)．

MR 装置により，静磁場による力学的作用と RF パルスによる発熱が発生する．このメカニズムに起因する検査室に持ち込めない磁性体や金属をいかに遮断するかが対策のポイントである．持ち込み吸引事故でもっとも多いのが，点滴台，酸素ボンベ，ストレッチャー，車いすである(図 2-5-4)．とくに酸素ボンベは，質量があるのでミサイルのようにガントリの中心に向かって飛んでいき傷害・死亡事故を起こす最も危険な強磁性体である．酸素を必要とする被検者には，架台を本体から取り外し検査室外

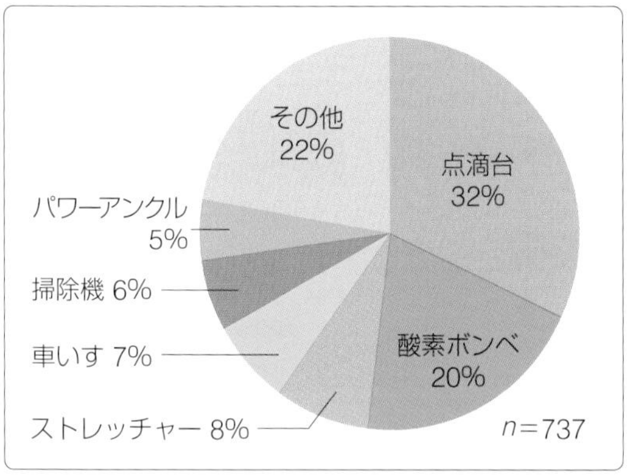

図 2-5-4 大型磁性体の吸引物質(2010 年，筆者調査 1,349 病院の回答)

で移乗し(図 2-5-5 a)，そのときに検査室内の酸素に接続する習慣をつければ酸素ボンベを持ち込むことはなくなる．そのためにも検査室内への酸素と吸引の配管設備は必須である(図 2-5-5 b)．

医療職員によって医療機器(器具)が誤って持ち込まれないように，また工事関係者が無断で立入らないように入室を注意するポスターの掲示(図 2-5-5 c)や点滴台や車いすに識別マークをつけている施設も多い(図 2-5-5 d)．看護師が被検者を車いすに乗せ点滴台を付けて来室し，点滴台を MRI 用に取り替えたところで，別件のためその場を離れた隙に，担当技師は看護師が MRI 用の車いすに乗せ換えたと思い込んで，通常の車いすを検査室に持ち込んだというインシデントの事例もあることから，検査室入口に警報を発する金属探知機を設けておくと(図 2-5-6 a)，このような場合の事故を未然に防ぐことができる．

さらに酸素ボンベなど強磁性体は，被検者が急変したときに医療者が無意識に持ち込むことが多く，普段から持ち込めないことを周知していても，緊急

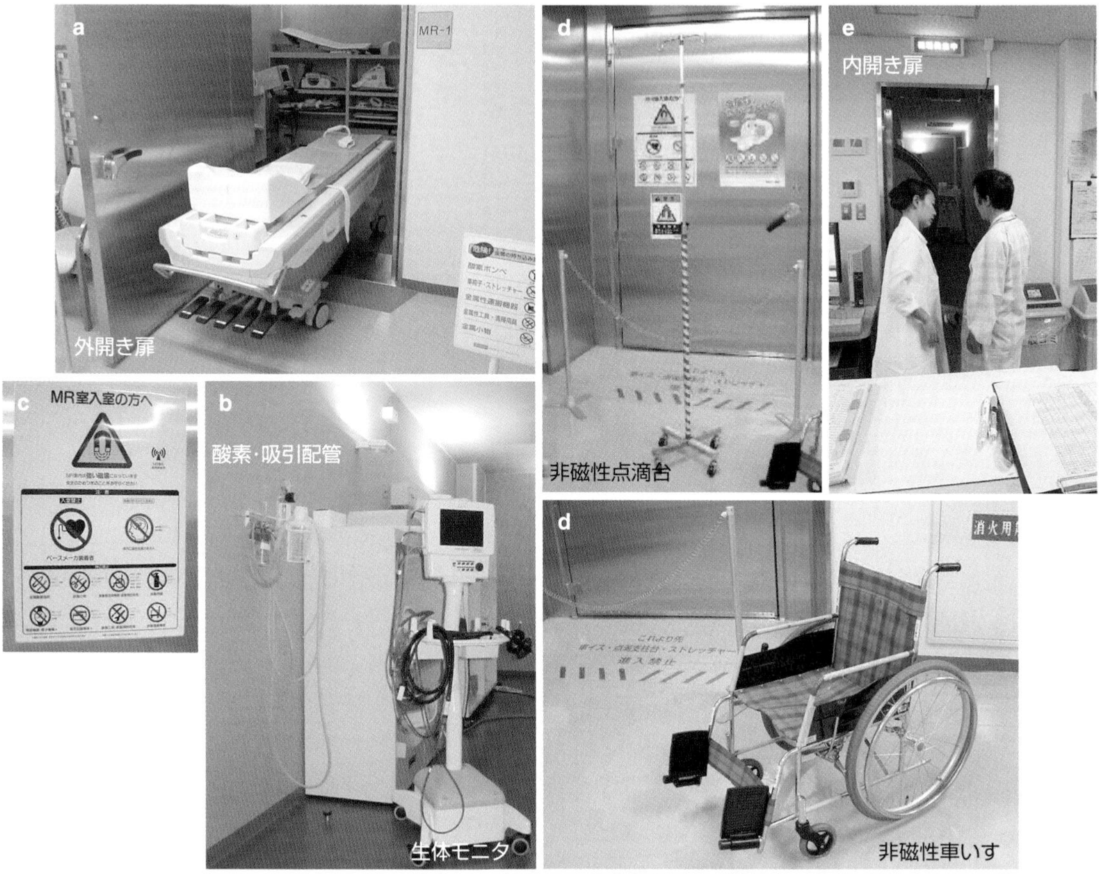

図 2-5-5 強磁性体を検査室に持ち込まない工夫

a：外開き扉．外部で検査架台へ移乗．b：検査室内の酸素と吸引設備，生体モニタ．c：入室者への注意喚起ポスター．d：非磁性車いす，非磁性点滴台．e：内開き扉．独歩患者の出入り口．

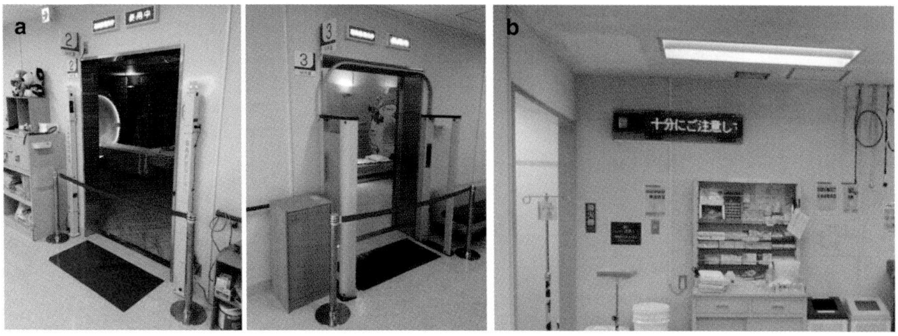

図 2-5-6　持込み事故を防ぐ環境整備
a：検査室入口に設置された金属探知機（広島大学病院提供）.
b：MRI 検査室エリアへの入室警告発生システム（信州大学病院提供）.

時の判断には患者優先の意識が強く働くのだと推測する．MRI 室周辺に強磁性体の製品を置かないなどの環境を構築することが基本であるが，MRI エリアの入口を通過するときに電光掲示板と音声によって警告を発する方式は，入室するすべての職員に注意喚起を促すシステムとして事故防止に効果がある（図 2-5-6 b）.

また，クエンチを起こしたときに排気ダクトに異常があってヘリウムが外部に排気されずに検査室内に急激に漏洩すると，気化して 700 倍になったヘリウムが検査室内を陽圧にするので，扉は外開きでないと開けることができない．逆に，強制排気にてヘリウムが排気された場合には検査室内が陰圧になると，外開きの扉では開けにくくなる．以上の理由から外開きと内開きの両方が必要だともいわれている．阪大病院では，外開きの大きい出入口はストレッチャーのみとし（図 2-5-5 a），内開きの小さい入口を操作室近くに設置して独歩の患者の出入口としている（図 2-5-5 e）.

2　検査実施に関わる確認

1）検査依頼の発行（インフォームド・コンセント）

主治医が被検者の病態を判断する最善の手段として MRI の実施を選択したところから，MRI との関わりがはじまる．医師は，被検者に検査の必要性や期待できる結果と，逆に検査を受けることで発生するリスクや検査時に検査室内に持ち込めない物などの情報を伝え，患者がその説明を理解し納得したことを署名として表記する手続きを行う［第 3 章 3 参照］．しかし患者が閉所恐怖症であることや，体内外に MRI が禁忌の医療機器や磁性体が存在すると検査ができないので，その有無についてチェックを行う．また造影剤を使用する場合には，副作用の危険性があることを伝え腎機能のチェックを行う．腎機能が低下していると腎性全身性線維症（nephrogenic systemic fibrosis：NSF）を発症する危険性が高まるので eGFR（推算糸球体濾過値：estimated glomerular filtration rate）が 30 mL/min/1.73 m^2 未満の場合は NSF 発症の危険性が高い（禁忌）．30～60 mL/min/1.73 m^2 は要注意．60 mL/min/1.73 m^2 以上は発症の危険性は低いが必要最少量の使用が望ましい．「一度 NSF と診断された症例には投与すべきでない」と日本腎臓学会と日本医学放射線学会のガイドラインに記されている．

チェックの結果，腎機能が基準値を満たさない場合は単純 MRI を検討し，禁忌の機器や装着品がある場合は MRI の実施を断念し，他検査を検討する．

2）医療技術者による問診

主治医が MRI を実施するにあたっての事前チェックは済ませているが，病棟から出診する時の状況や来院時の化粧や持ち物など当日にならないとチェックができないものがある．事故を未然に防ぐには被検者の協力はもとより，看護師の支援は必須

本人によるセルフチェック

※下記に該当する方は MRI 検査を受けることができません

※心臓ペースメーカーを使用していますか？	□いいえ	□はい
※人工内耳の手術を受けたことがありますか？	□いいえ	□はい
※可動型義眼を装着していますか？	□いいえ	□はい

材質・部位により MRI 検査を受けることができないことがあります

	□いいえ	□はい
●脳動脈クリッピング手術を受けたことがありますか？	□いいえ	□はい
●身体の中に金属が入っていますか？	□いいえ	□はい
クリップ・コイル・人工関節・ステント・人工心臓弁・事故や戦争による金属片		
その他（　　　　　　　　　　　　　　　　　　　　）		

場合によって MRI 検査を受けることができないことがあります

■刺青，永久アイラインが入っていますか？	□いいえ	□はい
■取り外しできる入れ歯を使用していますか？	□いいえ	□はい
それは磁石で固定するタイプのものですか？	□いいえ	□はい
◆閉所恐怖症（狭いところで長時間じっとしていられない）ですか？	□いいえ	□はい
◆現在妊娠している可能性はありますか？	□いいえ	□はい

MRI 検査出診時チェック事項（病棟スタッフ記入）

問診内容の口頭での確認	□済み	
MRI 検査室へ持ち込みできません		
・輸液ポンプ	□なし	□あり
・シリンジポンプ	□なし	□あり
・インスリンポンプ	□なし	□あり
・ホルタ心電図	□なし	□あり
・カラーコンタクトレンズ	□なし	□あり
・補聴器	□なし	□あり
・低圧吸引器	□なし	□あり
・酸素ボンベ	□なし	□あり
・人工呼吸器	□なし	□あり
・車椅子	□なし	□あり
・点滴支柱台	□なし	□あり
・脳深部刺激装置電極	□なし	□あり
・カプセル内視鏡の服用	□なし	□あり
脳動脈クリップの材質（　　　　　　）		
特記事項		

MRI 検査室入室前確認（MRI 検査室スタッフ記入）

問診内容の口頭での確認	□済み	
出診時 check 事項の再確認	□済み	
所持品確認	□済み	
・時計	□なし	□あり
・磁気カード	□なし	□あり
・テレホンカード	□なし	□あり
・ヘアピン	□なし	□あり
・使い捨てカイロ	□なし	□あり
・入れ歯	□なし	□あり
・ベルト	□なし	□あり
・コルセット	□なし	□あり
・携帯電話	□なし	□あり
・ピアス	□なし	□あり
・ライター	□なし	□あり
・めがね	□なし	□あり
金属探知機による check	□済み	

図 2-5-7　阪大病院 MRI 検査用のチェックリスト

である．しかも看護師がMRIで発生する危険性の知識を有しているか否かで，被検者に付属する金属チェックの質が大きく異なる(図 2-5-7)．

阪大病院では，新規採用看護師にMRI安全管理研修会を開催し，看護師自身がMR装置の吸引力を体験し発熱の原理を理解することで，持ち込めない物品を知り，なぜ金属チェックが必要なのかを学ぶとともに，騒音も実体験を通して被検者への事前説明に生かせるようにしている．

検査直前には，現場の問診者の第二チェック(図 2-5-8 a)，検査直前の担当技師による最終チェック(図 2-5-8 b)に金属探知機を使う．金属探知機の効果は種々意見があるが，男性技師が直接触れにくい髪の毛やポケットの中などのチェックが可能で，何よりもこのときに検査の所要時間や検査中の注意，騒音などについて被検者に伝えることができ，被検者との最初のコミュニケーションツールとして重宝している．技師は，金属持込を阻止する最後の砦となり得るために，禁忌情報などより多くの情報を収集しておく．

3　体内金属への対応

体内金属には，人工的に植込まれた(装着した)医療機器(器具)と事故などで埋没した金属の２種類があり，それらが受ける作用は，吸引力と回転力，発熱である．

医療機器は，添付文書に記載事項の遵守が基本で

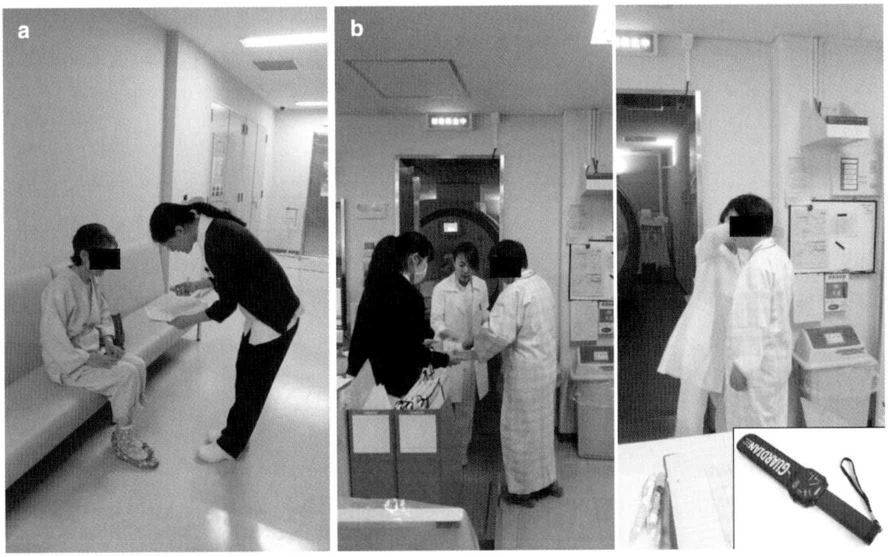

図2-5-8 **検査直前の最終チェック**
a：看護師(担当者)による問診，b：検査直前の担当者の問診と金属探知機によるチェック．

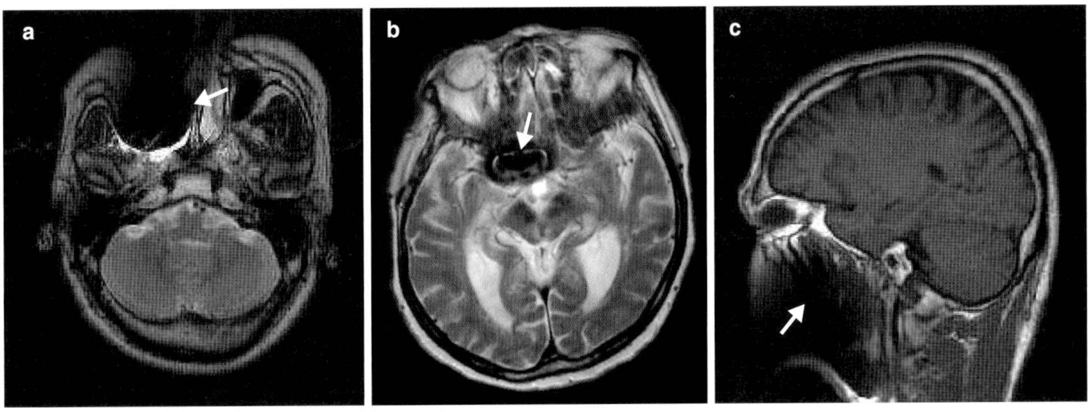

図2-5-9 **体内金属**
a：金属異物，b：脳動脈クリップ，c：歯科インプラント．

あるが，近年MRIが可能な医療機器が増えているので該当機種であるかを見極める必要がある．MRIに関わる事項の記載のない場合は，安全性試験をしていないので基本的に禁忌であるが，材質や形状，埋め込まれている場所によって判断することもある．埋没金属については，いかに発見するかがポイントである．

1)金属片

事故などによる体内金属は，医師の問診時に判明すればエックス線撮影によって確認し，金属が存在する場所や材質や質量によって，金属が受ける吸引力と回転力を推定し検査の実施を医師が判断する(図2-5-9)．金属片が決定臓器(傷害を負うと生死あるいは今後の社会生活に重大な支障を及ぼす器官)あるいはその近くにある場合は，リスクを回避するために他の検査を選択するのが賢明である．もし検査中に金属の存在が判明した場合は，吸引力は中心部ではほとんどないが，回転力は強く働くということを念頭に，金属に力ができるだけ作用しないように，あわてず架台をゆっくりと引き出す．

体内金属片の発見は，被検者の自己申請によるところが大きく，セルフチェック時や問診で引き出せるように聞き方を工夫する．

2）医療機器

体外装着品は外せば検査が可能であるが，体内に植込まれた（留置された）医療機器は取り外せないので，そのまま MRI を実施しても被検者に傷害を与えないか，または機器が破損あるいは動作不良を起こさないかが判断基準になる．

従来は，心臓ペースメーカ，移植蝸牛刺激装置（人工内耳），除細動器（ICD），神経刺激装置，骨成長刺激装置，スワンガンツカテーテルなどが禁忌であったが，条件付きで MRI が可能な心臓ペースメーカや人工内耳などが薬機法「医薬品，医療機器等の品質，有効性及び安全性の確保等に関する法律」（平成 26 年 11 月 25 日に名称変更）に承認されたこともあって，平成 25 年 5 月に添付文書の使用上の注意が「金属を含む医療機器等が植込みまたは留置された患者には，原則 MRI を実施しないこと（植込みまたは留置された医療機器等の体内での移動・故障・破損・動作不良・火傷等が起こるおそれがある）．ただし条件付で MR 装置に対する適合性が認められた医療機器の場合を除く．検査に際しては，患者に植込みまたは留置されている医療機器の添付文書を参照のうえ，撮像条件などをかならず確認すること」と変更になった．ただ体内に留置する医療機器すべてに MRI の可否が記載されていないので，MRI によって得られる医学的有用性とリスクを考慮して実施の可否を判断する．

①体内インプラント[6]

体内に留置されるインプラントの材質のほとんどがオーステナイト系のステンレスやチタン合金，コバルト・クロム合金などの非磁性の金属で構成されている．脳動脈瘤クリップはチタン製なら MRI 可能であるが，1985 年以前のものは禁忌である（1990 年以降にも禁忌の脳動脈瘤クリップが使用されている可能性がある）．

一方，同じ材質にもかかわらず添付文書に「静磁場強度 3 T 以下，最大全身 SAR 2.0 w/kg 15 分においてベンチテストを行った結果から本品が MR 環境で安全であることが示されている．本ステントは，この環境では移動することは考えられないため，3 T 以下の MRI が本ステント留置直後に実施可能である．」と記載の機器と，「強い磁界の影響によるステントの移動のリスクを最小限に抑えるため，留置ステントが安定するまで（通常 6～8 週間）MRI スキャンを実施してはならない．」と記載の機器がある．また，弱磁性の材質であっても加工の過程によって強磁性に変質する場合もあるが，体内インプラントの吸引については，MRI の可否に関する記載がなくても吸引試験を行って，機器の吸引力を確認することができる（図 2-5-10）[7]．

しかし吸引力が有意に働かなくても，発熱に関して材質がオーステナイト系ステンレス（ASTM F138）の 24 cmMD/N 上腕骨ネイル（図 2-5-10 c）を人体等価ファントムの 2 cm の深さに埋め込み，全身平均 SAR の第一次水準管理モードの上限値である 4.0 W/kg で 15 分間照射すると，ファントムの末端表面温度が 12.4℃上昇し，深さを 7 cm にすると 3.1℃となり，その温度上昇は末端が RF 照射範囲の中央部に近づくほど高くなったという報告がある[7]．

これらから磁場強度が高くて，局率が高く表面積の小さいインプラントが表皮から浅いところに存在する場合に発熱の危険性が高くなり，表皮から深いところに埋め込まれている場合に発熱が弱くなる．したがって，体内インプラントが留置された被検者の MRI を実施する場合には，できるだけ SAR が低くなる撮像条件を選択する[6]．

②歯科用磁性アタッチメント

磁性アタッチメントは，一般的に入れ歯側の磁石部とそれに吸着する磁性ステンレスのキーパ部（歯根側）で構成される．磁石が埋め込まれた義歯部を装着したままガントリ内に入ると磁力の低下（脱磁）が起こるので，入れ歯を取り外して MRI を実施する．キーパ部が緩んでいると脱落したり，磁性をおびる（着磁）と磁石部との吸着が悪くなる．逆に，キーパ部に磁石が装着されている場合には，MRI を実施すると，義歯の固定に支障が生じるので検査ができないことを説明する．

安全使用のために日本磁気歯科学会から「歯科用磁性アタッチメント装着時の MRI 安全基準マニュアル」がでている．

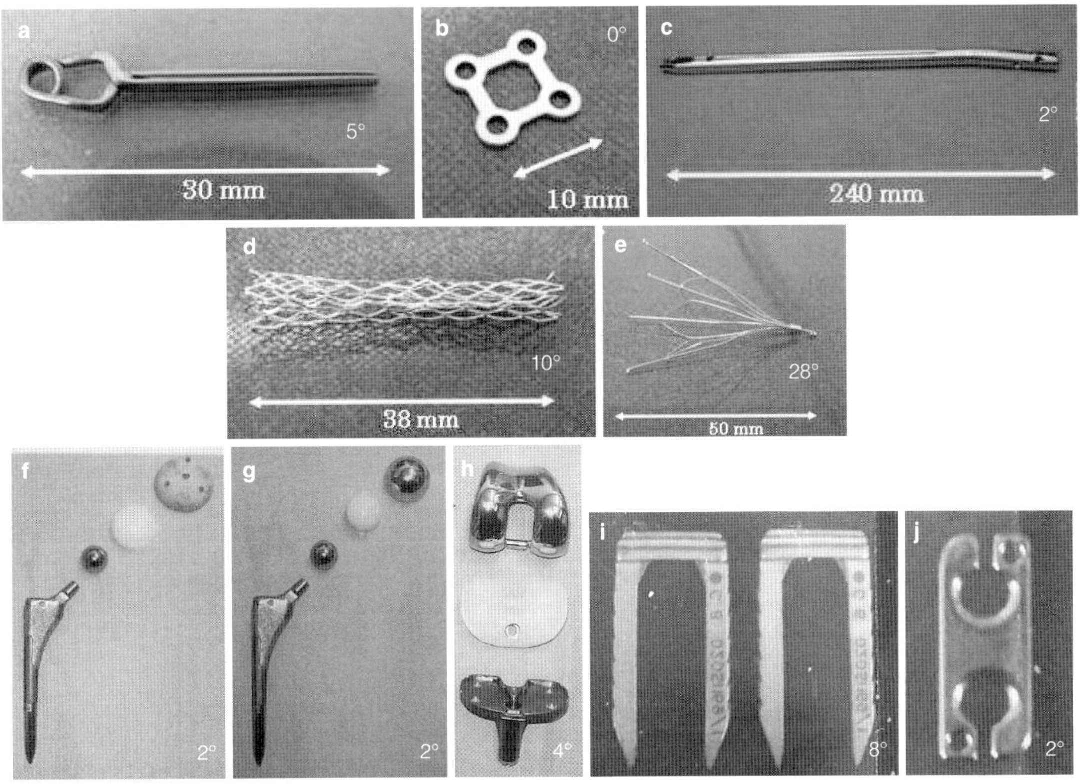

図 2-5-10 **体内インプラントの 3T-MR 装置での偏向角**
a：脳動脈クリップ，b：頭蓋骨接合バイオプレート，c：上腕骨インプラント，d：血管内ステント，e：静脈フィルタ，f：人工股関節，g：人工骨頭，h：人工膝関節，i：靭帯ステーブル，j：靭帯ボタン．

③心臓ペースメーカ，植込み型除細動器

心臓ペースメーカ（Cardiac Pacemaker）は，①オーバセンシング：人体に電流が流れることや磁力線を浴びるとペースメーカに雑音が混入し，実際には自脈がなく刺激を与えなければならないのに，ノイズを自脈と判断して刺激を与えない状態，②ペースメーカリセット：外部から電気ショックやX線を浴びた場合にペースメーカが機能停止にならないように自動的にバックアップ回路に切り替わる，③マグネットモード：磁石によって電池の残量を調べる機能で，リードスイッチが作動して非同期モードに切り替わる．短時間の静磁場への曝露なら元に戻るが，長時間になるとリセットスイッチが磁化して元に戻らなくなる，④リード先端からの発熱：RFの照射による発熱によってリード留置部位の心筋組織に変性が起こり，ペーシング閾値が上昇する，⑤植込み型除細動器（Implantable Cardioverter Defibrillator：ICD）では加えて不適切な頻脈治療（誘導電流を頻脈と誤認する）が起こるためMRIが禁忌とされてきた．しかし，ペーメーカ植込み者のMRIの需要が高まり，これらの障害を技術的に克服することで条件付MRI可能医療機器として承認されるようになった．国内では5社から多くの種類が販売されているが，ジェネレータ（ペースメーカ本体）とリードの組み合わせが決められているので，それ以外の組み合わせではMRI対応とならない．機種や撮像条件が年々更新されるので，日本磁気共鳴医学会の安全性情報の能動型の条件付きMRI対応植込み型医療デバイス一覧表（http://www.jsmrm.jp/modules/other/index.php?content_id=1）を参照してほしい．

またジェネレータを交換した際に，ジェネレータを条件付MRI対応に交換したがリードが従来の非対応のままである場合，またリードレスペースメーカを植込んだ後や，ジェネレータを抜去したが非対応のリードが遺残している場合は，MRI禁忌であ

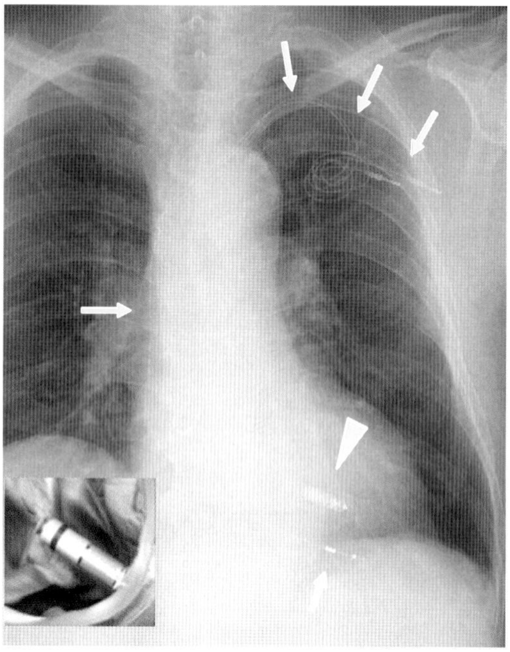

図 2-5-11　リードレスペースメーカ（▼）および遺残リード（→）

るので注意が必要である（図 2-5-11）．条件付 MRI 対応のペースメーカ植込み者には，ペースメーカカードが発行されるので，被検者がカードを持っているか否かで MRI 対応の可否を判断することができる．

当該者の MRI を実施するにあたっては，施設基準と実施条件のガイドライン（日本医学放射線学会，日本磁気共鳴医学会，日本不整脈学会の３学会合同）が決められており，放射線科と循環器内科あるいは心臓血管外科を標榜している施設であることや，磁気共鳴（MR）専門技術者あるいはそれに準じる技術者が配置され，MR 装置の精度および安全を管理していることなどを決めている．

ペースメーカ植込み者の MRI 当日は，まずペースメーカ外来を受診しペースメーカの設定変更の指示を受ける．ペースメーカの MRI モードへの ON/OFF は，MRI 室からできるだけ近いところで実施し，最後にペースメーカ外来に戻り正常に動作していることを確認し帰宅する（図 2-5-12）．MRI モードへの変更は臨床工学技士や医師が実施する．MRI モードとは，ペーシング機能をマニュアルモードにし除細動機能を OFF にしている状態なので，診療科では変更せずに MRI 室近傍で行うことや，検査中には生体モニタ（図 2-5-2 b）にて連続的に心拍を監視し，不測に事態に即座に対応できる体制を整えることが決められている．

もし不整脈や心房細動が検査中に起これば，①応援をよぶ．循環器内科医あるいは救命救急医をよぶ．②検査室内に入り，被検者をガントリから出す．③声をかけて被検者の様子を確認してから，処置が必要・不必要にかかわらずいったん検査室から退出させる．④大きな声でよびかけても呼吸がないか，正常な呼吸でない場合は CPR（胸骨圧迫）を開始する．という手順で救命する．これらのことを緊急時にとっさに対応できるようにふだんから訓練を

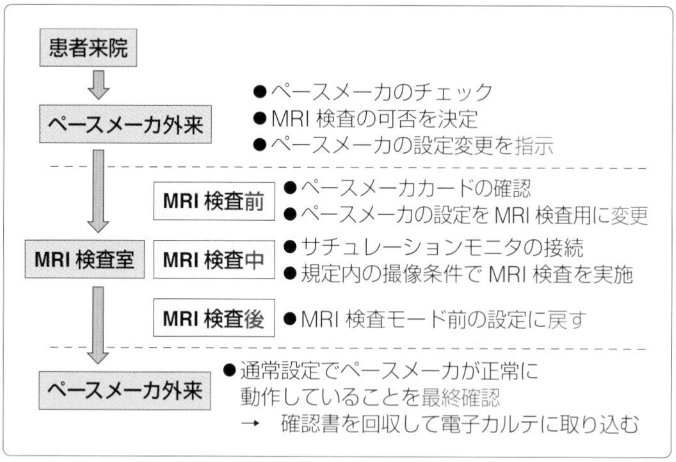

図 2-5-12　阪大病院の条件付き MRI 対応ペースメーカ植込み者への MRI 検査手順（当日のワークフロー）

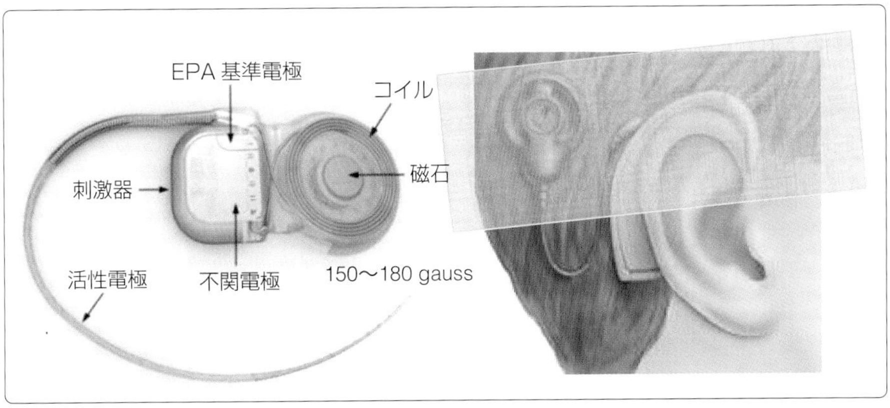

図 2-5-13 人工内耳の頭蓋内部分と弾性包帯による固定法（メドエル人工内耳 EAS の添付文書より）

しておく．

被検者は，往々にして MRI 対応の心臓ペースメーカを植込んでいると勘違いしていることがあり，あくまで設定を変更しないと MRI ができないことを周知するとともに，実施者は，対応機種であるかどうかとともに撮像条件をペースメーカ手帳にて確実に確認する．

④神経刺激装置

神経刺激装置には，脊髄医刺激療法（Spinal Cord Stimulation：SCS）と脳深部刺激療法（Deep Brain Stimulation：DBS）などの条件付き MRI 対応の機器がある．施設基準と実施条件については，心臓ペースメーカと同様に関連学術団体からのガイドラインがある．撮像のための設定要件はペースメーカに比べて少し複雑であるが，安全性は認可の際に事前試験が十分に行われているので，手順に則って撮像すれば機器に障害を及ぼすことはない．しかし，MRI モードとは本質的に電源を切るだけなので，被検者への除痛や振戦抑制効果が消失し，症状が現れてくることがある．

⑤人工内耳

人工内耳は，蝸牛に細い電極を植込み，聴神経を電気的に刺激して，それを脳に伝えて聴覚を取り戻すシステムで，耳にかけたマイクから音声を拾って，スピーチプロセッサという機器で音声を電気信号に変換して送信コイルから磁石で頭皮を介して受診装置に送られる．この送信コイルと受診装置を接続する 150〜200 ガウスの頭部側に埋め込んだ磁石にかかる吸引力と回転力が問題となる．

添付文書には，① 術後 6 カ月以内の MRI は実施しないこと（本品の移動または損傷），② 5 N の力に耐えるためインプラント下の骨の厚さは 0.4 mm 以上必要である（回転力への耐性），③ 頭部の矢状軸を主磁場と平行にする（脱磁の防止），④ 通常操作モードで低 SAR，低スリューレートを選択する（騒音と発熱の抑止），⑤ 下肢を撮像する場合には足からガントリに入る（脱磁の防止）と記載され，頭部を強く弾性包帯で巻いて MRI の実施が可能であるとしている．つまり物理的に頭部に埋め込まれた磁石を移動しないように押さえつけているだけである（図 2-5-13）．

⑥その他

医療器具を装着したまま MRI が可能かどうかの判断は，すべて添付文書の記載による．たとえ医師の強い要請や経験上大丈夫だったとしても，禁忌であることが判明した時点で MRI を実施する有益性がリスクを大きく上回らないかぎり（裁判となっても有益性を証明できる），事故が発生した場合には，実施者責任は当事者だけでなく病院が負うことになる．したがって，技師の判断で禁忌を覆すことは厳禁である．

禁忌と記載されている医療機器には，内視鏡用止血クリップ（一部），UNIVER 硬膜外麻酔用カテーテル，補強材入のエピカテ（PUR），使い捨て硬膜外カテーテル電極，脊髄くも膜下・硬膜外麻酔キット（ペリフィックス FX カテーテル）などがあるが，

MRI対応試験が重ねられ条件付きMRI対応となる医療機器が年々増えている．

MRIの可否が記載されていなくても体内金属の導電性が高い場合には，電流の集中が起こり発熱の可能性がおおいにあることを判断基準にする．日本画像医療システム工業会(JIRA)や関連学会から有用な情報が常時発信されている．

人間の中枢器官に留置されている人工心臓弁については，MRIが可能であると関連学会から声明がでている．しかし，心臓に疾患を有している被検者を長時間閉鎖空間に留めRFパルスを照射するという非常に危険な行為をしていることを考えると，いつ異変が起こっても対応できる体制でMRIを実施する．

4 体外装着品

MR装置の開発当初は，被検者が装着しているヘヤピンや時計，めがね，ベルトなど明らかに目に見える物とポケット内の金属の持ち込みを防止することなど吸引に関する注意が主であった．現在もパワーアンクルに代表される強磁性体の吸引事故を防止するのは当然であるが，市販の製品から思わぬ傷害の報告があって，発熱の危険性に対して大きく注意喚起が発せられている．とくに，衣服やコスメティック用品に磁性素材が含まれている製品があり，多くの日常品にまで気を配る必要がでてきた．

①コンタクトレンズ

コンタクトレンズを着用したままMRIを受けた患者から違和感の訴えがあり，注目を浴びた器具である．吸引試験では最大でも偏向角は10°であったが，発熱に関しては不明である．磁性体を比較的多く含む眼球の黒目を大きく見せるドーナツ状のコンタクトレンズや医薬部外品のコンタクトレンズ(ファッションレンズ)には磁性素材が多く含まれている可能性があるので外したほうがよい[7]．とくに目という決定臓器に接している器具であるので慎重に対応する．

②タトゥー(刺青)

2000年頃にタトゥーからの火傷の報告があり，タトゥーを入れた被検者に対する注意喚起が発せられるようになったが，タトゥーならかならず発熱するわけではない．スポーツ選手をはじめ多くの方が入れている今日の状況では，タトゥーを一概にMRI不適とはできない．危険だとする原因は，タトゥーインクに含まれる酸化鉄と誘導電流がループを形成することによる相互作用だと推定されているが，その状況を作り出さないようにすれば，発熱による傷害を抑えることが可能である．被検者が熱を感じた時に速やかに検査を停止するなどの対策もあるが，実際には低温火傷となり検査終了後に発覚することが多い．

米国食品医薬品局(Food and Drug Administration：FDA)では，火傷のリスクよりもMRI診断の有用性の方が高いという立場を取っており，タトゥーを入れた方には，MRIを受けることの有益性と変色や発熱の可能性を十分に説明し，手を組まないこと，手とガントリとの間や両足との間にスペーサを入れるなど，誘導電流が発生しない姿勢を保持してMRIを実施する．

③化粧品

ファンデーションや化粧下地，日焼け止めクリームなど化粧品の多くに酸化鉄が含まれ，発熱の危険性がいわれているが，最新の高機能磁性体探知機でないと検知できないレベルなので金属成分が多いとはいえない．しかし，マネキンの顔半分に濃い化粧を施して第一次水準管理操作モードの上限値で撮像すると，撮像開始5分を超えてから温度上昇が始まり約10分で約3℃上昇した(図2-5-14 a)．

事故を回避するには化粧を落とすことが最善の方策であるが，パウダールームを備えていない施設も多く，化粧を落とすのは繊細な問題である．酸化鉄を含む化粧品からの発熱を確認できたが，通常操作モードでは発熱が抑えられることと，肌に熱感があればすぐに訴えるように被検者に危険性を十分に説明することで一般的な化粧なら検査は可能だと考える．

一方，指先のネイルから刺激があったとの報告もある．刺激の程度にもよるが，決定臓器ではないので吸引されない対策を施せばかならずしも除去が望ましいとは限らない．

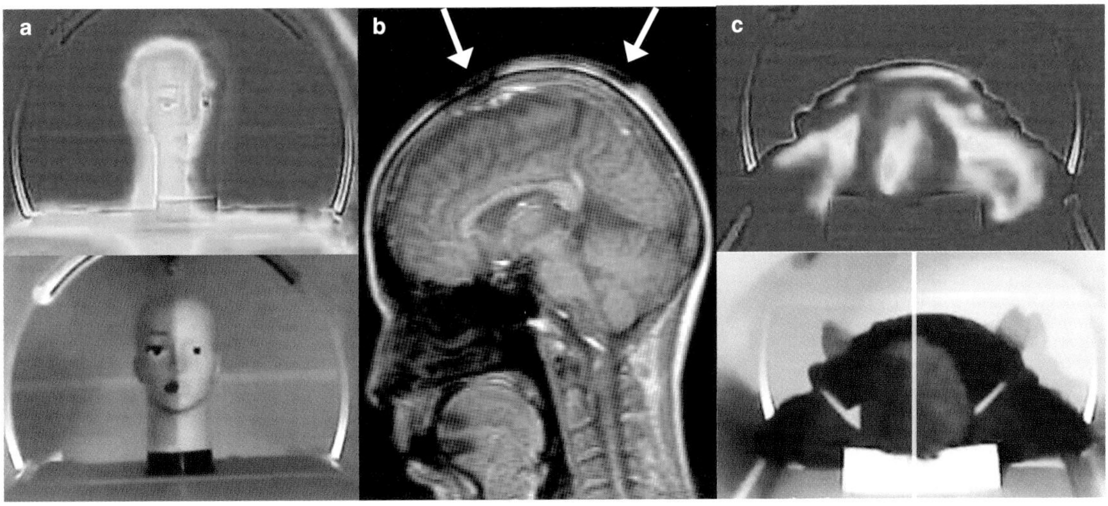

図 2-5-14 化粧品と白髪染めの MRI に対する作用(安全な MRI 検査を考える会提供)
a：マネキンを使った化粧品の発熱試験(右顔が発熱している)．b：増毛パウダーによる磁化率アーチファクト．c：白髪染めによる発熱試験(左側が発熱している)．

④頭髪スプレー，白髪染め

今のところ被検者に傷害を与えたという報告はないが，画像にアーチファクトが出たという報告がある(図 2-5-14 b)．磁場均一度が低下し画質低下の原因になるとともに，この鉄粉がガントリ内に散布された場合には，装置の復旧にかなりの時間と経費を要し，甚大な損失を病院に与える．したがって塗布物は可能なかぎり除去した後に，手術用のヘアキャップを着用して検査を実施する．

白髪染めなどのカムフラージュ製品は，人の目を欺くことが目的であるので現場では見逃し易く，本人から申告を引き出す工夫が必要である．スティックタイプの白髪染めの発熱試験では，撮像開始直後からボランティアが温かみを感じ，約 2 分で熱感を感じたので撮像を中止した．頭髪は暖かくなっており約 42℃に上昇した(図 2-5-14 c)．このように，増毛パウダーや白髪染めに含まれる酸化鉄の量は化粧品より多くかなり危険である．

⑤衣服

吸湿発熱繊維(保温下着：ヒートテック等)を着用して検査を実施したところ紅斑が発症したという報告があり注目を浴びた．寒くなると，薄くて暖かい保温下着の着用率は高く，ほとんどの患者が着用している．その素材が金属を織り交ぜた生地であれば脱衣は当然であるが，そうでない場合でも体表の汗が誘導電流による発熱の原因となりうることから，金属が存在していなくても発熱の危険性があることの認識が必要である．

明らかに磁石が埋め込まれた市販の健康下着には，「電磁障害を受ける医療機器を装着者には使用しないように」と注意書きがあるが，何の記載もない市販のパジャマに使用されていた金属糸が原因で火傷をしたという事例がある(図 2-5-15 a)．装飾用に使用されるラメ糸も，ナイロン糸やレーヨンに巻きつけられた金属箔から発熱の可能性がある．このように，普通に市販されている衣類にも多くの危険性が潜んでおり，被検者もそれらのことを認識していないことが大きな問題である．

このことを解決するための更衣(長ズボン，長袖の検査着への着替え)は，誘導電流による火傷を回避するという意味から最善の方策であるが，更衣時やテーブルへの昇降時の転倒の危険性が一般撮影よりも高いという報告があり，総合的な判断が求められる．

⑥その他の装着品

ID ブレスレットの金属(カーボン)と水分を通して電気が流れたことによる火傷の事例や(図 2-5-15 b)，被検者や医療従事者が装着していたパワーアンクルの吸引事故も発生している(図 2-5-15 c)．このように事前チェックから漏れるものや，

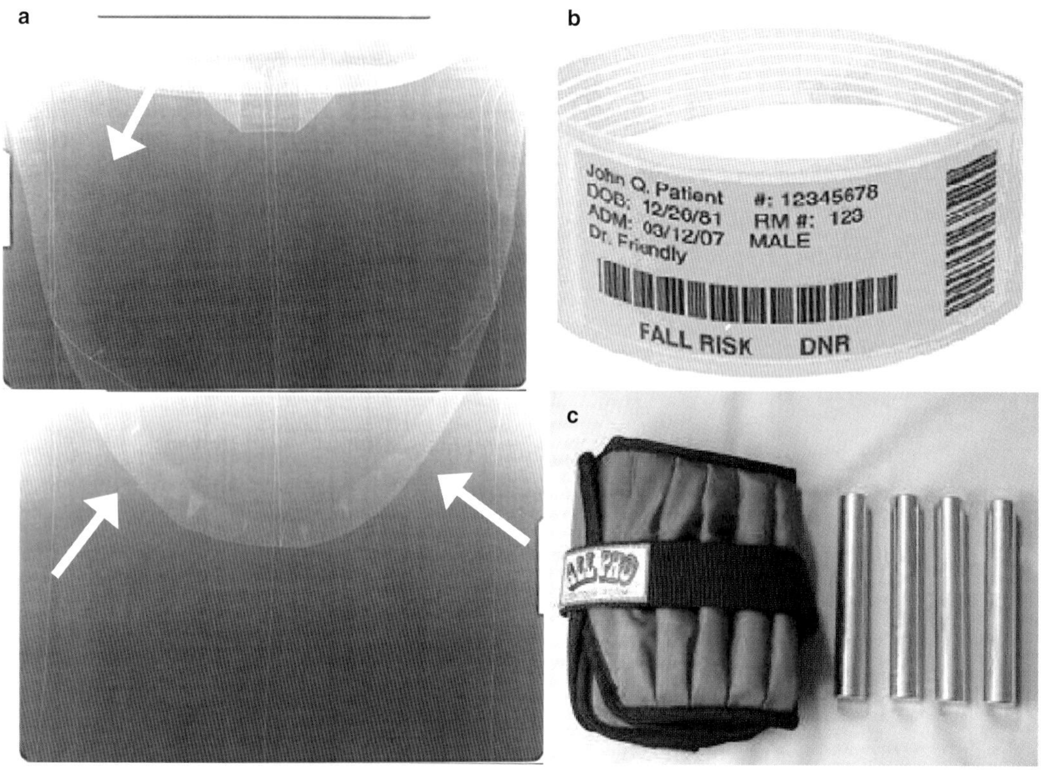

図 2-5-15　体外装着品のＭＲＩ検査に対する危険性
a：金属糸で縫われているパジャマのエックス線写真．b：ID ブレスレット．c：パワーアンクル．

「まさか医療者が」と思うような想定外の事例が発生している．MR 装置の危険性を全職員に周知するとともに，被検者にも協力を仰ぎ，それぞれが加害者や装置破壊者にならないように，強磁性体の持ち込みや火傷の事故の発生を未然に防ぐことが求められる．

5　入室と撮影体位

1)入室時の注意

被検者を入室させる場合にも思わぬ事故が発生する．しかも事故が発生した状況を調査すると，担当技師が近くに強磁性が存在するのを自覚していたにもかかわらず，うっかり自身が持ち込むことや，目を離した隙に他の医療者が持ち込んでいる[8]．このような状況を生まないように，基本的に患者の出入口は操作室近くの 1 カ所に定め，かならず担当者が付き添って誘導する（図 2-5-5 e）．

またストレッチャーを使って入室する際には，担当者は常にガントリに背を向ける側のストレッチャを持って出入室を行う．これは扉から他の医療者が急に入ってこないように監視するためで，ストレッチャーが検査室に入室した後は扉を閉める．

図 2-5-16 のように検査が終わって担当者が扉に背を向けている隙に，気を利かした医療者が磁性体のストレッチャーを持って入って来るという事態が起こることのないように，MRI が終了して部屋に入る時には，他の医療者に声をかけ非磁性体のストレッチャーを扉のところに準備して，扉から目を離すことなく退出準備をする．

2)撮影体位

撮影姿勢で気をつけなければならないのは火傷である．ケーブルやコイル，ボアと身体との接触や自身の指先と指先，足先と足先が触れることによって，電流ループが形成され汗や水分などを介して誘導電流が流れ，それが点接触となることで発熱する

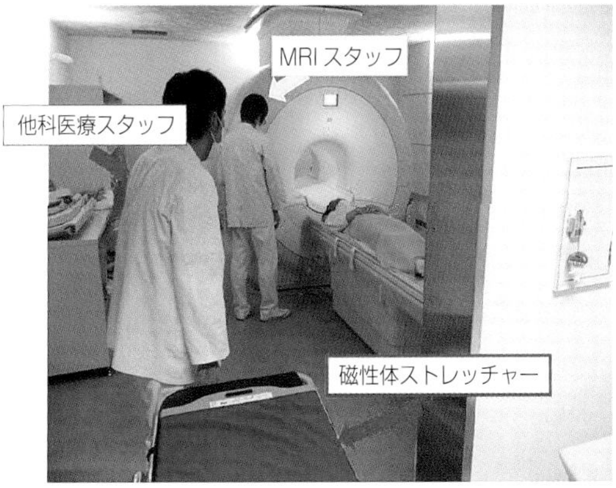

図 2-5-16　患者退出時の危険なシチュエーション
（洛和会音羽病院 山﨑勝氏提供）

と考えられている（図 2-5-2）[9]．被検者には，ケーブルやコイル，ボアに触れないように注意を促し，検査姿勢によって上記のような接触の可能性がある部位には，非導電性の少し厚みのあるスペーサを入れて対処する．

また，騒音を緩和するための耳栓やイヤーマフ（ヘッドホン）を装着も必須である．

6　MRI 中の監視

MRI は，閉鎖空間に患者を長時間にわたって静止を求める．誰もが圧迫感と長時間の静止に苦痛を感じる．まして，体調の優れない患者やペースメーカ植込み者の MRI は異常にリスクの高い（何が起こってもおかしくない）状況で検査を実施している．したがって，生体モニタ（図 2-5-5 b）を装着し，エマージェンシーコール（図 2-5-3 ⑤）や声による通話の確認，監視モニタによる観察（図 2-5-3 ④）など安全管理に万全を期して，いつ不測の事態が起こっても対処できる設備と環境を備えて検査に臨む．とくにリスクの高い患者を検査する場合には，技師一人では緊急時に人を呼ぶことができないため，声の届く範囲に職員を配置するとともに，緊急時にどのように対処すべきか，ふだんから訓練をしておく．

7　妊娠

1）被検者の妊娠

FDA や日本の厚生労働省は，胎児・乳児に対する MRI の安全性を確立されていないとしている．ベネフィットが確実にリスクを上回ると医学的判断がある場合に実施すべきであるが，第 1 三半期間（妊娠期間の最初の 1/3 の約 16 週）の器官形成期まではMRI を避けたほうがよい．

2）職員の妊娠

MRI の担当者から傷害が出たという事例はないが，生物学的見地から安全であるという証明も困難であるので，MRI 担務は各施設の責任者と当事者との話し合いによる．

8　火災

1）MRI 室内からの火災の発生

原因として電源系のユニットのトラブル，あるいは照射コイル，傾斜磁場コイル，受診コイルなどの発熱が考えられる．化粧板は可燃性の可能性があるが，内部製品は基本的に難燃性であるので，MR 装置本体から火が立ち上るほどの火災が発生することは考えにくい．

しかし，煙が充満する場合に次の手順で対応する．①火災報知器にて火災が発生したことを知らせる（人を呼ぶ）．② MRI 担当者以外が検査室に入らないように 1 人は監視する．③患者架台をガントリから引き出す．④患者を検査室外に退避させる．⑤残留者確認を行う．⑥エマジェンシ（非常用オフ）ボタンを押し，装置の全 AC 電源を切る．⑦壁付きのコンセントから全 AC 電源のプラグを抜く．⑧ MR 対応消化器で初期消火を行う．⑨必要であれば消防署に連絡をする．⑩ボヤですむ場合はクエンチをさせない．⑪強制排気スイッチは入れない（酸素を供給することになる）．

消防隊が到着すれば，検査室内に磁場が発生していることを説明し，入室前に着衣，装備，持ち物に金属類がないか厳重にチェックする．

2)大規模で非難が必要な火災

ボヤだと思っていたのが予想外に大規模火災になることや，周辺の建物から延焼を想定する．上記⑧MR対応消化器で初期消火を行う．までは同じであるが，以降次のように対処する．⑨消防署に連絡をする．⑩消防士が不用意にMRI室に入って，吸引事故(完全なクエンチができず磁場の残留)や窒息(酸素濃度の低下)，低温火傷(気化したヘリウム)を負わないようにクエンチをさせ扉に鍵をかけて退出する．ヘリウムは検査室内に漏洩しても不燃性のため燃えない．⑪強制排気スイッチを入れる(クエンチさせたため)．⑫院内の残留者確認をしつつ，患者を優先して避難場所に移動する．⑬ヘリウム排気口から気化したヘリウムが順調に排気されていることを確認する．もし排気されていなければ，内部に漏洩している可能性がある．

4 MRI検査における安全管理の視点

MRIは，他のモダリティとは異質な危険性を有しているので，新しい管理術が必要である．環境管理として，①強磁性体を持ち込まない環境の構築と管理．②問診，視診，触診，金属探知機による体外金属・装着品のチェック．③体内金属や植込み・装着医療機器の「禁忌」「条件付」「安全」の見極め．④検査体位や体内医療機器，衣服，装飾品からの発熱の危険性の判断がある．患者管理として，①閉鎖空間に留め置く患者監視．②発熱や騒音，異常発生時の対策．③クエンチや火災，震災時の災害対策．そして操作管理技術としての操作モードとdB/dtのコントロールがある．これらすべてがリスク要因である．

この状況で，予期しない市販製品からの傷害事例やMRIの可否が記されていない機器からの危険情報が寄せられる．臨床現場では，それらの製品ならびに類似製品の持込を禁ずる対策として，「危うきには近づかず」の方針でMRIを禁忌とすることは管理上もっとも容易であるが，技術者として危険要因を科学的に分析し，どのようにすれば患者に有益な情報を提供できるかを最優先に考えるべきである．そのためにも技術者には，リスクを回避軽減できる対策を創出できる能力，ならびに患者のリスクとベネフィットを客観的に判断できる能力が求められる．

第6章 CT検査

1 安全管理，危機管理

1 検査マニュアルの整備

現在の医療のなかでCT検査は特殊撮影の領域ではなく，通常検査として，一般外来患者から救急患者にまで広く利用されている．したがって，CT検査を担当する診療放射線技師は新人からベテランまで多岐にわたる場合が多い．そのため，「いつでも」「どこでも」「だれにでも」標準的な検査が提供できる体制が必要である．

標準的な検査を患者に提供するためには，診療放射線技師の継続的な教育が必要であるが，それにもまして，各施設で安全管理，危機管理をふまえた検査マニュアルを整備することが必須である．

マニュアルには，「検査方法」や「始業・終業点検の方法」だけでなく，「被検者・患者の確認方法」「検査部位の確認や検査前の更衣などを含めた確認事項」「検査中の患者状態・周辺状況の安全確認」「検査後の確認事項」「患者急変時の対応」「システム障害時の対応」「造影剤副作用発生時の対応」「感染症対策」などを，一見してわかりやすいように作成することが必要である．

また，マニュアルは作成して終了ではなく定期的に見直し更新することが求められる．とくにアクシデントやインシデントが発生した事例については，スタッフ間で改善策を協議し合意のうえで加筆・修正する．さらに，病院情報システム(hospital information system：HIS)，放射線科情報システム(radiology information system：RIS)，画像保存通信システム(picture archiving and communication systems：PACS)なども含めた，CT検査室内のシステムが変わった場合も業務手順の変更が必要なことがあるため，適宜更新する．

2 患者誤認の防止対策

CT検査における患者呼出しの際に患者が間違って返答することはけっしてまれなことではない．とくに多くの患者を撮影する一般撮影室では比較的経験する事例である．現在のCT検査においても，予約患者と予約外の患者が混在することが多くあるため，同様の事例が起こる可能性があり，患者の応答のみを信じて行動した場合，誤認につながる危険性がある．これは，呼出しの声が聞き取りにくいことも原因の一つであるが，長時間呼出しを待っている患者の心理的な背景も影響している．

患者誤認を防止する対策として，患者をフルネームで呼び出すことは当然のことであるが，その呼名応答のみで確認するのではなく，複数の方法で確認することで誤認を未然に防ぐことが可能となる．

①氏名を患者自身に名乗ってもらう(この場合，かならず診療放射線技師自身が先に簡単な自己紹介をすることが肝要である)．

②氏名と併せて生年月日を確認する(同性同名の患者誤認を防ぐことができる)．

③診察券や受付カード，または入院患者ではリストバンドなどからID番号，氏名および生年月日を確認する．

3 CT検査における安全対策

1)始業点検と装置の動作確認および終業点検

始業点検・装置の動作確認および終業点検は，不具合の早期発見の予防保全に重要な項目である．患者を撮影する前に装置・機器類に異常がないか，検査室環境は整っているかを各施設で定めた点検表に基づいて確認することで，患者に与える不利益を最小限に抑えることができる．

平成19年4月の医療法の一部改正により，医療機関の責務として医療機器の安全管理について，管理責任者の設置や研修の実施，医療機器の保守点検計画および修理内容記録管理等の安全確保に向けた体制の整備が必要となり，日常の始業終業点検を確実に実施して状況等を評価・記録・保存することが要求されるようになった．これをふまえて，日本画像医療システム工業会（Japan Medical Imaging and Radiological Systems Industries Association：JIRA）の法規・安全部会より，放射線関連装置の始業終業点検表（Ver.1）が提示された（図2-6-1）．

2）撮影目的と撮影部位などの事前確認

検査を実施する前にかならず，主治医からの検査オーダーを確認して撮影目的や撮影部位，造影検査の有無を把握し，必要に応じて他のモダリティの画像や理学所見を総合して適切なプロトコルを選択する．これを検査当日の朝までに行っておくことで，検査実施がスムーズにでき，トラブルを少なくすることができる．さらに患者が入室した後，コミュニケーションをとり，検査部位の確認や妊娠可能年齢の女性に対しては妊娠の有無などの最終確認を行う．

3）造影CT検査における確認事項

CT検査内容の事前確認時に，造影検査が依頼された患者に対しては造影検査の同意書や問診票から造影剤副作用の危険因子がないかを確認する．さらに，血清クレアチニン値や推算糸球体濾過量（estimated glomerular filtration rate：eGFR）などから腎機能を確認して造影検査が可能であるかを判断し，なんらかの問題がある場合には主治医や放射線科医と相談して事前に方針を決定する．造影検査が可能と判断された場合，検査目的に合った造影剤投与方法，造影剤の種類，注入量，撮影タイミングなどを放射線科医と協議し決定する．さらに造影検査を行う前に，再度，患者自身（または代理人）に過去の造影剤使用歴の有無，副作用歴，その他のアレルギーの有無を確認する．

静脈路に造影剤注入装置を接続する行為および造影剤を投与するために造影剤注入装置を操作する行為と，それぞれの注意点を下記にまとめる．

①造影剤のセッティング：造影剤自動注入装置にシリンジ封入タイプの造影剤をセッティングする場合，事前に計画されている造影剤の種類であることと併せて，シリンジ内に造影剤が入っていることを確実に確認する．また，造影剤は一般的に加温することで粘稠度が低下するため，体温程度に加温したものを使用する．

②エクステンションチューブの接続：エクステンションチューブを造影剤シリンジおよび静脈路に接続する場合，後述する手指衛生対策を実施し，感染予防を心がける．さらに，シリンジ内，エクステンションチューブ内に空気が残存していないことを確認する．

③造影剤注入経路の確認（確実に血管確保されていること）：造影剤注入前には，確実に血管確保されていることを各施設で定めた方法で確認する．さらに，三方活栓の方向などにより造影剤注入経路が正しいことを確認する．

④造影剤注入条件の確認：造影剤自動注入装置の操作画面で，事前に計画された注入速度や注入量などを入力し，注入前に再度確認する．

⑤造影剤注入時の確認：造影剤注入開始後は，造影剤副作用と造影剤の血管外漏出にとくに注意する．造影剤注入開始から撮影開始までの時間帯は患者の傍にスタッフを配置し，患者の様子を観察するとともに副作用の早期発見に努める．また，造影剤を急速注入すると多くの患者で熱感を訴えることがあるため，事前の説明と注入中の声かけなどで不安を和らげることができる．造影剤の血管外漏出を専用装置や注入圧監視によって早期に発見することが試みられているが，いまだ確実な方法はないのが現状である．そのため，注入開始後は目・口・耳・手などの五感を駆使して注意深く観察することが重要で，異常があった場合にはただちに注入を停止する．

医療機器等 始業・終業点検 実施記録（4.X線CT検査室）

期間:　　　年　　　月

・「機器型式名」と「製造番号」の欄につき、全体の型式名・製造番号が無い場合は、代表的機器を記載する。
・始業時と終業時に点検し、結果を医療機器安全管理責任者に報告すること。
・この実施記録は、医療機関が設定した期間、医療機器安全管理責任者が保存する。

機器名称	全身用X線CT診断装置	購入年月日	
機器型式名		設置室名	
製造番号		保守形態	自主点検・スポット修理
製造販売業者名			外部委託(メンテナンス契約) 全部・一部

医療機器安全管理責任者	部署責任者	保守担当者

(○:正常 ×:異常 □:処置・調整 △:その他)

始業点検		日付	1	2	3	4	5	6	7	8	9	10	11	12	13	14	15	16	17	18	19	20	21	22	23	24	25	26	27	28	29	30	31
		曜日																															
環境・設備	検査室・操作室・更衣室・待合室	温度(17～28 ℃)が使用条件を満たしていること(機器指定値があれば従う)																															
		湿度(40～70 %)が使用条件を満たしていること(機器指定値があれば従う)																															
		照明等に点灯切れがないこと																															
		患者用インターホーンが正常に動作すること																															
		機器の動作範囲内に障害物がなく、各機器の配置が正常であること																															
		室内が清掃、整理・整頓され、不審物等がないこと																															
	リネン、物品類	シーツ類、タオル、カバー類、検査衣、診療材料等の交換・補充がされていること																															
	医療ガス設備等	酸素、吸引設備等が正常に機能すること																															
医療機器	機器の外観・動作	寝台・付属品に危険な破損・変形や、針等の異物・障害物がないこと																															
		ユニット類が清拭され、血液、造影剤が除去・消毒されていること																															
		ガントリチルトが正常に動作すること																															
		寝台の上下動・水平動が正常に動作すること																															
		ポインターの点灯や左右ずれがないこと																															
		ガントリ・寝台のインタロックが正常に動作すること[*1]																															
		患者周辺部の保護機能(タッチセンサー等)が正常に動作すること																															
	システム起動	システム電源ON後のコンソールが正常に動作すること[*2]																															
		各種表示灯が正常に点灯し、エラーメッセージが表示されていないこと																															
		検査室の「使用中灯」が点灯していること																															
		異常音や異臭がないこと																															
		ハードディスクの残り容量が充分であること																															
		X線管ウオームアップ動作は正常であること																															
		ファントムをスキャンし、CT値/SD値に異常がないこと[*3]																															
		ファントムをスキャンした画像にムラがないこと																															
		ファントムをスキャンした画像にアーチファクトがないこと																															
	付属機器	造影剤注入器の動作及び異常音がないこと																															
		HIS-RISシステムを立ち上げて、異常がないこと																															
		イメージャ、現像機の動作が正常であること																															
		その他、検査・治療に関わる関連装置が正常に動作すること																															
		X線プロテクターの枚数が揃っており正常使用状態であること																															
		各固定用補助具・備品を確認すること																															
		点検者名																															

終業点検		日付	1	2	3	4	5	6	7	8	9	10	11	12	13	14	15	16	17	18	19	20	21	22	23	24	25	26	27	28	29	30	31
		曜日																															
環境・設備	検査室・操作室・更衣室・待合室	温度(17～28 ℃)が使用条件を満たしていること(機器指定値があれば従う)																															
		湿度(40～70 %)が使用条件を満たしていること(機器指定値があれば従う)																															
		照明等に点灯切れがないこと																															
		患者用インターホーンが正常に動作すること																															
		機器類の配置の状態が正常であること																															
		室内が整理整頓され、不審物などがないこと																															
	リネン、物品類	シーツ類、タオル、カバー類、検査衣、診療材料等の交換・補充がされていること																															
	医療ガス設備等	酸素、吸引設備等が後片付けされていること																															
医療機器	機器の外観・清掃・動作	寝台・付属品に危険な破損・変形、針等の異物混入がないこと																															
		ユニット類が清拭され、血液、造影剤が除去・消毒されていること																															
		チルト角が零度になっていること																															
		寝台がホームポジションにあること																															
		警告ラベルの汚損、はがれがないこと																															
	システム終了	ハードディスクの残り容量は充分あること																															
		撮影済み画像の転送、未処理画像がないこと																															
		装置・機器が正常に終了すること																															
	付属機器	造影剤注入器が清掃され、正常に動作すること																															
		HIS-RISシステムをシャットダウンして、異常がないこと																															
		イメージャ、現像機が正常に終了すること																															
		その他、検査・治療に関わる関連装置が正常に終了すること																															
		X線プロテクターの破損確認と清掃、枚数を確認すること																															
		撮影補助用具に欠品や破損がないこと																															
		点検者名																															

特記事項:(□:処置・調整 △:その他 の場合、日付と措置したことを記載)

図 2-6-1 始業・終業点検表の一例(日本画像医療システム工業会)

4)ポジショニング

患者の検査室への入室から寝台への移動時に転倒・転落の事象が多いため，患者の移動手段が独歩，介助歩行，車いす，ベッド移動かを検査前に確認しておくことで検査を安全・スムーズに行うことができる．また，車いすやベッド移動では意識レベルを含めて全介助か一部介助かについても確認する．

患者をポジショニングする前に，撮影部位にアーチファクトの原因となる金属などがないかを確認し，再撮影のリスクを排除する．また，ポジショニングでは，患者の四肢の運動制限などを確認しながら行うとともに，装置への指などの挟み込みのリスクがないようにすることで，患者にむだな苦痛を与えることを避けることができる．また，点滴などのルート類がある場合は，撮影で寝台が動く範囲を実際に動かして，ルート類の装置への巻き込みが起こらないような配置にする．

5)撮影時の確認

近年，モダリティワークリスト管理(modality worklist management：MWM)の普及により，CT装置に患者情報(ID，氏名，生年月日など)を手入力することは少なくなったが，その反面，RIS上で選択する患者を誤ってしまう事例が発生することがある．患者情報の間違いは，患者取り違えと同様，大きなアクシデントにつながる危険性があるため，装置の患者情報画面とRIS画面とを相互に確認することが重要である．

撮影プロトコルや撮影範囲は検査目的に応じて適切に設定する．近年，マルチスライスCTの普及により撮影範囲を拡大する傾向がみられるが，被ばく低減の観点から必要最小限にとどめることが望ましい．また，撮影条件も患者の体型に合わせた適切な管電流，管電圧などを設定し，管電流自動露出機構(CT-auto exposure control：CT-AEC)などが備わっている場合には，適切に使用することで被ばく低減につながる．プロトコル選択のインシデントとして，小児撮影に対して成人撮影用プロトコルを選択してしまう事象がある．この場合，過剰被ばくにつながる危険があることから，十分な注意を心がけるとともに適切な教育訓練が必要である．

CT検査における医療被ばくの管理は，2019年3月11日に医療法施行規則の一部を改正する省令(平成31年厚生労働省令第21号)が交付され，2020年4月1日に施行された診療用放射線に係る安全管理体制に関する規定によって，線量を適正に管理・記録することが義務づけられた．医療被ばくの線量管理は，関連学会等の策定したガイドライン(診断参考レベルなど)を参考に，被ばく線量の評価および被ばく線量の最適化を行うことである．また，線量記録は，CT検査を受けた被検者ごと個別にボリウムCT線量指数(computed tomography dose index volume：CTDIvolおよび長さ線量積(dose-length product：DLP)を線量記録事項として記録する．

撮影中，もっとも重要なことは，撮影している画像を確認することではなく，患者の状態を観察することである．撮影中に急に気分不良を訴えることは，造影検査ではよく経験する事象であることから，撮影中は患者から目を離さず，不測の事態に備えておくことが重要である．

また，体幹部のCT撮影は通常，呼吸停止下で実施されるが，吸気不足や呼吸位相のズレは診断に少なからず影響を与えるため，患者の状態を観察することと併せて確認する．さらに造影剤自動注入器や点滴ルートなど，検査室内全体の観察も怠ってはならない．

6)撮影後の確認

一連の撮影が終了したら，撮影した画像を観察し検査目的を十分に満たしているかを確認する．さらに，追加撮影や三次元画像などの追加画像の作成が必要な場合は適宜実施する．

現在，多くの施設で画像保存通信システム(PACS)が普及し，フィルムに画像をプリントすることは少なくなったが，撮影した画像を過不足なくサーバに転送することは重要である．診断に必要な画像の転送忘れは大きなアクシデントにつながることがあるため，必要な画像が確実に転送されていることを再度確認することは必須である．さらに，転送された画像の表示条件(ウィンドウ幅，ウィンドウレベル)が適正であるかどうかも併せて確認する.

4 転倒・転落の防止対策

転倒・転落はCT検査室などの医療施設に限って発生する事故ではなく，どこの家庭でも，また誰にでも発生する事故である．そのため，予防対策として患者教育に力を注ぐ場合もあるが，それだけでは不十分である．転倒・転落がどこで発生しやすいかなど，患者周囲にある転倒・転落のリスクを把握して，転倒・転落にいたらない安全な検査環境を提供する体制が必要である．そして，たとえ転倒・転落が起こったとしても，軽症もしくはインシデントですむような安全対策を立てておくことが求められる．また，診療録などで検査する患者の状態を把握しておくことで，転倒・転落を未然に防ぐこともできる．

CT検査室では，患者移動時と寝台へ上り下りする際に転倒・転落が発生しやすく，その発生要因として，滑り，つまずき，よろけ，落下，ずり落ちなどが考えられる．また，転倒・転落は，高齢者，精神障害者，小児，手術後または点滴などの処置を受けている患者などに起こりやすい傾向がある．

①滑り：床と足底との摩擦が少なくなることで起こるため，待合スペースを含めた床が水などでぬれている状況をつくらないようにする．

②つまずき：足に障害物が当たることによって足を挙上できなくなることで発生するため，CT検査室内の患者が移動する範囲にはモニタや自動注入器などの機器のコード類をおかないようにし，出入口などは段差のないバリアフリー構造にする．

③よろけ：突然の血圧低下，血糖値の低下，一過性のショック状態などで意識がもうろうとなり発生する．とくに座った状態から急に立ち上がったときなどに起こりやすいため，よろけたときに介助できる意識をもっておくことが必要である．また，造影剤使用後は副作用による気分不良などからよろけを生じることがあるため注意する．

④落下：CT検査寝台やストレッチャーからの患者の落下が考えられ，小児や精神障害者で起こりやすい．そのため，CT検査寝台やストレッチャーに臥床している患者は患者の同意のもと安全ベルトで固定し，患者の傍にはかならずスタッフを配置するようにする．

⑤ずり落ち：いすに座っているときに座位バランスが保てないことで発生する．とくに待合室にて車いすの患者で起こりやすく，安定した座位バランスを保つことと長時間の座位を避けることで予防できる．また，スタッフは待合室にも目を配り，ストレッチャーや車いすの患者にはとくに気を配り，可能なかぎり患者のそばにスタッフを配置するようにする．

5 CT検査における感染対策

感染症予防の基本は，標準予防策(standard precautions)と感染経路別予防策に基づいた対応である(☞ p.34～「感染症対策」)．検査室やCT装置においては，感染症の診断・推定の有無にかかわらず，すべての患者に対して，検査時に発生する血液，体液，分泌物，排泄物(汗は除く)，損傷している皮膚，粘膜は感染性病原体(感染の可能性)が含まれているものとして標準予防策を適用する．

さらに，感染性病原体の感染者または保菌者であることが判明ないし疑われている患者を検査する場合は，感染経路別予防策を実施する必要がある．感染経路別予防策としては，①接触感染，②飛沫感染，③空気感染に対して注意する必要がある．

1)接触感染(B型肝炎ウイルス，C型肝炎ウイルス，耐性菌感染症など)

接触感染には直接接触感染と間接接触感染(汚染された器材や手を介した感染)があり，直接接触感染は患者の血液や体液に含まれる微生物が粘膜や皮膚の切れ目への接触を通じて医療従事者の体内に侵入することで起こりうる．逆に，医療従事者から患者に感染する場合もある．

CT検査では，造影検査に使用した血液で汚染された注射針で皮膚を損傷することによる感染がもっとも多い．接触感染を防ぐためには，患者ごとに容易に変えられるディスポーザブル器材を使用する．また，CT寝台の上にはディスポーザブルシーツなどの使用により接触部分を少なくするなど，効率的に感染予防を行う工夫が必要である．さらに，検査後は抗菌性石けんなどを使用した流水による手洗いや擦式消毒用アルコール製剤を使用した消毒が重要である．

2)飛沫感染(インフルエンザ，おたふくかぜ，風疹など)

保菌者が咳やくしゃみ，会話などをしたときに発生する飛沫(細かい水滴)に含まれている菌やウイルスを鼻や口から吸い込むことにより感染する．この飛沫の大きさは5 μm以上で，飛距離は約1 mぐらいである．したがって，飛沫感染の予防には，患者の1 m以内で検査を実施する際はサージカルマスクの着用と併せて，患者にもサージカルマスクを着用させることが有効である．また検査終了後，飛沫が付着した可能性がある環境表面や器材類は消毒することが必要である．

3)空気感染(結核，麻疹，水痘など)

保菌者の排出する飛沫核に付着している菌やウイルスを鼻や口から吸い込むことにより感染する．この飛沫核の大きさは1～5 μmの微細な粒子で乾燥しており，軽いため長時間空中を漂い，広範囲に拡散することがあり，感染源に直接接触していない者でも吸入する可能性がある．空気感染の予防には空調設備やマスク(結核の場合には，N95マスク)，手袋，エプロン・ガウンの適正使用が有効となる．

4)検査室の清拭と手指衛生対策

検査室の埃や有機物汚染は，病原菌を環境に生存させ，その伝播を助長するため，一般的な清掃を確実に行うことが重要である．また，ノロウイルスなどには次亜塩素酸系消毒薬が有効であるため，感染症の有無にかかわらず患者の体液や排泄物がCT装置や検査室内に飛沫および付着している可能性のある場合は，ペーパータオルで拭き取った後，次亜塩素酸ナトリウムなどで消毒を行うことが望ましい．この場合，消毒を担当する診療放射線技師らは，必要に応じて手袋や予防衣を着用する．

次亜塩素酸ナトリウムの濃度は通常0.005～0.1%の範囲で，汚染度により適宜調整して用いられるが，感染者の血液，体液や排泄物による汚染除去では0.5%以上の濃度を用いる必要がある．ただし，0.5%以上の濃度の次亜塩素酸ナトリウムを用いる場合は，CT装置，撮影器具や検査室内にある金属の腐食およびプラスチック部分の劣化などに注意する必要がある．

手指衛生の目的は，患者および医療者への病原体の定着および感染を予防するとともに，周辺環境の汚染を防止することにある．そのため，①患者に触れる前，②清潔・無菌操作の前，③体液にばく露された可能性のある場合，④患者に触れた後，⑤患者周辺の環境や物品に触れた後の5つのタイミングでアルコールによる手指消毒を実施する．

2 造影CT検査の安全対策

診療放射線技師法第24条の2の規定改正により平成27年2月12日付けで公布された「診療放射線技師法施行規則及び臨床検査技師等に関する法律施行規則の一部を改正する省令」によって診療放射線技師の従来の業務に関連する行為として厚生労働省令で定めるものが診療放射線技師の業務範囲に新たに追加され，平成27年4月1日から施行された．CT検査に関係する業務として，①静脈路に造影剤注入装置を接続する行為(静脈路確保のためのものを除く.)，②造影剤を投与するために当該造影剤注入装置を操作する行為，③当該造影剤の投与が終了した後に抜針及び止血を行う行為が追加された．したがって，診療放射線技師に必要な造影CT検査の安全対策は，造影剤投与から抜針，止血まですべてにわたることとなり，医師や看護師と協働しながら患者の安全確保に努めることが求められるようになった．

1 造影剤血管内投与の安全対策

CT検査で使用される非イオン性ヨード造影剤は，

従来のイオン性製剤から生理化学的特性の改良によって，即時性副作用の発生率は大きく低下した．しかし，非イオン性製剤の静脈内投与によっても，軽度から重篤なものまで副作用発生がゼロになったわけではない．すなわち，造影剤血管内投与の安全対策は，リスクマネジメントにおいてもっとも重要な生命にかかわる事項である．

造影剤の生体への影響には，造影剤の高浸透圧性が及ぼす物理的作用，化学毒性，アナフィラキシー，そして患者の不安から生じる心理的な因子があるといわれている．しかし，造影剤による副作用の発生メカニズムはいまだに不明であるため，事故を予知することはできないと考えるのが妥当である．そのため，患者の危険因子を把握し，検査の必要性と併せて副作用について説明し同意を得る（インフォームド・コンセントの取得）ことが重要である．

さらに，副作用が発生した場合に迅速に対応できる体制を構築して，万が一に備えることが必要である．また，診療放射線技師はアナフィラキシーなどの重篤な副作用が発生した場合，すみやかに医師に連絡するとともに，自らが一次救命処置（basic life support：BLS）を適切に実施できる能力を身につけておくことが求められる．

2　インフォームド・コンセントと危険因子の把握

インフォームド・コンセント（informed consent：IC）の概念は，「説明」と「理解」を条件にした「合意」である．その合意は，正しい情報を伝えられたうえで得られることが重要となる．さらにインフォームド・コンセントでもっとも重要な点は，患者との良好なコミュニケーションに基づいた説明・同意であり，このような背景がない場合は同意・署名は検査前の単なる儀式と化してしまう可能性がある．

造影検査に対する説明と同意書の取得については多くの場合，主治医が行う．そのため，診療放射線技師が直接，関与することは少ないが，その重要性を理解し，取得された同意書や問診表から危険因子を把握することが求められる．

一般的に説明文書，同意文書のゴールドスタンダードは存在しないため，2006 年に日本医学放射線学会医療事故防止委員会では，各医療施設の状況に応じた個別化を行うための参考情報として，説明文書と同意書のモデルを作成し公開している（図 2-6-2）．

また，2010 年に日本医学放射線学会 / 日本放射線専門医会・医会　合同造影剤安全性委員会より報告された「ヨード造影剤問診表における質問事項と推奨度について」では，問診票における質問項目として①造影剤使用歴，②副作用歴とその症状，③喘息を除くアレルギー・アレルギー体質，④喘息，⑤甲状腺疾患，⑥腎障害，⑦心疾患，⑧糖尿病，そして服用薬として，⑨ビグアナイド系糖尿病薬を推奨度 A または B としている．

日本医学放射線学会 / 日本放射線専門医会・医会合同造影剤安全性委員会の質問事項の推奨度では「C：記載するように勧めるだけの根拠が明確でない」とされている授乳の有無であるが，母乳中に移行した造影剤による乳児への影響を懸念し問い合わせがある．各造影剤製薬メーカのインタビューフォームでは，造影剤が母乳中へ移行する量は非常に少なく，母体への投与量の 0.1～0.5％とされ，乳児の血漿内に移行する量は検出限界以下と報告されている．そのため，授乳婦への造影剤投与によって乳児に影響が起こることは考えにくい．しかし，ヨード造影剤の添付文書では造影検査後 48 時間，授乳を避けるように指導する旨が記載されているため，事前に患者へ説明し，同意を得ておくことが必要である．

3　即時性副作用，遅発性副作用の対策

非イオン性ヨード造影剤による副作用は，造影剤投与直後から 1 時間以内に発生する即時性副作用と，1 時間から 1 週間の期間に発生する遅発性副作用に分類される．即時性副作用の発生頻度は 0.16～3.13％と報告されている．また，先発非イオン性造影剤のインタビューフォームに記載されている発生頻度は 2.2～5.1％である．遅発性副作用の発生頻度は 2.1～14.3％と報告されている．

【表面】

1）造影検査を受けられる患者様へ
（CT検査・血管造影・胆道造影・尿路造影）

・検査名：CT　胆道造影　尿路造影　その他（　　　　　　　　　）
・部　位：頭部、頸部、胸部、腹部、四肢、脊椎、その他（　　　　　　　　　）

【造影剤の説明】

検査当日、あなたが受ける検査では、ヨード系造影剤という検査薬を使う可能性があります。造影剤はより正確な診断をするために用いますが、一方、下記に示すような副作用が起こることもあります。

- 軽い副作用：吐き気、動悸、頭痛、かゆみ、くしゃみ、発疹、注射部位の痛みなどです。検査の1～2日後に発疹が現れることもあります。これらは治療を要さないか、1～2回の投薬や注射で回復するものです。このような症状が発生する頻度は、約100人につき5人以下、つまり5％以下です。
- 重い副作用：呼吸困難、嗄声、意識障害、血圧低下、腎不全などです。このような副作用は、入院のうえ治療が必要で、場合によっては後遺症が残る可能性があります。このような重篤な副作用が発生する頻度は、約2.5万人につき1人、つまり0.004％です。
- 遅発性副作用：体質により検査終了後に副作用（発疹、かゆみ、むくみ、吐き気、のどのイガイガ感、咳、冷や汗、動悸、脱力感、めまい）が現れることがあります。このような遅発性の副作用は出るとすれば検査後10分以内がほとんどですが、ごくまれに数時間から数日後（多くは2日以内）に副作用が現れることがあります。また注射部位の痛みが数日間持続する場合もあります。
- 病状・体質によっては約40万人に付き1人の割合（0.00025％）で、死亡する場合もあります。
- CT・尿路造影検査で造影剤を注射するときには、体が熱くなることがありますが、造影剤による一時的な刺激であり心配ありません。
- CT検査やMRI検査では、勢いよく造影剤を注入するために、血管外に造影剤が漏れることがあります。この場合には、注射した部位がはれて、痛みを伴う事もあります。通常は時間がたてば吸収されますので心配ありませんが、漏れた量が非常に多い場合には、別の処置が必要となることもあります。

  主治医および検査を担当する放射線科医はこれらの長所、短所をよく考えた上で、造影剤を使用した方が患者様にとって利益になると判断した場合、造影検査を患者様に勧めています。
- ヨード造影剤を使用しない場合には、病気の種類によっては、それぞれの画像検査において病変が検出されなかったり、診断に迷ったりする可能性があります。ヨード造影剤を使用しない検査法に代わる検査としてMRIや超音波検査といったX線を用いない検査や造影剤を使用しないCT検査などの画像検査があります。各々の検査法の利点や欠点は病気の種類によって様々ですので、不明な点があれば医師にご相談ください。

患者様には造影剤の必要性と危険性をよく理解して頂いた上で安全に検査を行うために、裏面の問診票にお答え頂いております。お答えの内容によっては、当日放射線科医が判断し造影剤を使用しない場合もありますので、あらかじめご了承下さい。

当日予約表と一緒にこの用紙をお持ち下さい。

図2-6-2 造影CT検査における説明文書と同意書のモデル（日本医学放射線学会医療事故防止委員会 http://www.radiology.jp/content/files/233.pdf）

【裏面】

ID＿＿＿＿＿＿＿＿＿＿　氏名＿＿＿＿＿＿＿＿＿＿＿＿＿

【問診表】

1．これまでに造影剤を注射して検査を受けたことがありますか

□なし　□あり：CT　MRI　胆道造影　尿路造影　その他（　　　　　　　　　）

→「あり」の場合（そのとき「帰宅後も含めて」副作用がありましたか

□なし　□あり：吐き気・嘔吐・発疹・くしゃみ・呼吸困難・胸痛・血圧低下

その他（　　　　　　　　　）

2．甲状腺機能亢進症（バセドウ病）、骨髄腫、マクログロブリン血症、テタニー、褐色細胞腫のいずれかの疾患で治療を受けたことがありますか。あれば具体的にお書き下さい。

□なし　□あり（具体的に：　　　　　　　　　）

3．患者様ご本人にアレルギー性の病気や体質がありますか

□なし　□あり：気管支喘息・蕁麻疹・アレルギー性鼻炎・花粉症・アトピー

4．患者様以外のご親族、ご家族などの血縁者にアレルギー性の病気や体質がありますか

□なし　□あり：続柄と内容（　　　　　　　　　）

5．飲み薬や注射薬で具合が悪くなったことはないですか

□なし　□あり：内容（　　　　　　　　　）

6．腎臓の病気あるいは機能が悪いと言われたことはありませんか

□なし　□あり：内容（　　　　　　　　　）

7．経口糖尿病薬を服用していますか

□なし　□あり：内容（　　　　　　　　　）

8．心臓の薬を服用していますか

□なし　□あり：内容（　　　　　　　　　）

【説明医師署名欄】（説明した医師が記入します。）

上記患者に対して、私が検査および造影剤使用の目的について説明しました。

説明実施日：平成　　年　　月　　日

医師氏名：　　　　病院（所属）＿＿＿＿＿＿＿＿科

（署名）＿＿＿＿＿＿＿＿

図 2-6-2（つづき）

おもな副作用(発生頻度0.1〜5%未満)の症状には，過敏症(発疹，発赤，そう痒感，じんま疹，膨疹)，精神神経系(頭痛)，消化器(悪心，嘔吐)，循環器(血圧低下)，呼吸器(くしゃみ，咳嗽)，その他(発熱，倦怠感，熱感)がある．また，重大な副作用(発生頻度0.1%未満または頻度不明)として，ショック，アナフィラキシー症状，肺水腫，急性呼吸窮迫症候群，心室細動，冠動脈攣縮，肝機能障害，黄疸，脳血管障害，痙攣発作，意識障害，麻痺，急性腎不全，血小板減少，皮膚障害などが起こることがある．

造影剤によるアナフィラキシーなどの重篤な副作用のメカニズムは不明で，完全に事故を予防することはできない．したがって，不慮の事態を想定して緊急事態に迅速で組織的な対応ができる施設内の体制を構築することが重要である．それには，救急カートなど救急処置に必要な機器および薬剤の整備，救急医などの二次救命処置治療チームへの連絡

造影検査に関する同意書

私は、現在の病状、造影検査について説明を受け納得しましたので、造影検査を受けることに同意します。

記入日：平成　　年　　月　　日

患者様または代理人（続柄　　　　　）（署名）＿＿＿＿＿＿＿＿＿＿

（説明された内容について分からないことがある場合は、ご遠慮なく医師に質問して下さい。同意書をいただいた後でも、いつでも質問をお受けいたします。同意された場合でも、いつでも撤回することができます。）

＊造影検査を拒否される場合には、以下の欄にご署名下さい。

私は、現在の病状、造影検査について説明を受けましたが、造影検査を受けることを拒否します。そのことによる結果について、主治医・検査担当医・病院の責任を問いません。

記入日：平成　　年　　月　　日

患者様または代理人（続柄　　　　　）（署名）＿＿＿＿＿＿＿＿＿＿

図 2-6-2（つづき）

網の整備などが必要である．

また，迅速な一次救命処置を開始するために放射線科医，看護師，診療放射線技師などのCT室内のスタッフの役割分担を決めておき，組織的に適切な処置を行うとともに，経時的な記録をとる体制を構築することが重要である．さらに，これらの緊急体制が効率的に運用できるように二次救命処置治療チームと放射線部合同の訓練を定期的に実施することが必要である．

4 ヨード造影剤との併用使用による薬剤の相互作用

非イオン性ヨード造影剤と併用使用することで相互作用を起こす危険性があり，とくに造影剤を投与する際に注意が必要な薬剤として，①ビグアナイド系糖尿病用薬，②β遮断薬，③腎毒性を有する薬剤（抗菌薬，非ステロイド性抗炎症薬，抗腫瘍薬など），④インターロイキン2（IL-2）があげられる．ビグアナイド系糖尿病用薬については，ヨード造影剤インタビューフォームにも記載がされ，注意を喚起している．

ビグアナイド系糖尿病薬（塩酸メトホルミン，塩酸ブホルミンなど）を服用中の患者が造影CT検査によって腎機能が低下した場合，ビグアナイド系糖尿病薬の腎排泄が減少して乳酸アシドーシスを発現する可能性が指摘されている．European Society of Urogenital Radiology（ESUR）ガイドラインでは，通常および緊急造影CT施行時に分けて，ビグアナイド系糖尿病薬の投与を一時的に中止することが望ましいと提唱されている．

β遮断薬服用中の患者の場合は，造影CT検査の施行でアナフラキシー発現時の第一選択薬として汎用されるアドレナリン（エピネフリン）の効果が得られない場合がある．したがって，β遮断薬服用中の副作用発生時に備えて，作用機序の異なるグルカゴンを準備することが必要である．

腎毒性を有する薬剤を服用中の患者の場合は，造影剤が腎排泄されるため，腎障害を起こす薬剤との併用により造影剤腎症を発生させるリスクが高くなると考えられる．そのため，とくに造影剤腎症のリスクの高い患者に造影検査を実施する際には，可能であれば検査24時間前から腎毒性を有する薬剤の服用を中止することが望ましい．

IL-2で治療中の患者に造影剤を投与した場合，遅発性副作用の発現率が2～4倍高くなるとの報告がある．しかし，ESURガイドラインでは，造影剤投与前にIL-2を中止することはないとし，IL-2治療中の患者には遅発性副作用が起こることがあることを告げ，問題が起こった場合には医師に連絡するように指導することを推奨している．

5　血管留置カテーテル操作，静脈注射抜針

静脈路に造影剤注入装置を接続する行為（血管留置カテーテル操作）は，事前に確保された静脈路と造影剤ルートとを三方活栓などで接続するため，衛生面に留意することが重要で，標準予防策に則り手指消毒を行い，清潔な手袋を着用して行う．

造影剤ルートを接続する留置カテーテルのアクセスポートはカテーテル関連血流感染（catheter related blood stream infection：CRBSI）を避けるためにアルコール綿などで適切に消毒し，接続する際は滅菌されたデバイスのみを接続する．また，三方活栓のキャップはそのつど，滅菌された新しいものを使用することが必要である．

造影剤の投与が終了した後に抜針および止血を行う行為（静脈注射抜針）は，①抜針前の確認，②必要物品の準備，③手指消毒と手袋の着用，④輸液の停止，⑤固定物の除去，⑥抜針，圧迫止血，止血テープ貼付，⑦止血確認の手順で行われる．

1)抜針前の確認

患者の既往歴（アルコールなどの禁忌薬剤，抗凝固薬・運動障害の有無，血液感染症の有無など）を診療録などで事前に確認する．さらに抜針前には，会話や表情から造影剤副作用（嗄声，呼吸困難，かゆみ，皮疹，じんま疹など）の徴候がないか，穿刺部および血管走行上流部に異常がないか，また診療録から得られた患者既往歴などを確認する．そして，少しでも異常（正常でない状態）があれば，抜針を中止し，医師，看護師に連絡する．

2)必要物品の準備

静脈留置針が金属針（翼状針）かテフロン針（留置針）かを確認し，適切な廃棄容器を準備する．金属針は危険物・血液汚染物，テフロン針は血液汚染物に分類される．消毒用アルコール綿，絆創膏，手袋，廃棄容器，手指消毒剤，はさみなどを基本物品としてトレイにセットして使用できるようにする．そして，日常業務のなかでチェックすることで不足などを防ぐようにする．

3)手指消毒と手袋の着用

手指消毒と手袋の着用は，患者および医療従事者への病原体の定着および感染を予防するとともに，周辺環境の汚染を防止し，とくに医療従事者への感染予防に重要な役割を果たす．乾式アルコール消毒薬で十分に消毒後に手袋を着用する．そのとき，着用する手袋は作業を効率的に行うために密着タイプのものが望ましい．ラインの接続時や抜針時に生じる血液ばく露によるばく露的感染は，複数のスタッフで対応することで予防できる．また，針刺し事故による機械的感染は，抜針後の針のリキャップを絶対せずに廃棄容器に入れること，針刺し防止機能のある針を使用することで予防できる．

4)輸液の停止

自動注入器から留置針までの回路を確認して，輸液が確実に停止するように三方活栓などを締める．近年のCT検査では，造影剤と生理食塩水とを2系統から注入する場合もあるため，1カ所を締めただけでは不十分な場合があるので注意が必要である．

5)固定物の除去

ルートが固定されているテープなどの固定物を丁寧にすべて除去する．そのとき，皮膚の弱い高齢者などでは，皮膚の脱落が生じることがあるため十分に注意する．また，穿刺部の固定を除去するときや固定をすべて除去した直後は，事故抜去が起こる頻度が高いため注意が必要である．

6)抜針，圧迫止血，止血テープ貼付

輸液回路を含め，固定物がすべて除去されていることを再度確認し，穿刺部をアルコール綿で覆い，針を水平に素早く引き抜き，アルコール綿で1～2分間，圧迫止血する．出血傾向のある患者では，さらに圧迫時間を延長する．圧迫止血の部位は静脈留

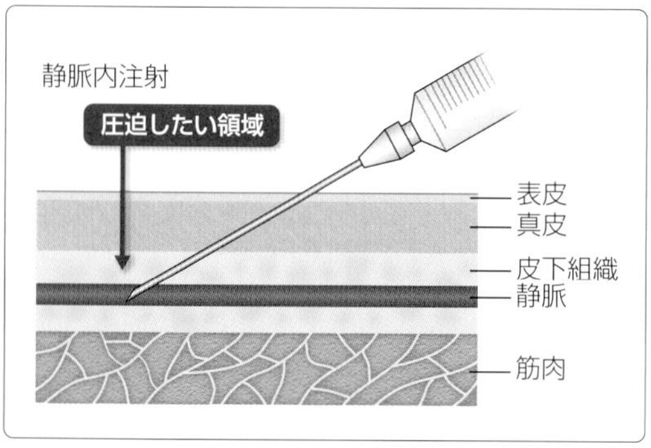

図2-6-3 静脈留置針抜針後の圧迫止血部位

置針の刺入点ではなく，刺入点から中枢側で血管内に挿入されている点(図2-6-3)とし，もんだり，動かしたりしないようにする．その後，止血されたら穿刺部位にガーゼ付きの絆創膏を張り付ける．

7)止血確認

最後に，圧迫部周囲に出血斑がないか，圧迫綿に出血が増えていないか，出血が持続していないかを確認し，患者に再出血の注意および止血方法を説明する．その際，なんらかの異常があった場合には，ただちに医師，看護師に連絡をする．

3 その他のCT検査で発生する有害事象

その他の有害事象として，X線CT装置と植込み型心臓ペースメーカ，植込み型除細動器などの相互作用によるものがある．

X線CT装置と植込み型心臓ペースメーカや植込み型除細動器(implantable cardioverter defibrillator：ICD)の相互作用によってオーバーセンシングなどの事象が発生することから，厚生労働省は平成17年11月25日付け医政総発第1125001号，薬食安発第1125001号，薬食機発第1125001号通知「X線CT装置等と植込み型心臓ペースメーカ等の相互作用に係る「使用上の注意」の改訂指示等について」を出し，注意喚起を行った．

とくに日本メドトロニック社の植込み型心臓ペースメーカ(販売名：メドトロニックInSync8040)については，X線CT装置によるX線照射で部分的電気的リセットが起こることが報告された．また，その他のペースメーカとICDでオーバーセンシングが認められたため，CT検査前にペースメーカ・ICD使用の有無を問診するとともに，それらの種類をペースメーカ手帳やICD手帳で確認する対策が必要となった．

さらに，近年，行われるようになった脊髄刺激療法(spinal cord stimulation：SCS)や脳深部刺激療法(deep brain stimulation：DBS)などを受けている患者への対応も必要となりつつある．

1)植込み型心臓ペースメーカ装着患者への対策・措置方法

CT検査によるX線束が連続的にペースメーカの本体に照射された場合，内部のC-MOS回路に影響を与えることなどにより，オーバーセンシングが起こり，植込み型心臓ペースメーカのペーシングパルス出力が一時的に抑制されることがある．

その対策・措置方法として，①本体植込み部位にX線束を5秒以上連続照射しないようにする．②やむをえず，本体植込み部位にX線束を5秒以上連続して照射する検査を実施する場合には，患者に“両手挙上”をさせるなどしてペースペーカ位置を照射部分からずらすことができないか検討すること．それでも本体植込み部位にX線束を5秒以上連続して照射することが避けられない場合には，検査中，競合ペーシングをしない状態で固定ペーシングモードに設定するとともに，脈拍をモニタすること．または一時的に体外ペーシングの準備を行い，使用することが必要である．

2)植込み型除細動器装着患者への対策・措置方法

CT検査によるX線束が連続的に植込み型除細動器の本体に照射された場合，内部のC-MOS回路に影響を与えることなどにより，オーバーセンシングが起こり，植込み型除細動器のペーシングパルス出力が一時的に抑制されたり，不適切な頻拍治療を行ったりすることがある．

その対策・措置方法として，①本体植込み部位にX線束を照射しないようにする．②やむをえず，本体植込み部位にX線束を照射する検査を実施する場合には，患者に“両手挙上”をさせるなどして除細動器位置を照射部分からずらすことができないか検討すること．それでも本体植込み部位にX線束を照射することが避けられない場合には，検査中，頻拍検出機能をオフにした後，脈拍をモニタすること．または，一時的に体外除細動器や一時的体外ペーシングの準備を行い，使用することが必要である．

3)脊髄刺激療法，脳深部刺激療法に対する刺激装置装着患者への対策・措置方法

CT検査によるX線束が刺激装置の本体へ照射された場合，電気回路の誤動作によって，脊髄刺激療法では一時的に刺激が強く感じる現象，「びくっ」とするような感覚，「ショックを受ける」ような感覚など，不快な刺激を受けることがある．また，脳深部刺激療法では刺激が増大し，組織損傷および本システムが損傷するリスクが高まることがある．その対策・措置方法として，検査前に患者が持参している刺激装置スイッチを一時的にオフにすることで検査可能となる．ただし，検査後には，刺激装置をオンにして刺激の再開後に正しく機器が動作していることを確認する必要がある．

第7章 核医学検査

核医学では，核医学検査時の事故発生の事態を把握し，安全を確保することを目的とした報告として，「核医学検査における安全管理等に関するアンケート調査報告　第9報」が日本アイソトープ協会　医学・薬学部会　核医学イメージング・検査技術専門委員会から出されている[1)]．その報告によると，事故発生は移動時や寝台からの転落，低血糖による転倒，負荷による血圧低下，管理区域内スリッパによる転倒，誤投与，ルートの巻き込み，針刺しなどが多いとされている．

本章では，核医学検査は放射性同位元素（RI）を取り扱う観点から，管理区域の設定や医療安全においても他のモダリティとは若干異なる特殊性を有する．その特徴をふまえて，つぎの4項にまとめる．

①管理区域内における安全管理

管理区域内の放射線管理

放射性同位元素ならびに汚染物の取扱いに関する安全管理

②核医学診断装置の安全管理

医療機器使用における始業時・終了時点検および使用時の機器管理

③放射性医薬品に関する安全管理

放射性医薬品の標識作業やポジトロン院内製剤の取扱いに関する安全管理

④核医学検査システムにおける安全管理

検査予約から放射性薬剤投与まで，検査システムにおける安全管理

1 管理区域における安全管理

管理区域とは，人体に対して不要な被ばくを防ぐために，一定以上の放射線量が存在する区域を明確に示し，不必要な立入りを防止するために設けられた区域のことである．管理区域は放射性同位元素等による放射線障害の防止に関する法律，医療法令，労働安全衛生法令（労働安全衛生法，電離放射線障害防止規則），人事院規則により規制されており，設定基準は各法律により若干異なる．

1 管理区域内の放射線管理

放射性同位元素を取り扱う管理区域内では，従事者が作業する環境ならびに管理区域外への影響を監視するための監視モニタ（図2-7-1）が設置され，常時（24時間）監視されている．従事者の作業環境をモニタするためにγ線エリアモニタ（図2-7-2左）が用いられている．サイクロトロン（加速器）に隣接する区域では，さらに中性子用のエリアモニタ（図2-7-2右）により監視されている．

また，管理区域内の空調はエリアごとに専用の排気系統に連結され，最終的に統合されて屋外に放出される．排気設備（図2-7-3）では，高性能フィルタ（プレフィルタ，ヘパフィルタ）により浮遊粒子に含まれる放射性物質を取り除き，かつ排気ダクト内の放射能濃度は常時ガスモニタ（図2-7-4）で監視している．万が一，高放射能濃度の排気が行われた際は，ガスモニタの警報による通報と排気ダクトのダンパが閉じられ，屋外に放出されない構造になっている．

核医学の管理区域内では，存在する放射能濃度の高い順に，一般的には貯蔵庫，標識室，静注室，検査室，待合室，受付などの順に奥から配置され，部屋ごとに差圧を設けて空気の流れが放射能濃度の高いとされる貯蔵庫（サイクロトロン保有施設ではサイクロトロン室）に向かうように工夫されている．

排水設備（図2-7-5）では，管理区域内で発生するすべての排水は貯留槽に貯められる．汚水に関しては，導入槽を通し，またアイソトープ病棟など半減期の長い放射性物質の混入が見込まれる箇所で

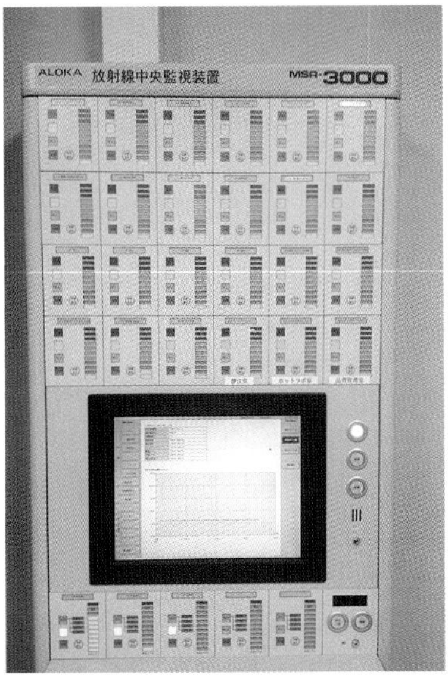

図 2-7-1 中央監視装置
各エリアモニタの計測値が持続的に記録され，設定バックグラウンド(BG)の放射能量に比例した放射能レベル表示を行う．計測値は日ごとの最大計測値と平均値が蓄積される仕組みになっている．

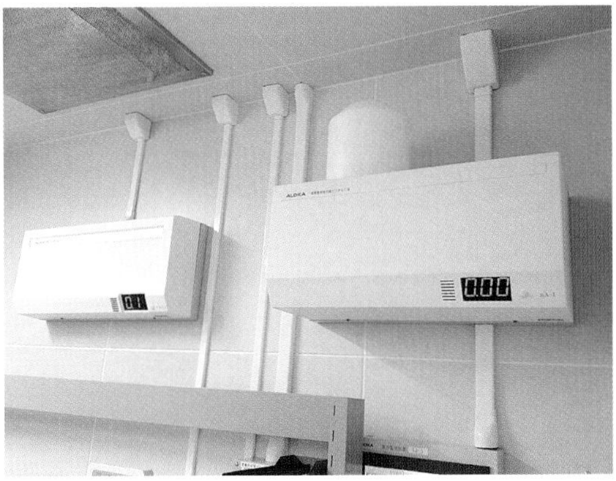

図 2-7-2 エリアモニタ
右側が中性子用エリアモニタ，左側がγ線エリアモニタである．

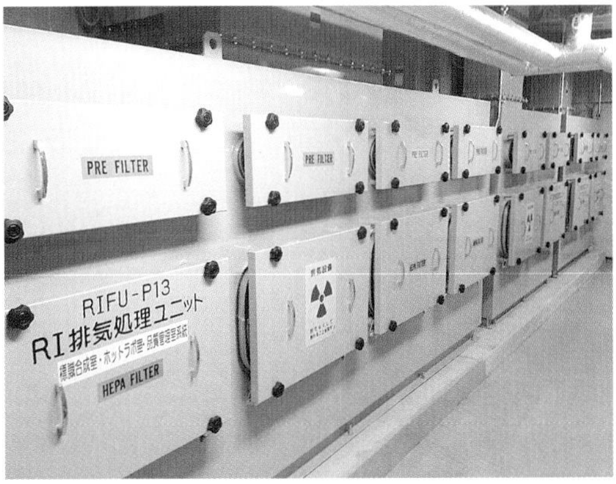

図 2-7-3 排気設備
排気設備は管理区域内をいくつかの系統に分けて設置されている．放射性同位元素の使用室内の空気はプレフィルタ・ヘパフィルタを通過させ屋外へ排気される．また，冷暖房の循環と排気設備による空気流量をコントロールして部屋ごとに差圧を設けて管理区域外に空気が出ていかないよう工夫がなされている．

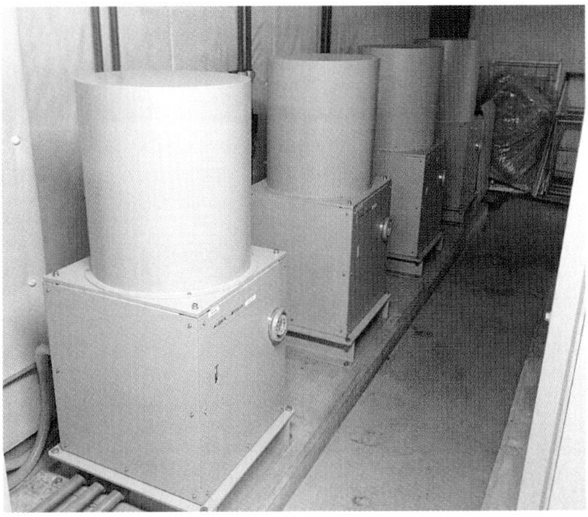

図 2-7-4 ガスモニタ
排気系統のダクト内の空気をサンプリングし持続的に放射能を計測する装置で，1 つの排気系統に 1 台設置されている．

は，調整槽や減衰槽を設けて制御する．最終的には希釈槽に移送した後，放射能濃度を計測し法律限度以下であることを確認した後に下水へ放出される[2]．

管理区域では，放射性物質の拡散を厳密に防止するために，さまざまな安全管理が施されている．

核医学の管理区域内で従事する者はγ線(加速器を扱う部署は中性子も含む)に対応したガラスバッジを胸部と頭部(女性：腹部)，さらに指にリングを装着している．加えて，リアルタイムで被ばくの状況がモニタできるようにポケット線量計を装着している(図 2-7-6)．

2 放射性同位元素ならびに汚染物の取扱いに関する安全管理

放射性同位元素を使用する環境において注意すべき点はつぎの 3 点である．

①汚染をさせない工夫．

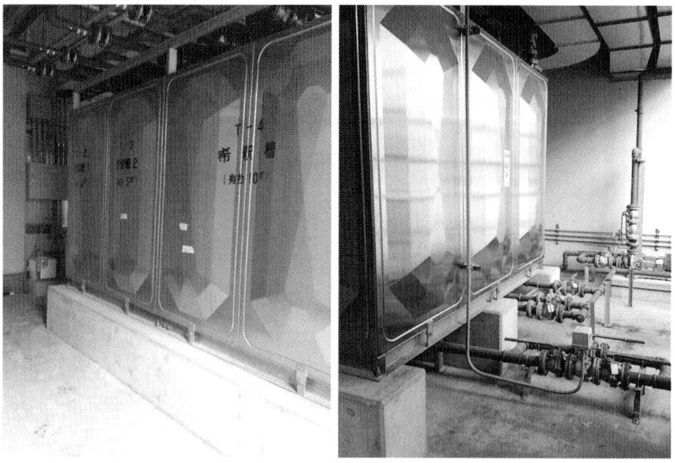

図 2-7-5 **排水設備**
管理区域内で発生するすべての水は排水設備の貯留槽に貯められる．各槽の貯留量の監視·移送·放射能計測は中央監視装置で遠隔操作が可能である．

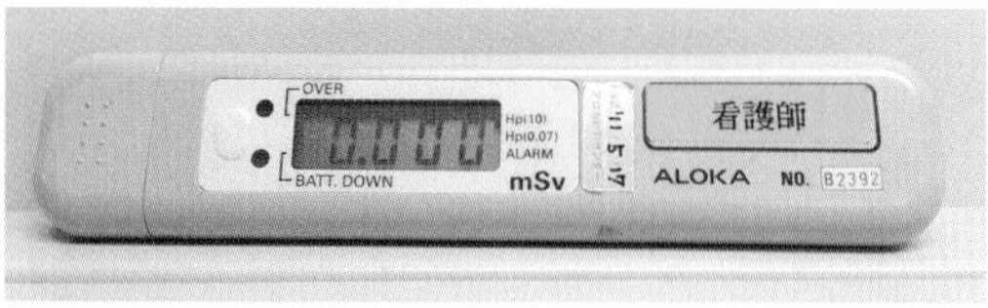

図 2-7-6 **ポケット線量計**
ガラスバッジとは異なり，リアルタイムで放射能の計測値(μ Sv/h)を知ることができる．
例：^{18}F-FDG の PET/CT 検査において，被検者 1 人から受ける量は 2 μSv 程度である．ただし，投与量，対応時間により増加する．

②発生した汚染箇所は周知させること．

③汚染を拡散させないこと．

まずは汚染が発生するメカニズムを整理することが重要である．放射性薬剤を使用する環境において，汚染がもっとも発生しやすい要因となるのは放射性薬剤の飛散によるものである．飛散が頻発する状況として考えられるのは，第 1 に薬剤をバイアルからシリンジに抜き取るとき，第 2 に被検者に静注する際に三方活栓(チューブを含む)などに連結するときが考えられる．その他の要因としては，静注後に患者の血液などの付着物によるもの，尿や便(とくにトイレ内の尿の飛散)，汗，体液，嘔吐物などが考えられ，発生することを念頭において対処する必要がある．

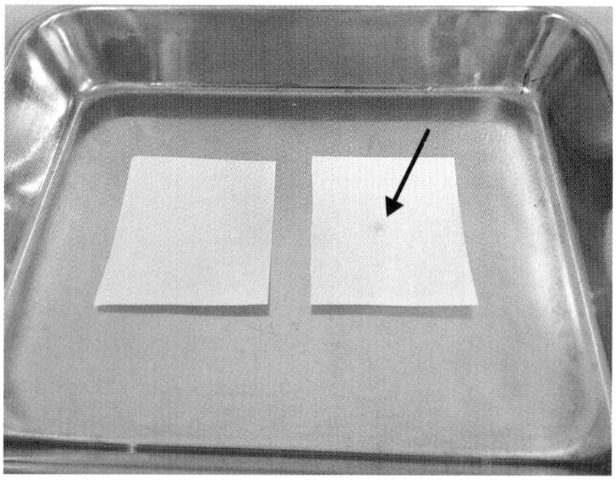

図 2-7-7 **ろ紙**
トレイ内の右側が中央部に水滴を落とした「ろ紙」である．水分を吸収した場所が青く変色している．

1)汚染対応策

汚染の発生する可能性が示唆されるところにはあらかじめ，ろ紙(表面に吸水性があり裏面は水を通さないコーティングを施している)などで覆っておく．ろ紙には液体が付着すると変色するものもあり，飛散の発生や飛散場所，状況などを把握するうえでわかりやすいものもある(図 2-7-7)．

手技においてもっとも注意を要する点は，バイアル内をつねに陰圧に保つことである．これは，通常の医薬品において，シリンジ内の溶液を抽出しやすいように陽圧にする行為と相反するものであり，放

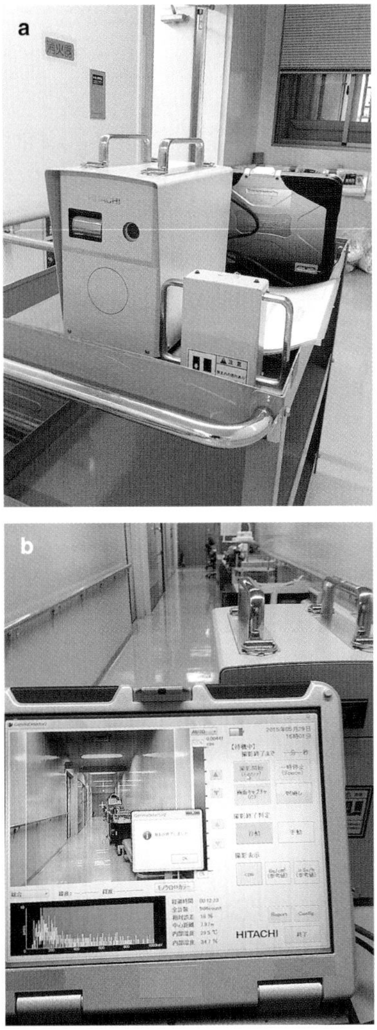

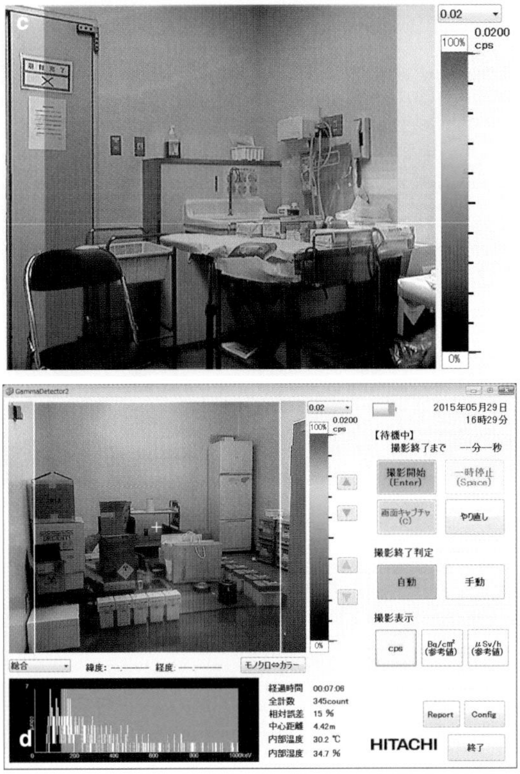

図 2-7-8 可視化システム
a：計測部，b：計測の実際，c：静注室（高濃度部：当日使用した HOT のメスキュード缶），d：RI 貯蔵室内の使用済みジェネレータ，右側の残留放射能が高いことが視認できる．

射性物質を扱う医療現場では飛散防止のためにとくに注意が必要である．

現在では，汚染状況を可視化する装置も存在する（図 2-7-8）．こうした装置の利用は，これまでのように見えないものとして対応する場合よりも，汚染状況を視認することで汚染に対しての考え方や汚染防止への取組みに対してもより理解が得られると思われる．

2）汚染発生時の対応

汚染が発生した場合は，ただちにサーベイし汚染箇所を同定する．床など取り除けない場所は「ろ紙」などで覆うなどの拡散防止手段をとる．その際に想定場所のマーカー，日時，核種，サーベイ時の測定値などを記し，誰でもわかるようにして関係者に周知させる．

サーベイ時の注意点

①測定器は，GM カウンタ，NaI（Tl）シンチレーションカウンタなどを使用する（図 2-7-9）．

②サーベイメータは，測定時には時定数（容量 C と抵抗 R の積 CR）を設定する．

一般的に線量率が低いレンジでは時定数は長い．

サーベイメータの計測値は経過時間に伴い変化し，経過時間が時定数に達した段階では最終指示値の 63％しか示されていない．時定数の 2 倍で 86％，時定数の 4 倍で 98％となる．そのため，測定を行う際は時定数を確認し，時定数に伴う必要測定時間を考慮したうえで作業しなければ，真の計数

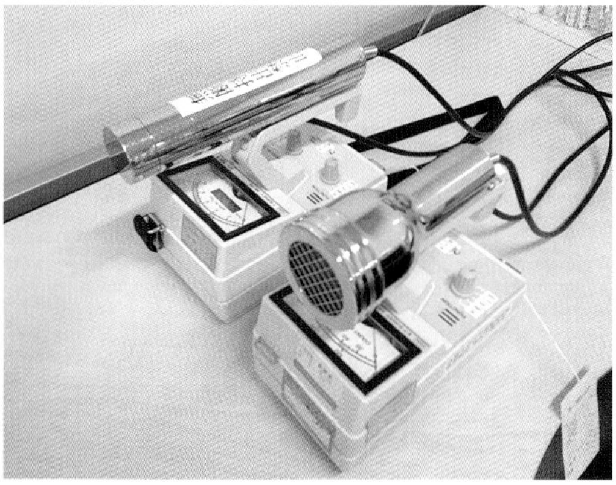

図 2-7-9 **サーベイメータ**
NaI シンチレーションサーベイメータ(左上), GM サーベイメータ(右下).

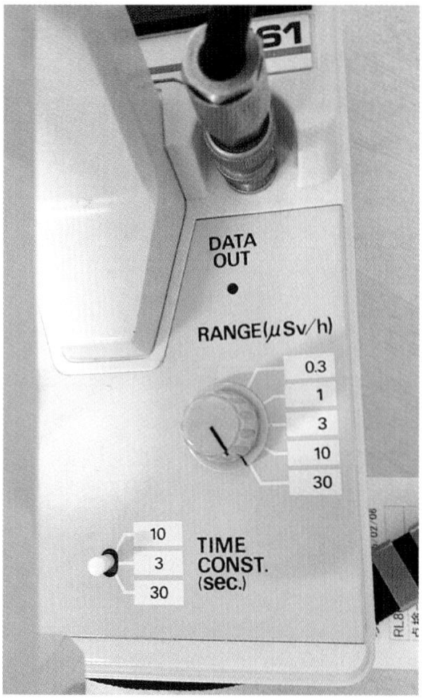

図 2-7-10 **時定数**
サーベイメータでの時定数確認.

値が計測できていない(図 2-7-10).

3)放射能による汚染物や廃棄物の取扱い

管理区域内で発生する廃棄物はまず COLD(放射能汚染物ではないもの)か HOT(放射能汚染物)かで分類される. HOT の場合は不燃(針, ガラスなど), 難燃(シリンジ, チューブ, 三方活栓など), 可燃(ガーゼ, その他)に分類され, 特定業者に放射性廃棄物として引き取られる. ただし, 陽電子放出核種(PET 用製剤)で核種が検定などで明らかになっているものは, 届け出のもと 7 日間の保管管理の後に産業廃棄物として廃棄する方法を選択することができる. 一方, 被検者に対しては管理区域から退出した段階で法律の規制から外れる(アイソトープ病棟は除外する). そのため, 検査後に被検者を介して発生する汚染付着物(血液や尿, 便などによるもの)は, 核種ごとに一定期間の保管を行い, 後に感染物として廃棄されているのが現状である(図 2-7-11)[3].

2 核医学診断装置の安全管理

核医学診断装置であるシンチレーションカメラ(ガンマカメラ)は, 被検者に接近させてデータを収集する構造上の特徴を有する. そのため, 被検者との接触を想定した, あるいは接触防止のための安全対策が施されている.

安全装置としてはすべての装置において, 検出器表面(ガントリのコリメータ表面)と検出器支持部にタッチパネルが設置されている. この機構は万が一の接触時に圧力センサが感知して強制的に機器を停止させるものである. それ以外に接触防止のため, 検出器に赤外線センサを設けコリメータ表面(約 3 cm)に接近した際, それ以上接近しないように作動するシステムを装備している. 装置によっては, 生体から生じる静電気に反応する静電容量を利用したシステムを装備したものも存在する. 検査では, これらのセンサは自動近接収集の手段としても活用されている.

装置の安全管理において, まずこれらの核医学診断装置の特徴を理解して日常の始業点検時の管理をする必要がある. なかでもタッチパネルはコリメータに設置されるもので, コリメータ交換時にはかならずチェックを行う.

検査時には通常, 検出器のひとつは被検者の上に位置することが多く, 重量が大きい検出器を支える構造物の動きや異音は日々の検査時においても入念なチェックが必要である. 海外では, 核医学装置の検出器落下による医療死亡事故の報告がある. それ

核医学検査後の連絡書

本日、＿＿＿＿＿＿＿＿＿＿様の核医学検査を行いました。

検査には放射性医薬品を使用しました。使用した放射性医薬品の一部が患者さんの排泄物や血液に含まれます。
微量の放射能ですので安全ですが、以下の点について留意されますようお願いいたします。

1. 今回の検査に使用しました放射性医薬品には、放射性核種が含まれます。しかし、これらの放射性核種は比較的短い半減期であるため、減衰保管が放射線防護上有用です。下に示す日数を目安にオムツ（尿パック）、血液感染物等を回収し、保管した後、十分放射能が減衰したことを確認して通常の処理を行なってください。
2. オムツ交換等による看護師等の被ばくはごく微量で健康への心配はありませんが、感染なども考えられますので、必ず手袋を使用して処理を行なってください。
3. 交換したオムツや血液感染物等はビニール袋などに入れ保管してください。オムツや血液感染物等を保管のため集める期間は、下記に示す回収期間（放射性医薬品投与時より）の目安に従ってください。
4. また、保管期間の目安（放射性医薬品投与時より）に従い、廃棄物の放射能レベルがバックグラウンドレベルまで減衰した後に通常の方法により処理してください。
5. 正確な放射能レベル確認は核医学検査部門で行うことができます。

核　種	回収期間（投与時より）	保管期間（投与時より）
Tc-99m	投与当日	3 日
I-123	24 時間	3 日
Tl-201	7 日	14 日
In-111	7 日	14 日
Ga-67	7 日	14 日

なお、本件に関してのご質問等は、下記までご連絡ください。

○○○病院
放射線部門　核医学検査室　TEL: ○○-○○○-○○○○

図 2-7-11　核医学検査後の連絡書の例

以外にCT,MRIと同様に,ベッドを遠隔操作や自動操作を行うケースが多く，ベッド天板部とベッド支持部間の巻き込み，指詰めには注意が必要である．

1　核医学診断装置の規格

核医学診断装置に関する規格はつぎの3つの規格に基づいている．

①NEMA(National Electrical Manufacturers Association)規格

②IEC(International Electrotechnical Commission)規格

③JESRA(Japanese Engineering Standards of Radiological Apparatus)規格

安全管理に関してはNEMA(米国電気工業会)では，シンチレーションカメラに対してはNEMA Standards Publication NU 1-2007(1986年　発行最新Versionは2018年)，PET装置に対してはNEMA Standards Publication NU 2-2007(1994年発行最新Versionは2018年)が存在する．

IEC(国際電気標準会議)では，核医学装置(シンチレーションカメラ＆SPECT，PET)の日常試験としてIEC番号61948，61949が存在する．

日本ではNEMA規格，IEC規格を参考としたJESRA(日本画像医療システム工業会)が存在する．シンチレーションカメラ(ガンマカメラ)，SPECT/CTに関するものに，X-0071ガンマカメラの安全性の保守点検基準(1992年発行最新Versionは2017年C改定)，PET，PET/CTに関するものに，TI-0001 PET装置の性能と安全性の保守点検基準(1994年発行最新Versionは2017年B改定)が存在する．平成19年4月，医療法一部改正の施行に伴い，核医学診断装置は特定保守管理医療機器として保障点検計画の策定と適正な実施を行う義務がある．

2　検査中の患者の動きへの対応

また，核医学検査は被検者に接近させることを前提とした検査であるため，被検者の突発的な動きを十分予測しながら検査に対応していかなければならない．とくに認知症疾患に対する脳の検査などでは，被検者が突如起き上がるなど予測しない行動を起こす場合がある．検査に対しては検査履歴や被検者を観察するなど，得られる情報を最大限に生かして，最善の固定方法や従事者の立ち位置などについて細心の注意を払う必要がある．

3　放射性医薬品に関する安全管理

シングルフォトン製剤はシリンジタイプ，バイアル，カプセルなどが放射性医薬品として販売されている．これとは別に，Tc-99m製剤においてはジェネレータを用いて自施設で標識を行うことが可能であり，放射性医薬品の標識作業は診療放射線技師が行っている施設が多いのが現状である．

標識作業に関する安全管理に関しては「放射性医薬品取り扱いガイドライン」を遵守しなければならない．このガイドラインは日本核医学会，日本核医学技術学会，日本放射線技師会，日本病院薬剤師会の4団体により，2013年6月10日付で策定されたものである(現在は第2版，2014年7月2日付である)．「ガイドライン(第2版)」の第2部に放射性医薬品の安全管理・安全使用のための手順書が記載されている．

アイソトープ内用療法に用いる放射性医薬品に関して，調製作業を伴う薬剤にゼヴァリンイットリウム(^{90}Y)静注用セットおよびゼヴァリンインジウム(^{111}In)静注用セットがある．これらの取扱いに関しては「イットリウム-90標識抗CD20抗体を用いた放射免疫療法の適正使用マニュアル」に記載されている．

調製作業を伴わない薬剤として，塩化ストロンチウム-89がある．この取扱いに関しては「有痛性骨転移の疼痛治療における塩化ストロンチウム-89治療の適正使用マニュアル」に記載されている．

但し，2018年12月に製造が中止されている．

院内製造されたPET放射性医薬品およびPET薬剤に関しては，[^{18}F]FDGは日本核医学会および日本アイソトープ協会が策定した「院内製剤された

FDGを用いたPET検査を行うためのガイドライン」に，それ以外に関しては日本アイソトープ協会医薬・薬学ポジトロン核医学利用者専門委員会・核薬学ワーキンググループが策定した「ポジトロン核医学利用者専門委員会が成熟技術として認定した放射性薬剤の基準」(2009年改定)などに記されている．

4 核医学検査システムにおける安全管理

核医学検査は，他のモダリティのように，当日の受付後から検査終了まで続けて行われるものだけではなく，ほかに①投薬後，あるいは一度検査を施行した後にいったん管理区域から離れ，数時間経過後にふたたび戻って検査を施行するケース，②投薬後，数日経た後に検査を施行するケース，③異なった放射性医薬品での検査を続けて施行するケースなど，検査プロトコルは多岐にわたる．検査を施行する施設側は多くの場合，検査が効率よく施行できるよう複数のプロトコルの検査を検査室別に，あるいは時系列別に並行して進めていくことになる．そのため，被検者とプロトコル管理は非常に重要となる．

核医学検査システムにおける安全管理でもっとも気をつけなければならないのは，誤投与である．本来，放射性医薬品は放射性物質管理の観点から，管理区域に持ち込まれたときから廃棄が行われるまでは，個々に番号を付けるなどして厳重に管理されている．そのため，誤投与は考えにくい環境にあるはずと考えられがちである．しかし，過去に医療現場で誤投与が発生した事実は幾度となく発表されてきた．

1 誤投与防止のための安全管理

誤投与を招く背景として，まずひとつには，核医学検査では同じ放射性医薬品(シリンジタイプ)を投与するケースと個々に決められたものを投与するケースがある．前者の場合，同じ薬剤を約5〜10名に順次投与していくため，全量投与の場合は個々のシリンジと被検者の区別を行わない場合がある．その際，複数回の被検者確認が求められる医療現場において，どうしても被検者確認が希薄になる傾向にある．

もうひとつは，標識製剤を取り扱う場合である．標識作業はバイアルを放射能遮へい容器に入れて行うため，標識薬剤をシリンジに分注する際，標識済みの遮へい容器と標識を行うために抽出したTc-99mの遮へい容器を誤って分注するケースが考えられる．

これら2つの場合においても，はじめに検査説明を行う際に被検者確認はすませているから大丈夫，遮へい容器の種類を分けることで見分けがつくから大丈夫など，通常は考えられない事例と受け止められてきたケースである．

2 再発防止の観点に立った安全確認の見直し

とくに誤投与に関しては，施行する側の思い込みが原因となる．思い込みは通常ではない偶然が重なった場合に起こるものであり，これを防ぐためには徹底した再確認ができるシステムにする必要がある．

シリンジには入荷時の容器ではなく，個々のシリンジ遮へい容器に対して被検者氏名，ID番号，検査名，放射性医薬品名などを記載したラベルを添付する．分注作業時には標識薬剤の遮へい容器に放射性薬剤名を記載したラベルを添付するなど，誰が見てもわかるように視認性を高め判別できるようにしておくことで，再確認しやすい環境をつくることが重要である．現在では，医薬品である観点から，病棟でルチン化されている二重チェックの必要性が求められている[4]．

5 まとめ

核医学検査においては，放射線取扱いと同様に，医療安全においても医療現場で従事する際には教育訓練が重要となってくる．とくに放射性医薬品の取扱いに関しては，核医学ならではの特殊性があることへの認識が必要である．

第8章　放射線治療

放射線治療は外科治療とならぶ局所治療のひとつである．放射線治療の特徴として，低侵襲，臓器の機能や形態の温存，根治性があげられ，超高齢社会を迎えた日本において，今後さらに放射線治療を必要とするがん患者は増加することが予想されている．

われわれには，放射線治療を必要とするすべての患者に安全で質の高い標準的放射線治療を提供することを求められる．2005年および2009年に発刊された放射線治療施設構造基準（日本版ブルーブック）[1,2]は，放射線治療におけるスタッフや機器，品質保証に関する基準を設定している．技術の発展とともに放射線治療を取り巻く環境もつねに変化を続けており，放射線治療を安全に実施することは，決して簡単なことではなく，その運用は現在ではかなり複雑なものになっている．

本章では，放射線治療における医療安全を維持するための構造やチームワークなどについて，現時点で公表されている国内外のガイドラインや文献の内容を盛り込み記する．まず放射線治療のプロセスについて，つぎに放射線治療のチーム医療について，そして放射線治療における安全について述べる．

1　放射線治療のプロセス

放射線治療における手順を安全に遂行し管理するためには，放射線腫瘍学，放射線生物学，医学物理学や安全な放射線利用に関する知識やトレーニングが必要である．医療において放射線の不適切な使用は，患者に不可逆的な影響を与え，重大な合併症を引き起こす可能性があり，ときに死に至る可能性さえもある．放射線治療を受けるすべての患者に対し，治療の適切性，品質，安全性を保証するためには，まず放射線治療の手順を理解することが重要である．放射線治療の手順は，大きく7つの過程に分けることができる．

①患者評価と治療方針の決定
②シミュレーション（固定具作製と治療計画用の画像取得）
③治療計画の作成（線量計算と線量分布等の確認）
④治療前の治療計画確認と検証
⑤患者セットアップと照射
⑥放射線治療の管理（治療中評価，装置定期点検および記録）
⑦フォローアップ

放射線治療の内容は，治療を受ける患者状態によって異なり，さまざまな程度の複雑さが含まれているが，基本的には先に述べた一連の手順から構成されている．1つの過程が終了後，次の過程に移行し，すべての過程には，放射線腫瘍医をはじめとするチームによる医学的評価や解釈，方針の決定，確認作業を含む管理などが必要となる．

放射線治療の手順は，治療期間中に何度も繰り返されるものがある．放射線治療の効果による腫瘍の縮小に対応するために照射野変更の必要性が生じた場合，正常組織の線量を耐容線量以下に抑える場合，また，他の臨床的な患者状況の変化が生じた場合など，必要に応じて特定の過程を繰り返すこととなる．具体例をあげると，頭頸部領域の腫瘍が治療により大きく縮小した際に，再度シミュレーションを行い，治療計画の作成を行うことなどである．

外部放射線治療の手順の一例を図2-8-1に，小線源治療の手順の一例を図2-8-2に示す．

1　患者評価と治療方針の決定

現代のがん治療の3本柱は，手術療法，放射線療法，薬物療法であるが，がんの種類，病期，全身状態，患者の個人的背景などに配慮し，単独または

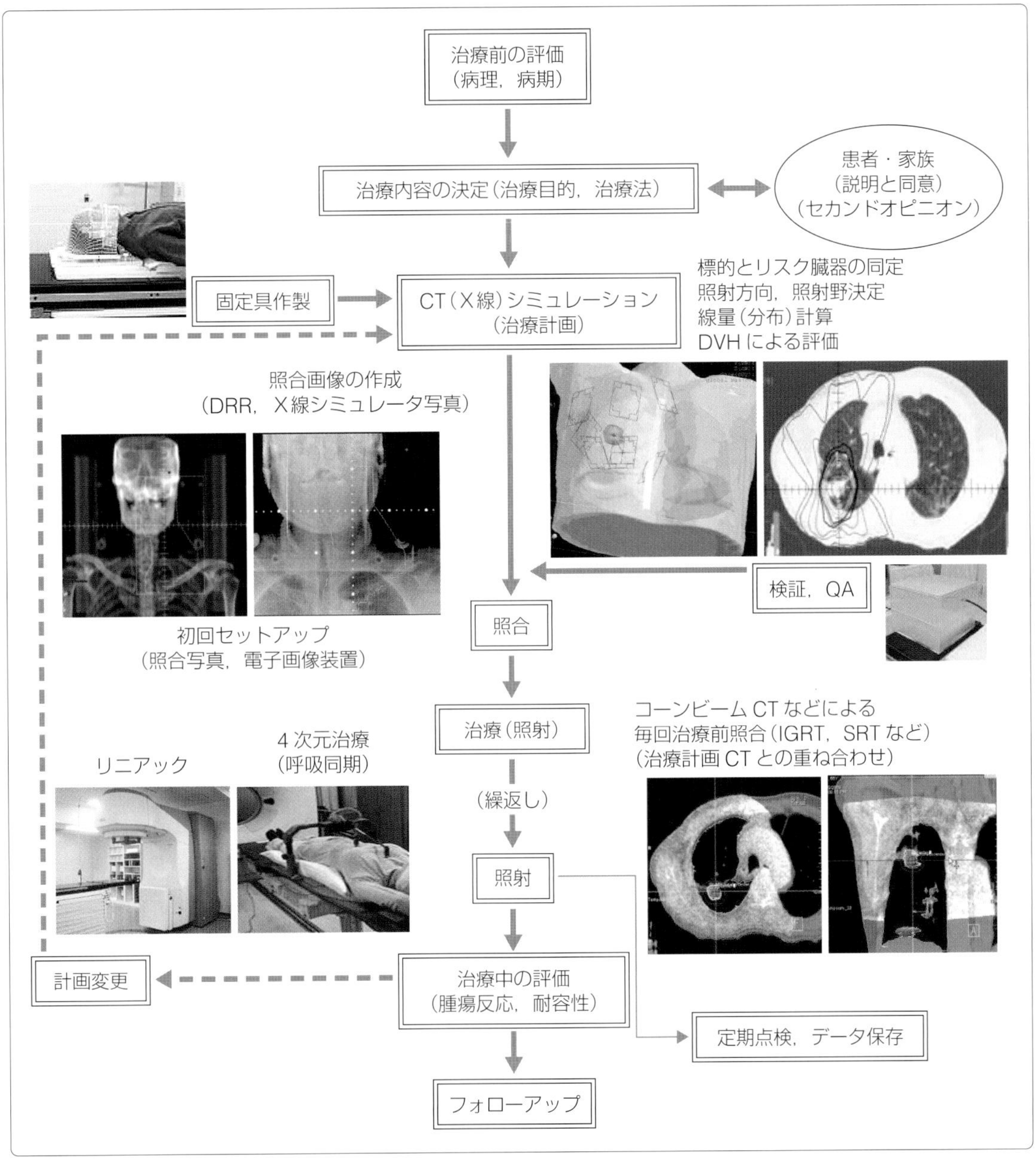

図 2-8-1　外部放射線治療の手順例

（日本 PCS 作業部会：厚生労働省がん研究助成金計画研究班（18-4）「放射線治療システムの精度管理と臨床評価に関する研究」[2] より許諾を得て掲載）

いくつかの治療方法を併用した治療法が選択されている．放射線腫瘍医，腫瘍外科医，腫瘍内科医が共同して患者評価を含む総合的な協議（キャンサーボードや他科共同カンファレンスなど）を行い治療方針が決定される．総合的な協議には，病理学的な所見，CT，MRI，PET をはじめとする画像による広がり診断，すでに行われた薬物治療や外科治療，今後併用すべき治療方法の順序の検討などが含まれる．

放射線治療適応の判断がなされた後，放射線腫瘍医は，診断画像や病理情報に基づき，治療領域（部位），治療技術〔強度変調放射線療法（intensity

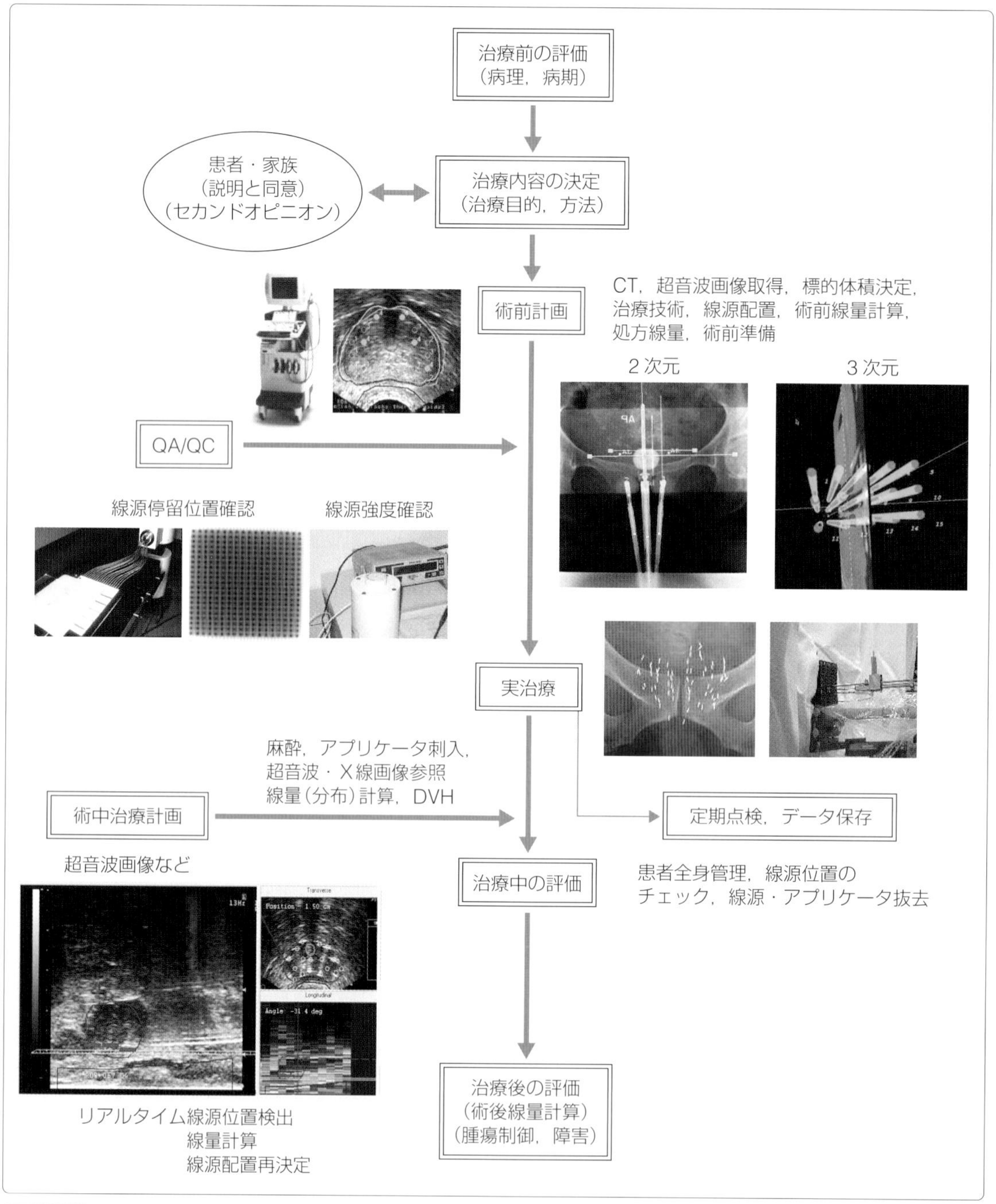

図2-8-2 小線源治療の手順例

（日本PCS作業部会：厚生労働省がん研究助成金計画研究班（18-4）「放射線治療システムの精度管理と臨床評価に関する研究」[2]より許諾を得て掲載）

modulated radiation therapy：IMRT），三次元原体照射療法（3 dimensional conformal radiation therapy：3D CRT），低線量率（low dose rate：LDR）小線源治療，高線量率（high dose rate：HDR）小線源治療など〕，粒子線治療の決定，腫瘍を制御可能で隣接する正常組織の耐容線量を加味した投与線量（総線量）ならびに線量分割の決定を行う．

2 放射線治療の管理

1)装置の品質管理

放射線治療装置やCTなどの関連装置，治療計画装置の導入時やソフトウェアの更新時の際の，受入れ試験およびコミッショニング，継続的な動作性能試験および定期な出力の確認は，放射線治療を安全に実施するのに不可欠な作業である[3]．受入れ試験やコミッショニングの過程でのミスは，発見が遅れると多数の患者へ悪影響を及ぼす[4,5]．

受入れ試験にはインターロックが正しく機能することや多分割絞り（multi-leaf collimator：MLC）をはじめとする装置の幾何学的動作精度の確認および出力されるビームの形状〔off center-axis ratio（OCR），per-centage depth dose（PDD）〕など線量的な確認が含まれる．コミッショニングには，治療計画装置（radiation treatment planning system：RTPS）に登録するビームデータ計測作業およびRTPSに登録したすべての基本データ（幾何学的データやビームデータなど）や，使用する線量計算アルゴリズムによる均質および不均質領域での検証作業および複数装置が正しく接続され連携しているかの確認（各装置内での座標や方向の整合性，仕様上自動転送されないパラメータの有無など）が含まれる[3,6,7]．各装置の臨床使用前の複数名での慎重な動作確認や検証作業に加え，第三者による独立した外部評価[8]を行うことが安全性を，より高めるために重要となる．

これらの取組みは，世界的に報告されてきた主要な事故を防止することにつながる．装置の臨床稼働後は，RTPSに入力された基本データと定期点検により取得された治療装置の計測データおよび幾何学的な動作精度を比較し，両者の整合性がとれているか，装置の出力は許容範囲内かなどを継続的に評価する必要がある[9]．

一般的に，装置の故障や不具合は，すぐに特定することが難しい場合がある．装置業者とのメンテナンスやコミュニケーションが重要となる．また，経験した故障事例や情報は，部門内のみならず，他施設のユーザや業者側のメンテナンススタッフに周知し，広く情報共有することも重要である．

放射線治療のチームにて，装置の品質管理を担当するスタッフは，現状の装置性能や動作精度について，チーム内での明確なコミュニケーションを維持し，装置の故障を示す徴候があれば，ただちにチーム内での情報共有および協議を行い，患者への照射業務の続行が可能かを判断しなければならない．これには，施設内での修理や是正を検討するための品質管理プログラムの作成や品質管理を検討する体制（組織）の確立が必要不可欠である．

包括的な装置導入時の試験内容や継続的な性能試験などの詳細な内容についてはここでは割愛するが，各治療技術における詳細なガイドラインが発表されているため，最新のものを参照されたい．

2)臨床的な品質管理

近年の局所進行頭頸部がんの臨床試験[10]において，プロトコルの不遵守が治療成績に悪影響を及ぼすことが示された．この試験において，プロトコル遵守例と重大な逸脱例の間には2年生存率で20%もの差があり，これは期待された薬剤上乗せ効果の2倍もの数値であった．放射線治療の薬剤の上乗せ効果に比べ，質の高い放射線治療を行うことのほうが，よりインパクトが大きいことが示されたひとつの例である．

放射線腫瘍医は，患者の治療ならびにケアの一連の過程を総合的に管理し，前述したさまざまな過程において放射線治療チームの他のメンバーが行う治療や処置を確認し承認している．照射前から照射期間中にかけて，以下のような確認と患者状態の評価を行う．

- ・線量や分割回数，照射野形状や線量分布や線量体積ヒストグラム（dose volume histogram：DVH）などの治療パラメータの確認
- ・患者セットアップの実地での確認
- ・照合画像（portal imageなど）の確認と承認
- ・診察による患者評価
- ・症例カンファレンスでの確認

ここに示した放射線治療の管理に関しては，すべてが必要とされるわけではない．たとえば，患者

セットアップの実地での確認は，電子線治療などの確認照合画像による確認ができない場合に，放射線腫瘍医，医学物理士，診療放射線技師によって行われる．

また，診察による患者評価は，原則として毎回の治療時に行われるが，治療法やそれぞれの患者背景は異なるため，とくに外来患者の場合には，毎回の照射前の診察が不要と判断されるケースがある．その場合，看護師や診療放射線技師は放射線治療を受ける患者のケアに参加し，日々の患者状態や照射部位の観察を通して照射によって生じる急性障害の管理を補助することができる．担当スタッフは患者状態を電子カルテなどに記録することにより，放射線腫瘍医に報告する必要がある．もちろん，医師以外のスタッフによる観察が，放射線腫瘍医による総合的な管理の代わりとなるものではないため，週1回以上の放射線腫瘍医の診察が必要となり，患者の状態や治療中の合併症が懸念される場合は，週1回以上の診察が必要となることもある．

症例カンファレンスでは，治療方針や治療計画および照合画像などを再度確認評価している．放射線治療にかかわる放射線腫瘍医，看護師，医学物理士および診療放射線技師がそれぞれの職掌での視点から確認を行うことで，より安全で質の高い放射線治療を行うことが必要である．

2 放射線治療のチーム医療

放射線治療のプロセスで述べたように，放射線治療は非常に複雑で，他部門にわたり多職種が相互依存的に業務を行っている．放射線治療の最終目標は，患者にとって可能なかぎり最善の治療効果と，より少ない障害発生にとどめることである．過誤の生じない環境をつくることが，放射線治療の領域には不可欠な課題である．

図 2-8-3 に，放射線治療にかかわるスタッフおよびチームの構成図を示す．放射線治療チームと他科との連携については前項の「1) 患者評価と治療方針の決定」を参照されたい．

放射線治療を担当するチームはおもに，放射線腫瘍医，医学物理士，看護師ならびに診療放射線技師から構成される．放射線治療チームのスタッフは適切な研修およびトレーニングを受ける必要があり，各施設には，放射線治療の手順の各過程にかかわるスタッフの力量を評価し，該当業務施行の権限を付

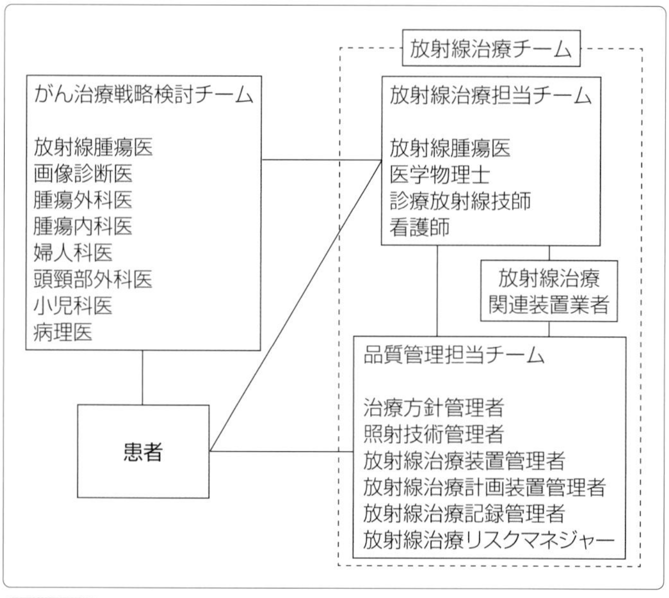

図 2-8-3 放射線治療にかかわるスタッフおよびチームの構造図
(厚生労働省がん研究助成金計画研究班(18-4)「放射線治療システムの精度管理と臨床評価に関する研究」[2)]の図をもとに筆者一部改変)

与するなどの取組みが望まれる．スタッフの力量やコンピテンシー（職務や役割における効果的ないしは優れた行動に結果的に結びつく個人特性）を評価するには，認定などの資格取得がひとつの有用な評価基準となる．資格の認定を受けた後でも，チームのスタッフは生涯にわたり教育や研修を通して技術と知識の更新を続けなければならない．

1 放射線腫瘍医の役割

放射線腫瘍医は，主としてがん患者を対象に放射線治療を中心とした診療，あるいは放射線腫瘍学に関する教育・研究などを主たる業務とする医師である．放射線治療全般において責任をもつ．専門資格として，日本放射線腫瘍学会および日本医学放射線学会が共同認定する放射線治療専門医がある．

2 医学物理士の役割

医学物理士とは，放射線を用いた医療が適切に実施されるよう，医学物理学の専門家としての観点から治療に関与する職種である．治療分野においては，放射線腫瘍医と連携をとり，治療計画の最適化を行い，患者体内での吸収線量に関する幾何学的精度と線量精度が臨床上必要な範囲に収まっていることを確認し，医師の処方どおり治療が行われていることを担保する．また，診療放射線技師と協力し，治療装置の品質管理・保証を行う．医学物理士認定機構により認定を受ける必要がある．

3 診療放射線技師の役割

放射線治療に携わる診療放射線技師は，治療装置をはじめとする放射線治療に関連する装置や機器，固定具などの取り扱いについて十分な知識を有し，適切な放射線治療の実施と精度管理を業務とする．装置の品質管理にあたっては医学物理士と連携を行う．また，個々の放射線治療の手順を正しく施行し，十分な検証を行うとともに実施記録を作成・保存する能力を必要とし，シミュレーションおよび治療の実施にあたっては，患者位置の精度に配慮し，患者安全の確保に努める必要がある．患者に適切な放射線治療を提供するために，放射線腫瘍医，医学物理士，放射線治療担当看護師と連携する．

日本の放射線治療に関する技師の専門性にかかわる認定資格としては，放射線治療専門放射線技師がある．

4 看護師の役割

放射線治療にかかわる看護師は，放射線治療に関する専門的な知識を有し，治療を受ける患者および患者家族の社会的・精神的ケアのほか，治療中または治療後の患者の看護計画を立案し実行する能力が必要とされる．外来担当医および病棟ならびに他科外来看護師と連携をとり，患者に必要な看護を提供し，個々の患者の状態や治療部位・治療方法により異なる有害事象の可能性について把握し，患者・家族に必要な情報を提供し，患者・家族の理解に合わせた説明を行う．また，治療前後における日常生活上の注意事項と対策を適切に説明し，そのために必要な資料や処置に必要な材料などを提供または紹介する．患者の状況の変化を放射線腫瘍医とともに把握し，治療スタッフに必要と考えられる情報を伝達する役割を有する．

高度化・専門分化が進む医療現場における看護ケアの広がりと看護の質向上を目的に，日本看護協会では専門看護師，認定看護師，認定看護管理者の3つの資格について，教育機関の認定と専門の教育・研修を受けた看護職への資格認定を行っている．

5 放射線治療チーム内での役割

表2-8-1[11]に，放射線治療チーム内での役割と責任の一例を示す．各職種が「1．放射線治療のプロセス」で示したそれぞれの過程で業務を行い，あとに続く手順へと業務を移行していく放射線治療においては，同じ時系列での作業は少なく，異なる時系列によって行われる場合が多い．つまり，放射線治療の手順のなかで，正しい情報が伝達されてこそ正確な治療が行われる．各過程での作業や処置を，より安全に行うために，同一職種内および他の職種

表 2-8-1 放射線治療チーム内での役割と責任の一例

役割・責任	放射線腫瘍医	医学物理士*	診療放射線技師	看護師
臨床的評価	✓			✓
心理的・社会的な評価				✓
体外放射線療法(EBRT)実施の判断	✓			
患者および家族への処置上必要な説明と教育	✓		✓	✓
職種連携を必要とするケア	✓		✓	✓
シミュレーション(患者位置決め, 固定具作製, 計画用画像取得)	✓	✓	✓	
治療計画に使用する画像(CT, MRI, PET など)の RTPS への登録	✓	✓		
標的体積(GTV, CTV, PTV など)および正常組織(OAR, PRV)の設定	✓	✓		
標的体積および正常組織への線量制約の設定	✓	✓		
RTPS での線量計算	✓	✓		
最終的な治療計画の精査	✓	✓	✓	
患者別の確認および検証(MU 独立検証または線量計測)	✓	✓	✓	
照射	✓	✓	✓	
高精度治療および小線源治療(SRS, SBRT, HDR など)	✓	✓	✓	
照射の正確さの確認(位置照合や投与線量など)	✓	✓	✓	
治療期間中の評価(診察など), 情報共有(症例カンファレンスなど)	✓	✓	✓	✓
治療終了後のフォローアップ	✓			✓
がんサバイバーシップ	✓			✓
機器, ソフトウェア, システムの受入れ試験およびコミッショニング, 定期的な装置の動作確認(毎日, 毎月, 毎年の項目)	✓	✓	✓	

*日本の現状として, 医学物理士が不在の施設での医学物理士の業務範囲は, 診療放射線技師が行うことが多い. その場合, 業務負担の問題やダブルチェックの観点から照射実務は兼務せず, 独立して行われるべきである.
(American Society for Radiation Oncology. Safety is No Accident: A Framework for Quality Radiation Oncology and Care in 2012: Fairfax, VA. より一部抜粋し作成)

間による確認は非常に重要な項目である. また, それぞれの職種がそれぞれの専門分野の立場として情報提供, 情報交換, 全職種合同のカンファレンスなどを行うことは, 組織として取り組むべき最重要事項である.

放射線治療のプロセスのなかで, 放射線治療のチーム内で相互確認されるべき具体的な項目の職種別の例を下記に示す.

放射線腫瘍医

・標的〔GTV(gross tumor volume), CTV(clinical target volume)〕および OAR(organ at risk)の設定の確認

・線量処方, 線量制約が施設のポリシーを満たしていることの確認(治療前の治療計画の精査時, 治療開始後の症例カンファレンスでの再確認)

放射線腫瘍医, 医学物理士, 診療放射線技師

・PTV(planning target volume)〔IM(internal margin)や SM(set-up margin)の設定を含む〕および PRV(planning organ at risk volume)の設定が適切であることの確認

・ビームの方向ならびにビームの重み付けが適切かの評価

・治療計画における処方線量や線量処方の方法が医師の指示と合致しているかの確認

・適切な線量で標的を包含できているか, 正常組織の線量制約が適切かの評価

・治療計画装置から治療装置に正しくデータ転送されていることの確認(正しく治療パラメータなどが

登録されているかの確認や患者個別検証の評価）

・照射位置の確認（定期的な位置照合を含む）（治療直前または照射中に照射範囲内にターゲットが含まれているかの確認，治療開始後の症例カンファレンスでの再確認）

診療放射線技師

・治療寝台への患者セットアップと照合画像の取得（固定具，体位，位置が正確であることの確認）

・患者別のタイムアウト（照射開始前の申し送りや治療パラメータの最終確認）（2 名以上の技師が照射前のダブルチェックを行う）

放射線腫瘍医，看護師，診療放射線技師

・照射中の患者状態の確認（診察時，毎回の照射時の照射部位の急性障害や全身状態の観察と評価）

医学物理士，診療放射線技師

・装置の動作状況の確認（アクセプタンス，コミッショニング，定期点検）（治療計画装置と治療装置の整合性，治療装置の出力の確認と評価）

3 放射線治療における安全とは

本項における文言の定義として，インシデントとは患者に危害が及んだアクシデントおよび事前に発見され患者に影響が及ばなかったニアミスの両方を含む意図で用いることとする．

これまで，放射線治療に関するインシデントが世界的に報告されている[4,12]．世界保健機関（WHO）からは，1976〜2007 年までの約 30 年間に発生したインシデントをまとめた報告[4]がなされており，報告書に記される 3,125 件のアクシデントのうち，55％が治療計画の過程で発生しており，残りの 45％はコミッショニング（「(1) 装置の品質管理」参照），情報伝達や照射の過程で発生している（図 2-8-4）．4,616 件のニアミス事例のうち，9％が治療計画の過程，38％が情報転送や伝達の過程，

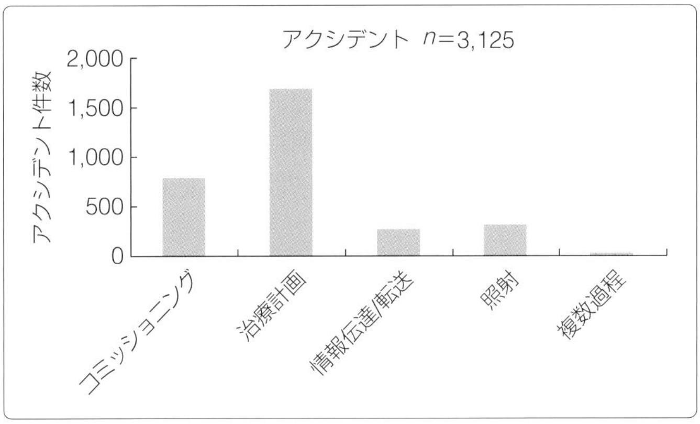

図 2-8-4　放射線治療の手順のなかで発生したアクシデント数（1976〜2007 年）
（World Health Organization. Radiotherapy risk profile in 2008: Geneva. に掲載されているデータよりグラフを再作成）

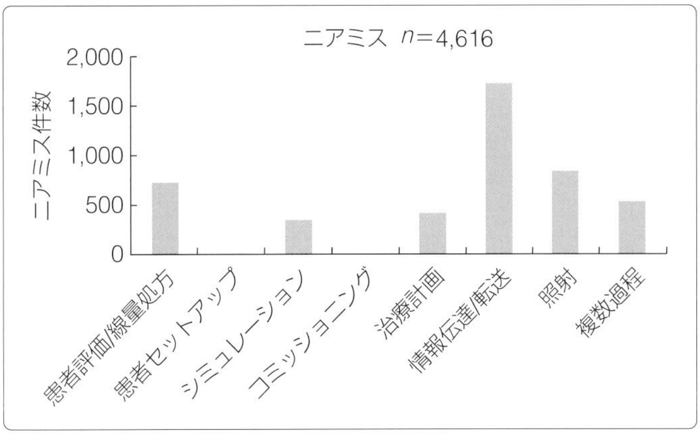

図 2-8-5　放射線治療の手順のなかで発生したニアミス数（1976〜2007 年）
（World Health Organization. Radiotherapy risk profile in 2008: Geneva. に掲載されているデータよりグラフを再作成）

18%が照射，残りの35%が線量処方やシミュレーション，患者セットアップなどの過程で発生している(図2-8-5)．

同報告書に記されるアクシデントの原因は，装置や系統的な不具合であり，装置や技術の新規導入やバージョンアップ時の経験不足とされている．また，時代が進むにつれ，誤った情報や情報伝達の失敗がインシデントの大部分を占めており，データの取り違いや忘却，転記間違いなど不注意によるものが原因となっている．これは，非常に複雑な手順を複数のスタッフおよび多職種が行うことによるヒューマンエラーが介在していることに起因すると考えられる．同報告書内では，放射線治療におけるインシデントの約60%がヒューマンエラーによって発生していると報告している．

ヒューマンエラーはあくまで結果であり，その背景には，個人の内的因子(技量，知識，体調，気分，意欲，不安，疲労など)や個人を取り巻く外的因子(チーム，手順書などのソフトウェア，設備や装置などのハードウェア，作業環境，組織など)に起因するスレットが潜んでいる．ここでスレットとは，ミッションを遂行するために脅威となるものであり，一例としてRCRからの報告[12]に取りあげられている項目を列挙する．

・トレーニング不足，能力の不足，経験不足
・疲労とストレス
・コミュニケーション不足，チームワークの欠落
・手順の作成と文書化の不適切さ
・プロセスの変更
・自動化した手順に対する過剰な信頼
・作業環境
・人員の適正配置と技術レベル
・階層的な組織構造

たとえば，標準的な手順がない場合は，業務を行うスタッフの知識や経験により判断が異なる可能性があり，失敗のリスクは上がるであろう．プロセスの変更が十分に周知されていない場合は，過去の経験による思い込みで作業を行い失敗してしまうかもしれないし，照射位置の照合に自動位置照合機能を用いる場合，その結果を鵜呑みにして間違った位置に照射を行うこともあるかもしれない．業務量やそれに伴うストレスも失敗の原因となりうる．放射線治療の業務量とストレスの要因を調査した報告では，おもなストレス要因は，作業の中断(41%)，時間的要因(17%)，技術的要因(14%)，チーム内共同作業の要因(12%)，患者要因(9%)，環境要因(7%)があげられている．業務量に関しては，職種間の差があり，治療計画士(文献中ではシミュレーション担当者にあたる)の業務量が相対的に低く，医学物理士の業務量が相対的に高い結果となっている．また，図2-8-6に示すように，WHOにて報告されたインシデント発生割合(%)とそれぞれの過程での業務量との間に明らかな相関があったと結論づけられている[13]．そのため，安全性向上のためには，効率のよいワークフローの検討や疲労とストレスを軽減するためのスタッフの人員配置についても注意を払う必要がある．

次の項からは，リスク低減や失敗の検出のための具体的な体制の整備や対応を例示する．

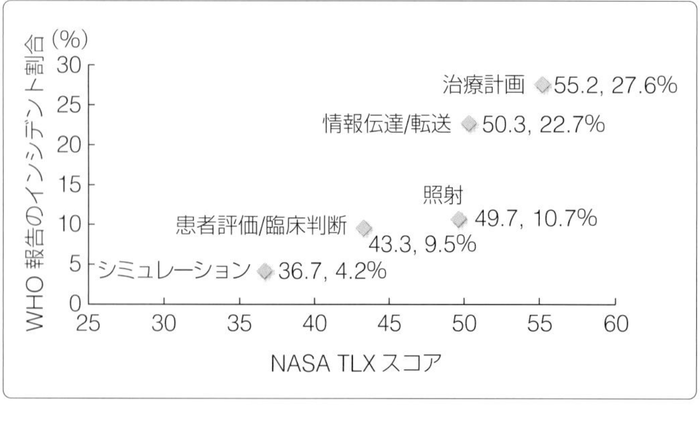

図2-8-6 WHO報告のインシデント割合(%)とNASA TLXスコアを用いた業務量との関係

NASA TLX：the National Aeronautics and Space Administration Task-Load Indexの略，数値の高いほうが業務による負荷が強いとされる．

(Mazur LM, et al. Quantitative assessment of workload and stressors in clinical radiation oncology. Int J Radiat Oncol Biol Phys 83(5):e571-576, 2012に掲載されているデータよりグラフを再作成)

1　放射線治療における品質管理の体制

近年，放射線治療は急速な発展を遂げているため，放射線治療の手順や装置の管理の具体的な内容は変化する可能性が高く，つねに再評価する必要がある．放射線治療を適切に行い続けるために，放射線治療チーム内での定期的な情報共有および連携が重要となる．安全性と効率性には密接な関係があるため，すべてのスタッフが安全性や品質および効率性の向上について開放的な議論を行う必要があり，施設または放射線治療チームのリーダーシップとして，図 2-8-3 に示すような放射線治療の品質管理担当チームを組織する必要がある．

図 2-8-3 に示す各管理者は，「2．放射線治療のチーム医療」で述べた専門・認定資格を有するスタッフから選任するべきである．また，管理者のみで複数装置，複数のスタッフが関連する業務のあらゆる側面を把握することは困難であるため，スタッフ全員に運用改善に参加できる権限を与えるべきである．このような権限付与は，スタッフに責任感をもたせ，それにより仕事への満足度を高めるために有効な手段である．

各施設の品質管理の内容や体制については，定期的に外部の専門家による評価を受けることが望まれる．

2　放射線治療の手順のリスク評価と対策

1）手順の作成とリスク評価

前述のとおり，放射線治療の手順は複数の過程により構成される．これらの複雑な臨床業務を安全に実施するため，まず各過程について事前のリスク評価を行うことは非常に重要である．手順を検討する際には，安全確認のために有効なステップを検討し，むだなステップ（不要なストレス因子）は省かなければならない．また，放射線治療チーム内で各職種やスタッフの役割と責任について話し合い，チームワークと相互尊重の形成がなされなければならない．

図 2-8-6 に示すように，情報伝達や転送および治療計画のインシデントが多いことから，治療計画に必要な事前準備と入力情報（表 2-8-2[14]），治療計画（表 2-8-3[14]），治療計画情報の出力・転送（表 2-8-4[4]）を例に取り上げる．それぞれ手順番号，手順，リスク，考えられる失敗の原因，対処方法の例を示している．今回示した手順はほとんどが手作業によるものであり，ヒューマンエラーが生じやすい状況にあるといえる．

つぎに，放射線治療を安全に運用するために必要な取組みについていくつか紹介する．

2）手順書の作成（手順の標準化）

多職種が関係する作業のなかで，相互依存の作業を行うことは，ときに責任所在の曖昧さを生じる原因となる．各施設において標準化された手順を文書化し，すべてのスタッフが容易に確認できるような措置をとる必要がある．また，標準化された手順を効率的に確認するひとつの手法としてチェックリストがあげられる．手順のなかで行うべき再確認作業（ダブルチェック体制など）についても標準化が必要である（「5）放射線治療チーム内での役割」参照）．手順の標準化によってヒューマンエラーの発生を低減することは可能であるが，完全に防ぐことはできない．そのため，失敗を検出する機会を設け，早期に修正作業を行えるようなワークフローの確立を踏まえて検討する必要がある．

3）スタッフの教育および力量評価

JIS 品質マネジメントシステムにおいて，「製品品質に影響がある仕事に従事する要員は，関連する教育，訓練，技能及び経験を判断の根拠として力量があること」が求められている[15]．

安全に業務を実践するために，図 2-8-3 に示す各管理者をリーダーとし，新規技術導入時の教育や定期的な研修などの実施およびその記録を行い，スタッフの力量評価後に特定の業務を行うことが許可される体制を構築する必要がある．教育を行い，評価を行うことは，標準的な手順を「知らない」，技術や知識不足により標準的手順が「できない」ということを防止することにつながる．また，定期的な

表 2-8-2 治療計画事前準備に潜むリスクの例(入力情報)

手順番号	手順	リスク	考えられる失敗の原因	対処方法の例
1	患者基本情報の取得	●同姓同名間違い	●ID 確認ミス	●チェックリストの使用
2	放射線治療の既往歴(部位，線量)	●過去の照射部位へ確認なしでの再照射	●確認不足 ●情報不足	●問診，家族への確認 ●治療施行施設への問合せ ●診療情報提供書確認
3	病期・組織	●病期間違い ●組織間違い	●確認不足 ●認識間違い ●検査不足	●チェックリストの使用
4	告知の有無確認	●無告知患者への安易ながん宣告	●確認不足 ●認識間違い	●チェックリストの使用 ●コミュニケーションツールの使用
5	投与線量の決定(総線量・1 回線量・全照射回数・照射回数 / 週)	●投与線量指示ミス	●確認不足 ●認識間違い	●コミュニケーションツールの使用 ●計画プロトコル ●チェックリストの使用
6	照射部位・解剖学的位置の確認	●部位間違い ●左右間違い	●確認ミス ●勘違い ●指示間違い	●チェックリストの使用 ●患者本人への確認
7	患者状態の把握(感染，疼痛，ペースメーカ装着など)	●照射時間保持できない体位をとった ●特殊事情の周知	●コミュニケーション不足 ●情報不足 ●確認ミス ●知識不足 ●経験不足	●チェックリストの使用 ●コミュニケーションツールの使用 ●力量による作業内容の分担化と教育
8	予定とする照射方法，照射技術に適合した照射体位と固定具の有無・種類の検討と作製	●固定具選択ミス ●固定具作製ミス ●基準位置マーキングミス	●コミュニケーション不足 ●情報不足 ●確認ミス ●知識不足 ●経験不足	●チェックリストの使用 ●コミュニケーションツールの使用 ●固定具作製手順書の見直し ●力量による作業内容の分担化と教育 ●一覧表の掲示
9	シミュレーション画像の撮影	●固定具作製時の体位が再現できていない ●指示されたものまたは，作製したものと異なる固定具を使用している ●不要な体外異物，体動による画像アーチファクト ●患者の方向間違い(左右や頭尾方向) ●CT 挿入方向と患者方向パラメータの設定ミス ●撮影条件(kV)ミス ●撮影範囲不足	●コミュニケーション不足 ●確認ミス ●知識不足 ●経験不足	●チェックリストの使用 ●コミュニケーションツールの使用 ●力量による作業内容の分担化と教育

(放射線治療かたろう会．放射線治療計画におけるリスクマネジメントの表を一部改変)

表 2-8-3 治療計画に潜むリスクの例(計画過程)

手順番号	手順	リスク	考えられる失敗の原因	対処方法の例
10	患者登録(HIS，RIS ネットワークからの自動・キーボートによるタイプ入力)	●患者選択ミス ●タイプミス	●確認ミス ●勘違い ●指示間違い	●チェックリストの使用
11	シミュレーション画像の取込み	●患者選択ミス ●選択画像ミス ●計画に必要な画像不足	●情報不足 ●確認ミス ●コミュニケーション不足	●チェックリストの使用 ●コミュニケーションツールの使用
12	CT 値ー電子密度変換テーブルの選択	●テーブル選択ミス	●情報不足 ●確認ミス	●チェックリストの使用 ●コミュニケーションツールの使用
13	計画画像に必要な各種画像の重ね合わせ	●重ね合わせ精度が許容値を超える	●確認ミス ●知識不足 ●経験不足	●チェックリストの使用 ●手順書の見直し ●力量による作業内容の分担化と教育
14	輪郭抽出(体輪郭，GTV，CTV，OAR)	●各標的の定義から外れた輪郭抽出 ●プロトコルに則らない輪郭 ●体積評価用の輪郭抽出が不完全(OAR の体積がすべて囲まれていないなど) ●体輪郭が適切でない	●ルール違反またはコミュニケーション不足 ●知識不足 ●経験不足 ●施設にプロトコルが存在しない	●チェックリストの使用 ●力量による作業内容の分担化と教育 ●プロトコルの作成
15	ITV の設定	●マージンサイズ(IM)の設定ミス ●考慮していない	●マージンを正確に把握していない ●ルール違反 ●知識不足 ●経験不足	●ITV マージン取得手順書見直し ●チェックリストの使用 ●力量による作業内容の分担化と教育
16	PTV の設定	●SM や IM の設定ミス ●体輪郭からはみ出している ●マージンを考慮していない	●マージンサイズを把握していない ●確認不足 ●ルール違反 ●知識不足 ●経験不足	●各部位，固定具における PTV マージンの算出 ●IGRT の方法の検討 ●チェックリストの使用 ●力量による作業内容の分担化と教育
17	アイソセンタ位置の設定(ICRU 基準点による線量処方の場合)	●PTV 外に設定 ●不均質(低密度域)に設定 ●ビルドアップ領域に設定 ●体輪郭外に設定 ●PTV 内の偏った位置に設定	●確認ミス ●知識不足 ●経験不足	●手順書の見直し ●チェックリストの使用 ●力量による作業内容の分担化と教育
18	治療装置やエネルギーの選択	●選択間違い	●確認ミス ●知識不足 ●経験不足	●手順書の見直し ●チェックリストの使用 ●力量による作業内容の分担化と教育
19	照射野の設定，コリメータ開度・MLC 開度の設定	●メインコリメータ開度が第 3 段 MLC 開度より大きい ●PTV がコリメータまたは MLC により意図としない欠損が生じている	●確認ミス ●知識不足 ●経験不足	●チェックリストの使用 ●力量による作業内容の分担化と教育

表2-8-3（つづき）

手順番号	手順	リスク	考えられる失敗の原因	対処方法の例
20	ビーム角度の設定	●治療寝台による不要な吸収がある ●ガントリと患者や寝台との干渉 ●計画に必要なCT画像の欠落部分をビームが通過する	●確認ミス ●知識不足 ●経験不足 ●情報不足	●手順書の見直し ●チェックリストの使用 ●力量による作業内容の分担化と教育 ●ダミーランの施行（患者なしの干渉有無確認）
21	計画に対する処方線量・1回線量・照射回数の入力	●入力間違い	●タイプミス ●勘違い ●情報不足 ●知識不足 ●経験不足	●手順書の見直し ●チェックリストの使用 ●力量による作業内容の分担化と教育
22	IMRTインバースプランニングの最適化	●ターゲット線量設定ミス ●正常組織耐用線量入力ミス	●タイプミス ●勘違い ●情報不足 ●知識不足 ●経験不足	●手順書の見直し ●チェックリストの使用 ●力量による作業内容の分担化と教育
23	計算アルゴリズムの選択	●選択間違い	●確認ミス ●知識不足 ●経験不足	●手順書の見直し ●チェックリストの使用 ●力量による作業内容の分担化と教育
24	線量計算とグリッドサイズ	●ボリューム計算していない ●グリッドサイズが計画プロトコルどおりでない	●確認ミス ●知識不足 ●経験不足 ●グリッドサイズ選択ミス	●手順書の見直し ●チェックリストの使用
25	線量分布の最適化（正規化点の設定，ビームの重みづけの設定）	●PTV外に設定 ●不均質（低密度域）に設定（正規化点の値で正規化する場合は除く） ●ビルドアップ領域に設定 ●体輪郭外に設定	●確認ミス ●知識不足 ●経験不足	●手順書の見直し ●チェックリストの使用 ●力量による作業内容の分担化と教育
26	線量計算結果の評価（線量評価，DVH評価）	●PTV内にhotまたはcold spotが存在する ●正常組織またはOARにhot spotが存在する ●ボリューム評価の場合，PTVが処方線量指標で覆われていない	●DVH，Max. Dose，Min. Dose，Mean Doseだけの確認で，CTスライスごとの線量分布の確認をしていない ●知識不足 ●経験不足	●手順書の見直し ●チェックリストの使用 ●力量による作業内容の分担化と教育
27	治療計画の検証（すべての画像の線量分布の確認・MU値・DVH）	●独立検証結果と計画装置計算結果が許容誤差を超えている．またはその理由が明確でない ●明らかに線量分布計算結果表示がおかしいことに気づかない	●確認ミス ●手順ミス ●知識不足 ●経験不足 ●計画装置の不具合（バグ）の見過ごし	●手順書の見直し ●チェックリストの使用 ●力量による作業内容の分担化と教育

（放射線治療かたろう会．放射線治療計画におけるリスクマネジメントの表を一部改変）

表 2-8-4 治療計画の出力・転送におけるリスクの例(出力情報)

手順番号	手順	リスク	考えられる失敗の原因	対処方法の例
28	治療計画の出力(印刷)内容と計画情報転送内容の確認	●治療予定外の計画情報転送 ●計画情報(MLC 情報)の欠落	●確認ミス ●知識不足 ●経験不足 ●計画装置の不具合	●チェックリストの使用
29	計画内容の出力(印刷)	●照射実施予定以外の計画出力印刷 ●必要書類の欠落	●確認ミス ●手順ミス ●知識不足 ●経験不足	●手順書の見直し ●チェックリストの使用 ●力量による作業内容の分担化と教育
30	治療装置照合システムへの計画情報の自動転送，またはマニュアル転送	●照射実施予定以外の計画転送 ●必要情報欠落のまま転送 ●間違った照射情報の手動入力	●確認ミス ●知識不足 ●経験不足	●チェックリストの使用 ●力量による作業内容の分担化と教育

(放射線治療かたろう会．放射線治療計画におけるリスクマネジメントの表を一部改変)

研修などは，スタッフが標準的手順を遵守しないというケースへの対応へも役立つ．目上のスタッフが日常的に標準的手順を行わなかったとしても，若手スタッフは指摘することは難しいであろう．定期研修は，オープンでフェアに標準的な手順について確認や議論を行う機会となる．標準的な手順は，過去のインシデントをふまえて作成されていることもあるであろう．その場合，過去のインシデントの事例共有を研修に取り入れることも有効である．多少面倒と思われる手順にただ従えと言っても人は従わないかもしれないが，なぜその手順を行わないといけないのかを知ることで業務に対する姿勢が変わることが期待でき，また，そもそも「やる気がない」という態度を改めるきっかけにもなりうる．

4)朝礼(ブリーフィング)の実施

始業前にその日の業務について簡単な打ち合わせや確認を行うことは，問題を未然に防止するうえで有効である．たとえば，シミュレーションでの医師からの特殊な指示，完了すべき治療計画の進捗具合，照射中の患者状態や装置トラブルなどの問題点をチームに周知することで，ヒューマンエラーの発生を極力減らすことができる．また，スタッフ同士が容易にコミュニケーションをはかれる環境の提供にもつながる．円滑なコミュニケーションは気づきの共有にもつながり，安全な医療を提供するために必要不可欠なものである．

5)未然防止と再発防止

安全とは，許容できないリスクがない状態のことであり，絶対的な安全は存在しない．業務プロセスの潜在的な問題点を明らかにし，インシデントが発生する前に予防措置を講じる方法論として，米国医学物理学会がタスクグループ100 [16]にて提唱する故障モード影響分析(Failure mode effect analysis，FMEA)や故障の木分析(Fault tree analysis，FTA)がある．FMEAは，故障モードとよばれる潜在的な失敗が，これから起こる可能性のある潜在的なインシデントに及ぼす影響を検討する手法である．FMEAでは，下記に示す3つのパラメータ(O，S，D)を用いる．

・O(Occurrence，発生頻度)：特定の故障モードの原因が発生する頻度

・S(Severity，影響度)：故障モードが検出または修正されなかった場合の最終的なの影響度

・D(Detectability，検出難度)：プロセスのなかで，故障モードが検出されない可能性

各パラメータは10段階(1：もっとも軽微〜10：もっとも重大)で評価され，これらの3つのパラメータを乗じて，リスク優先度数(Risk Priority Number，RPN)を算出する．RPNの範囲は1–1,000であり，数値が高い故障モードを順位付けし，対応の必要性の優先順位づけを行う．ただし，タスクグループ100では，Sの数値8以上を

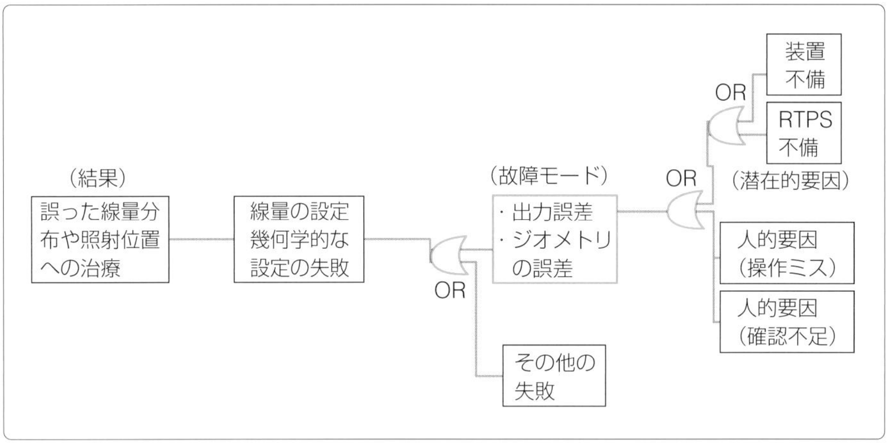

図 2-8-7　出力誤差やジオメトリの誤差を故障モードとした際の FTA の例

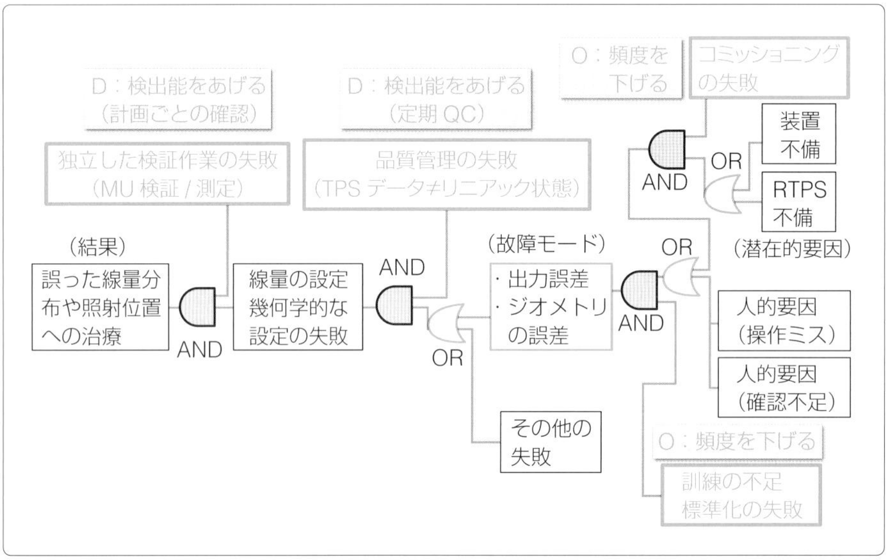

図 2-8-8　図 2-8-7 の FTA に対策を追加した例

示す故障モードについては RPN にかかわらず注目すべきであるとしている．FTA は，「失敗」を可視化することにより，対策のタイミングや意義について，チーム内で共有することを可能にする．図 2-8-7 に FTA の一例を示す．FTA では，インシデント(結果)側から原因の方向に検討することで，インシデントの背後にある推定要因を追究し，対策を検討する．図中の装置の出力誤差やジオメトリの誤差が生じた場合を故障モードとすると，その背景にはいくつかの潜在的な要因があげられる．たとえば，装置自体(ハードウェア)の不備，治療計画装置(ソフトウェア)の不備や治療計画装置の取り扱いの失敗や確認すべき項目を確認しなかったなどの人的要因などである．図中の基本論理回路記号の OR 回路の意味として，接続されている事象が一つ以上発生した場合，次のプロセスに伝搬することを示している．図 2-8-8 に「失敗」の要因や「失敗」の伝搬に対する対策を加えたフローを示す．対策は AND 回路で接続されており，接続されている対策がうまく機能しなかった際に，次のプロセスに失敗が伝搬していくことを示している．少しややこしいが，対策が失敗しなければセーフティバリアとして機能するということになる．この例では，装置やソフトの不備については，コミッショニングを行うことでその不備が発生する可能性を低減させ，人的要因（ヒューマンエラー）については，手順の標準化や教育や訓練を行うことで発生頻度を下げようとしている．しかし，リスクを完全になくすことはなくすことは困難なため，後に続くプロセスで確認（検出）を行い，修正する機会を設けることで，失敗が患者にまで到達しないようにしている．影響度の高いものに対して，発生頻度を下げ，検出する機会を高める対策を事前に講じる手法は，近年，放射線治療領域で行われつつある．より詳細な内容については，米国医学物理学会タスクグループ 100 レポート「放射線治療の品質マネジメントへのリスク解析法の適用（日本語訳）」[16]をご参照いただきたい．

これから起こりうるリスクに対して事前に対策を講じることは重要であるが，発生した事象に対して再発防止を検討することも重要である．そのため，放射線治療にかかわるすべてのスタッフは，自発的に報告を行う姿勢をもつべきである．患者になんらかの影響を及ぼしたインシデント報告では反応的（受動的）な対応しかとれないため，予防的（能動的）な対応を行うために治療実施前に未然に検出したニアミスついても報告を行うべきである．ニアミスは患者への影響を伴わないインシデントであり，日常のプロセスの問題点を未然に特定し再発防止策を講じることを可能にする．

英国では，放射線に関するインシデントの自発的報告制度を有しており，インシデントのレベル分類およびエラー発生のプロセスをコード化することにより，インシデントを集積し分析を行う試みが行われている[12]．たとえば，表 2-8-2～4 に示す手順のなかで，どの手順番号で，どのレベルのインシデントが発生したかを集計することで，施設内の手順の脆弱性を定量的に評価できるというものである．

PDCA〔Plan（計画）—Do（実施）—Check（評価）—Action（改善）〕の一環として，放射線治療チームでの協議によりインシデントの原因の特定を行い，リスクのレベルは許容または受容可能か，追加の対応が必要かを議論し，必要に応じて，手順の見直し，プロセスのなかでのコミュニケーション改善，教育内容の充実など，継続的なリスクへの対応を行う必要がある．病院全体レベルでのインシデント報告体制が放射線治療に十分特化していない場合，部門内での独自報告体制を構築し，部門内インシデント報告を管理集積することも検討すべきである[17]．具体的な再発予防の手法や流れについては，いくつかあるが，文献[12]でも紹介されている「臨床上のインデントに関するシステム分析　ロンドン・プロトコル（日本語翻訳版）」[18]が参考になる．このロンドン・プロトコルでは，インシデント調査は，単にインシデントの根本にある原因を分析することを目的とせず，より安全性の高い医療システムの実現をめざす未来指向の視点に立って行う必要があると述べている．過去には，当事者のヒューマンエラーがインシデントの原因とされ，個人を非難するアプローチが採用される傾向があった．こういった非難の文化のなかでは，当然ながら報告する文化が失われ，インシデントから学ぶ機会も失われる．結果として，将来的に類似のインシデントが発生するリスクを減らすことはきわめて困難な状態に陥る．人もシステムの一部という観点に立ち，失敗の原因を探るシステム志向のアプローチにて，失敗の頻度を減らし，検出能を高め，影響の最小化することで，将来にわたり安全な医療をめざす必要がある．

参考文献

第1編　医療安全総論

第1章　医療安全概論

1）江原一雅：はじめての医療安全管理学講座(1)病院安全管理．p.115-120，日総研出版，2013．
2）ハインリッヒ HW ほか(総合安全工学研究所訳)：ハインリッヒ産業災害防止論．p.59，海文堂出版，1982．
3）ホルナゲル E(小松原明哲監訳)：ヒューマンファクターと事故防止．p.62-63，海文堂出版，2006．
4）リーゾン J(十亀洋訳)：ヒューマンエラー．p.266，海文堂出版，2015．
5）WHO 患者安全カリキュラムガイド多職種版 2011(東京医科大学医学教育講座訳)
http://www.tokyo-med.ac.jp/mededu/news/detail2.html
6）李啓充：アメリカ医療光と影．p.8，医学書院，2000．
7）コーン L ほか編，米国医療の質委員会・医学研究所著(医学ジャーナリスト協会訳)：人は誰でも間違える—より安全な医療システムを目指して．日本評論社，2000．
8）厚生労働省：主な医療安全関連の経緯．
http://www.mhlw.go.jp/topics/bukyoku/isei/i-anzen/keii/
9）最高裁判所　医事関連訴訟事件の処理状況および平均審理期間．
http://www.courts.go.jp/saikosai/iinkai/izikankei/index.html#iji06
10）厚生労働省：安全な医療を提供するための 10 の要点．
http://www.mhlw.go.jp/topics/2001/0110/dl/tp1030-1c.pdf
11）前田正一：医療事故初期対応．医学書院，2008．
12）中央労働災害防止協会編：ゼロ災運動推進者ハンドブック 2002．中央労働災害防止協会，2002．
13）Sandars J, Cook G, eds: ABC of Patient Safety. Blackwell Publishing, 2007.
14）ローナ・フィリン(小松原明哲訳)：現場安全の技術—ノンテクニカルスキルガイドブック．海文堂出版，2012．
15）小松原明哲：人が守る安全を考える．安全研究所設立 20 周年記念講演，2009．
http://www.jreast.co.jp/development/tech/pdf_29/Tech-29-01-04.pdf
16）慈恵会医科大学附属病院 医療安全管理部編：チームステップス日本版医療安全．メジカルビュー社，2012．
17）聖路加病院 QI 委員会編：Quality Indicator［医療の質］を測る—聖路加病院の先端的試み．Vol.1，p.16，インターメディカ，2007．
18）江原一雅ほか：医療事故・有害事象・ヒヤリハット事例の調査法とエラー分析法の選択．医療事故・紛争対応研究会誌 4：8-16，2010．
19）河野龍太郎：医療におけるヒューマンエラー．医学書院，2014．
20）江原一雅，武田裕：「医療の質」の評価における医療安全の位置づけと質の向上のための取り組み．医療事故・紛争対応研究会誌 5：1-10，2011．
21）矢野真ほか編著：医療安全への終わりなき挑戦—武蔵野赤十字病院の取り組み．p.16-19，医学書院，2005．
22）医療安全全国共同行動　いのちをまもる PARTNERS．
http://kyodokodo.jp/

第2章　医療事故とヒヤリ・ハット

1）Institute of Medicine(US) Committee on Quality of Health Care in America; Kohn LT, et al, editors: To err is human: building a safer health system. National Academies Press, 2000.
2）土井司ほか：医療安全に対する認識レベルと経験年数による差．日本放射線技術学会雑誌 68(5)：608-616, 2012.
3）Heinrich HW: Industrial Accident Prevention: A Scientific Approach. McGraw-Hill, 1931.
4）小松原明哲：ヒューマンエラー．丸善，2003．
5）Peason RT: Managing the Risk of Organizational Accidents. Ashgate, 1997.
6）Mehrabian A: Silent Messages. Wadsworth Publishing, 1971.

第3章　患者の権利とインフォームドコンセント

1）鳴海善文，中村仁信：非イオン性ヨード造影剤およびガドリニウム造影剤の重症副作用および死亡例の頻度調査．日本医放会誌 65：300-301，2005．
2）Tope WD, Shellock FG: Magnetic resonance imaging and permanent cosmetics(tattoos): Survey of complications and adverse events. JMRI 15: 180-184, 2002.

第4章　公衆衛生と衛生管理

1）医療情報科学研究所編：公衆衛生がみえる．メディックメディア，2014．
2）厚生労働省：人口動態統計．

第5章　造影剤の薬理作用と副反応

1）Weinmann HJ, et al: Characteristics of gadolinium-DTPA complex: a potential NMR contrast agent. AJR Am J Roentgenol 142: 619-624, 1984.
2）van Montfoort JE, et al: Hepatic uptake of the magnetic resonance imaging contrast agent gadoxetate by the organic anion transporting poly-

peptide Oatp1. J Pharmacol Exp Ther 290: 153-157, 1999.
3) Morcos SK: Acute serious and fatal reactions to contrast media: our current understanding. Br J Radiol 78: 686-693, 2005.
4) European Society of Urogenital Radiology：造影剤ガイドライン.
5) Yoshikawa H: Late adverse reactions to nonionic contrast media. Radiology 183: 737-740, 1992.
6) 日本腎臓学会・日本医学放射線学会・日本循環器学会共同編集：腎障害患者におけるヨード造影剤使用に関するガイドライン 2018.
7) Boyd AS et al: Gadolinium deposition in nephrogenic fibrosing dermopathy. J Am Acad Dermatol 56: 27-30, 2007.
8) Thyssen JP et al: Hypersensitivity to local anaesthetics--update and proposal of evaluation algorithm. Contact Dermatitis 59: 69-78, 2008.

第 2 編　モダリティ別各論

第 1 章　一般撮影系

1) 小塚隆弘，稲邑清也監修：診療放射線技術．上巻，改訂第 13 版，南江堂，2012.
2) 遠藤啓吾編集主幹：図解診療放射線技術実践ガイド．第 3 版，文光堂，2014.
3) 天内廣編：診療放射線業務の医療安全テキスト．文光堂，2009.
4) 前野正登ほか：放射線業務支援の手引き．医療科学社，2010.
5) 日本医学放射線学会，日本放射線技術学会編：マンモグラフィガイドライン．第 3 版増補版，医学書院，2011.

第 2 章　血管系造影検査と血管系 IVR

1) 大阪大学医学部附属病院：医療事故防止のための院内マニュアル(第 9 版)．2020.
2) 放射線診療安全向上研究会編：画像診断＋IVR ヒヤリ・ハット．南江堂，2015.
3) 栗林幸夫監修：IVR 看護ナビゲーション．医学書院，2010.
4) 造影剤要覧　第 28 版．バイエル薬品，2011.
5) 片山　仁編：造影剤検査実践マニュアル―副作用対策を中心に．エーザイ，1994.
6) ICRP Publication 85　IVR における放射線傷害の回避．日本アイソトープ協会，2003.
7) (社)近畿化学協会安全研究会(編著)：新人研究者・技術者のための安全の手引き　現場で求められる知識と行動指針化学同人，2010.

第 3 章　非血管造影検査系(非 IVR 含む)

1) 日本看護協会：医療安全推進のための標準テキスト．http：//www.nurse.or.jp/nursing/practice/anzen/pdf/2013/text.pdf
2) 医療安全全国フォーラム 2013―9 つの安全目標を実現しましょう―医療安全全国共同行動
3) パート B：カリキュラム指針のトピック　WHO 患者安全カリキュラム指針：多職種版．http：//www.tokyo-med.ac.jp/mededu/news/doc/who/WHO%20Patient%20Curriculum%20Guide_B_01.pdf
4) 小塚隆弘，稲邑清也監修：診療放射線技術．上巻，改訂第 12 版，南江堂，2009.
5) 小水満編：新医用放射線科学講座 放射線画像技術学．医歯薬出版，2015.
6) Haynes AB, et al: A surgical safety checklist to reduce morbidity and mortality in a global population. N Engl J Med 360: 491-499, 2009.
7) Lee MJ, et al: Patient safety in interventional radiology: a CIRSE IR checklist. Cardiovasc Intervent Radiol 35: 244-246, 2012.
8) 小磯謙吉監修，折笠精一，香川征編：標準泌尿器科学．第 6 版，医学書院，2001.
9) リスクマネジメント委員会マニュアル改訂ワーキング編：医療事故防止のための院内マニュアル．第 6 版，大阪大学医学部附属病院，2014.

第 5 章　MRI 検査

1) 岡本和也，日本磁気共鳴医学会 安全性評価委員会：6 IEC60601-2-33 に基づく安全性評価．MRI 安全性の考え方，第 2 版．p.118-147，秀潤社，2014.
2) JIS Z4951 磁気共鳴画像診断装置―基礎安全及び基本性能．2012.
3) 宮地利明：MRI の安全性(基礎講座)．日放技学誌 59(12)：1508-1516，2003.
4) 土井司ほか：MR 装置の安全管理に関する実態調査―思った以上に事故は起こっている．日放技学誌 67(8)：895-904，2011.
5) 川光秀昭：MRI 専門技術者に必要な基礎知識．日本磁気共鳴専門技術者認定機構ホームページ．http://di-lab.jp/JMRTS/basic/
6) 土橋俊男，村中博幸，日本磁気共鳴医学会 安全性評価委員会：10-2 体内に医療器具，装置を留置した被検者の取り扱い．MRI 安全性の考え方，第 2 版．p.226-245，秀潤社，2014.
7) 川光秀昭ほか：3T-MR 装置の安全性．日放技学誌 64(12)：575-599，2008.
8) 山谷裕哉，土井司ほか：MR 検査における大型強磁性体吸引事故の原因分析．日放技学誌 69(1)：99-108，2013.
9) 山﨑勝ほか：MRI 検査における RF 照射による温度上昇の検討―ループファントムを用いた局所温度の測定．日放技学誌 61(8)：1125-1132，2005.

第 6 章　CT 検査

1) 日本 X 線 CT 専門技師認定機構：X 線 CT 認定技師講習会テキスト，第 3 版．第 4 章　X 線 CT 検査の安全．2013.
2) 日本診療放射線技師会：静脈注射(針刺しを除く)に関する講習会テキスト．2014.
3) 日本医学放射線学会医療事故防止委員会：造影剤血管内投与のリスクマネジメント　1．造影剤血管内投与の安全対策．2006.

4）日本医学放射線学会 / 日本放射線専門医会・医会　合同造影剤安全性委員会：ヨード造影剤問診表における質問事項と推奨度について．2010.

第７章　核医学検査

1）日本アイソトープ協会　医学・薬学部会核医学イメージング・検査技術専門委員会：資料 核医学検査における安全管理等に関するアンケート調査報告　第９報．RADIOISOTOPES, Vol.60, No.7 July, No.8 August 2011.
http：//www.jrias.or.jp/report/pdf/tyousahoukoku2011-60-08-08.pdf

2）日本核医学会，日本医学放射線学会，日本放射線技術学会，日本核医学技術学会：排気・排水に係る放射性同位元素濃度管理ガイドライン．2001 年４月．

3）日本核医学会，日本医学放射線学会，日本放射線技術学会，日本核医学技術学会，医療放射線防護連絡協議会：放射性医薬品を投与された患者さんのオムツ等の取扱いマニュアル．2001 年３月初版，2004 年３月改訂２版．

4）注射用放射性医薬品の取り扱い時の注意について．医薬品医療機器総合機構 PMDA 医療安全情報 No31：2012 年５月．
https：//www.pmda.go.jp/files/000145503.pdf

第８章　放射線治療

1）日本 PCS 作業部会（厚生労働省がん研究助成金計画研究班 14-6）：がんの集学治療における放射線腫瘍学―医療実態調査研究に基づく放射線治療の品質確保に必要とされる基準構造．2005.

2）日本 PCS 作業部会（厚生労働省がん研究助成金計画研究班 18-4）：がんの集学治療における放射線腫瘍学―医療実態調査研究に基づく放射線治療の品質確保に必要とされる基準構造．2009.

3）日本医学物理学会タスクグループ 01：X 線治療計画システムに関する QA ガイドライン．医学物理 27（supplement No.6），2008.

4）World Health Organization. Radiotherapy risk profile in 2008：Geneva.
http：//www.who.int/patientsafety/activities/technical/radiotherapy_risk_profile.pdf（23 November 2009, date last accessed）

5）Ortiz L：ICRP Publication 86, prevention of accidents to patients undergoing radiation therapy（ICRP, 2000）.

6）日本医学物理学会タスクグループ 02：X 線線量計算の不均質補正法に関する医学物理ガイドライン．医学物理 31（supplement no.5）.

7）脇田明尚ほか：医療用加速器におけるコミッショニングの機器と手順―米国医学物理学会・治療物理委員会タスクグループ 106 レポート（日本語訳）．医学物理 33（1）：16-57，2013.

8）Mizuno H, Fukumura A：Establishment of a postal dose audit system in Japan using a radiophotoluminescent glass dosimeter. 2010.

9）黒岡将彦ほか：医療用加速器の品質保証．米国医学物理学会タスクグループ 142 レポート．日本語訳．2012.

10）Peters LJ, et al：Critical impact of radiotherapy protocol compliance and quality in the treatment of advanced head and neck cancer：results from TROG 02.02. J Clin Oncol 28（18）：2996-3001, 2010.

11）American Society for Radiation Oncology. Safety is No Accident：A Framework for Quality Radiation Oncology and Care in 2012：Fairfax, VA.
https：//www.astro.org/uploadedFiles/Main_Site/Clinical_Practice/Patient_Safety/Blue_Book/Safe-t y isnoAccident.pdf（1 May 2013, date last accessed）

12）British Institute of Radiology, Institute of Physics and Engineering in Medicine, National Patient Safety Agency, Society and College of Radiographers, The Royal College of Radiologists. Towards safer radiotherapy in 2008：London.
https：//www.rcr.ac.uk/docs/oncology/pdf/Towards_saferRT_final.pdf（1 May 2009, date last accessed）

13）Mazur LM, et al：Quantitative assessment of workload and stressors in clinical radiation oncology. Int J Radiat Oncol Biol Phys 83（5）：e571-576, 2012.

14）放射線治療かたろう会：放射線治療計画におけるリスクマネジメント，2010.
http：//katarou-kai.kenkyuukai.jp/journal2/index.asp?（6 June 2013, date last accessed）

15）JIS Q. 9001：2008. JIS Q 2004；14001：192-0085.

16）米国医学物理学会タスクグループ 100 レポート「放射線治療の品質マネジメントへのリスク解析法の適用」（日本語訳）in 2019. https://www.jastro.or.jp/medicalpersonnel/safety/cat4/（October 2020, date last accessed）

17）Ota S, et al: Quality improvement in external radiation therapy using a departmental incident reporting system and multidisciplinary team efforts. J Nucl Med Radiat Ther 6（243）: 2, 2015.

18）Imperial College London. 臨床上のインデントに関するシステム分析　ロンドン・プロトコル（日本語翻訳版　／Japanese Translation Version）in 2004: London. https://www.imperial.ac.uk/media/imperial-college/medicine/surgery-cancer/pstrc/londonprotocoljapanesetranslationver21111011.pdf（September 2020, date last accessed）

和文索引

こ

さ

し

す

せ

そ

た

ち

欧文索引

新・医用放射線科学講座
医療安全管理学　第２版　　ISBN978-4-263-20650-8

2016 年 1 月 10 日　第 1 版第 1 刷発行
2018 年 4 月 20 日　第 1 版第 3 刷発行
2021 年 2 月 20 日　第 2 版第 1 刷発行
2022 年 10 月 10 日　第 2 版第 2 刷発行

編　者　石　田　隆　行
発行者　白　石　泰　夫
発行所　医歯薬出版株式会社

〒113-8612　東京都文京区本駒込 1-7-10
TEL. (03) 5395—7640(編集)・7616(販売)
FAX. (03) 5395—7624(編集)・8563(販売)
https://www.ishiyaku.co.jp/
郵便振替番号 00190-5-13816

乱丁，落丁の際はお取り替えいたします　　印刷・あづま堂印刷／製本・皆川製本所